食物养生一本全

《生活彩书堂》编委会◎编著

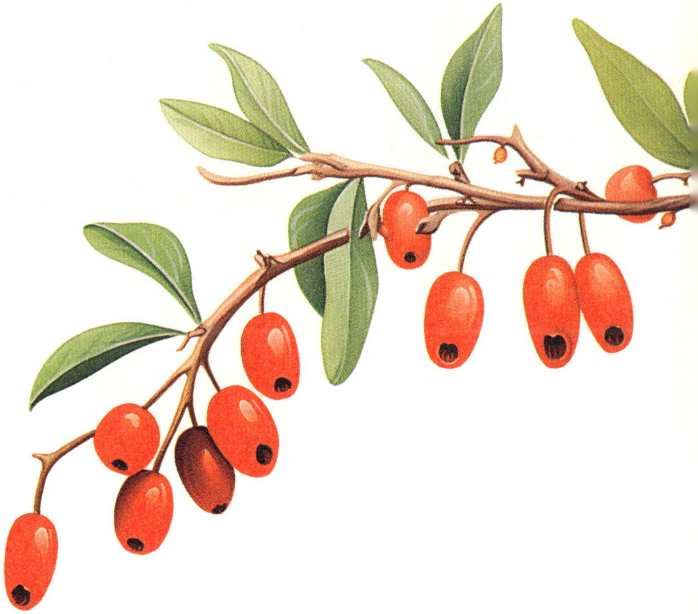

中国纺织出版社

目录

第一章 五谷杂粮养生全扫描

第二章 蔬菜菌藻养生全扫描

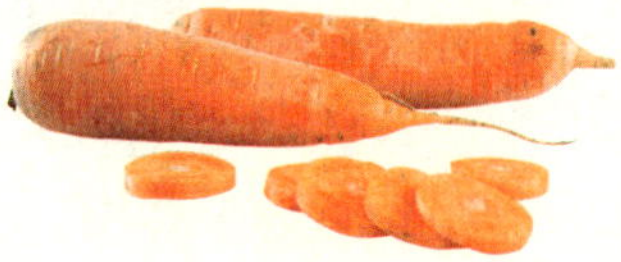

第三章 水果干果养生全扫描

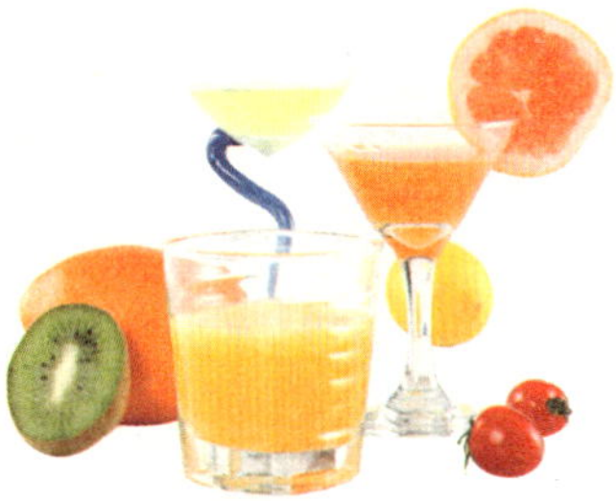

第四章 肉禽蛋奶养生全扫描

第五章 鱼虾蟹贝养生全扫描

第六章 调味品养生全扫描

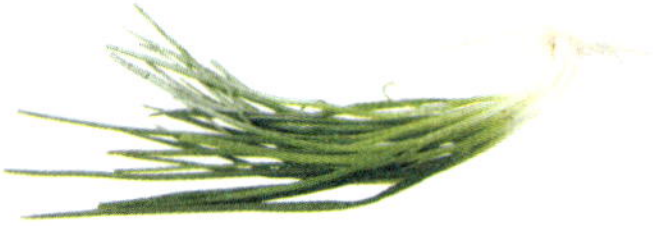

附录

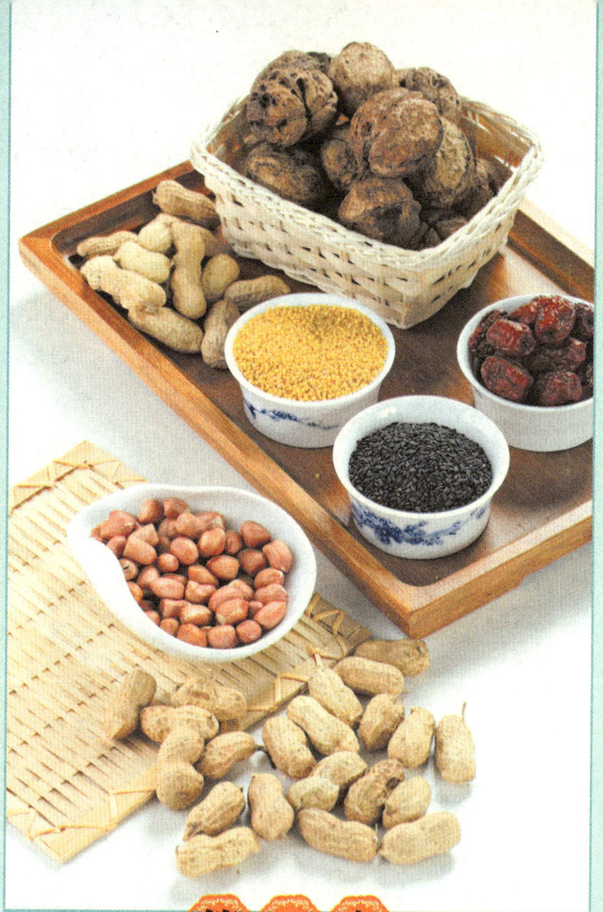

第一章

五谷杂粮养生全扫描

五谷杂粮是我们日常所必需的食物，所谓『五谷』，指的是：小米、小麦、大米、黄米和豆类。它们都属于『种子』。种子有生发之力，食之有滋养身体之效，令人精力充沛。

小麦

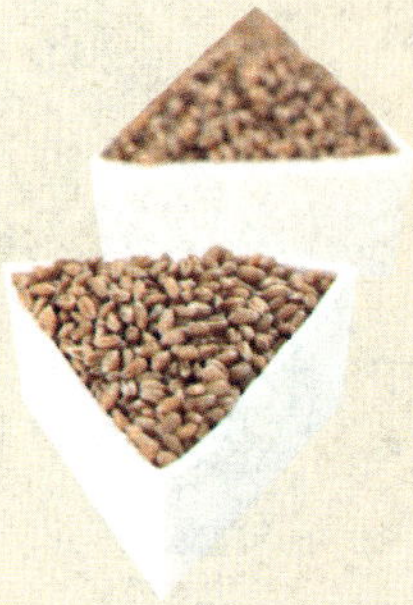

摄入量（每餐）100克

别名 麦米

性味归经 性凉，味甘；归心、脾、肾经

宜忌人群 一般人都适合

名称（单位）		含量
	热量（千卡/100克）	339
	胆固醇（毫克/100克）	-
	膳食纤维（克/100克）	10.8
三大营养素	蛋白质（克/100克）	11.9
	脂肪（克/100克）	1.3
	碳水化合物（克/100克）	75.2
维生素	维生素A（微克/100克）	-
	维生素B_1（毫克/100克）	0.4
	维生素B_2（毫克/100克）	0.1
	维生素B_6（毫克/100克）	0.05
	维生素B_{12}（微克/100克）	17.3
	维生素C（毫克/100克）	-
	维生素D（微克/100克）	-
	维生素E（毫克/100克）	1.82
	烟酸（毫克/100克）	4
	叶酸（微克/100克）	8
	生物素（微克/100克）	185
矿物质	钾（毫克/100克）	289
	钠（毫克/100克）	6.8
	钙（毫克/100克）	34
	镁（毫克/100克）	4
	磷（毫克/100克）	325
	锌（毫克/100克）	2.33
	铜（毫克/100克）	0.43
	锰（毫克/100克）	3.1
	硒（微克/100克）	4.05
	铁（毫克/100克）	5.1

主要营养功效

◎**调理胃肠**：小麦具有很高的药用价值，不仅可以补充人体所需营养，还可有效改善因各种因素引起的胃肠不适。

◎**强化胰岛素功能**：小麦中所含有的维生素A、B族维生素、膳食纤维及矿物质等营养成分，能强化胰岛素的功能，促进人体糖类代谢。其中，维生素B_6可以保护胰脏β-细胞；维生素A可以保护胰岛素细胞免受自由基的破坏；钙负责传达“分泌胰岛素”的讯息。

◎**防癌，缓解便秘**：麦麸皮中含有丰富的粗纤维，可以降低粪便中的类固醇的排出，而人体内胆固醇的主要分解代谢过程是通过粪便的排泄，所以可以使血清胆固醇下降，动脉粥样硬化的形成减慢；预防和缓解便秘，同时有助于预防结肠及直肠癌。

◎**安定神经**：小麦麦麸(即麦皮)含有大量的维生素B_1和蛋白质，有缓和神经的功效，并有除烦解热、润脏腑、安神经以及辅助治疗脚气病、末梢神经炎等效用。

选购或储存小妙招

◎选购时最好到大商场、大超市购买加贴“QS”（质量安全）标志的产品，并根据不同用途选购不同的专用小麦粉。

◎应在干燥通风处保存，并尽快食用。

相宜相克速查

黄金搭配

- 小麦+红枣=大补气血
- 小麦+芝麻=抗衰老，提高免疫力

美味私房菜

小麦糯米粥

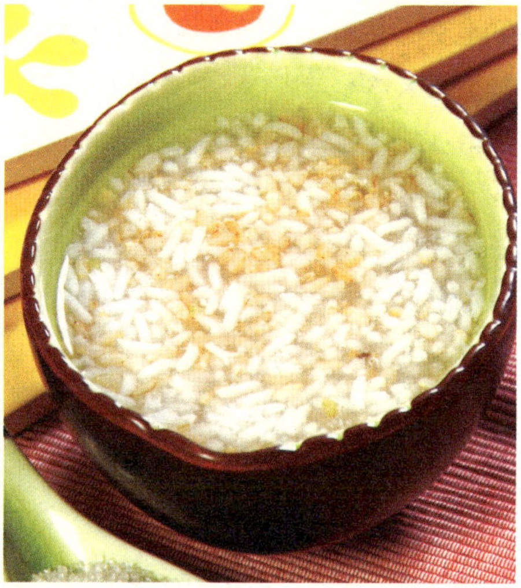

材料 糯米 100 克，小麦 50 克。

调料 白糖适量。

做法 ❶ 糯米、小麦分别淘洗干净。

❷ 将糯米、小麦与适量水一同放入锅中煮粥。

❸ 待粥熟后，可依个人口味调入白糖。

功效 小麦性微寒，有养心、除热的功效。糯米可温暖脾胃，补益中气。二者搭配煮粥，具有养心安神、健脾暖胃、补虚益气的作用，对于小儿脾胃虚弱、自汗神疲有较好的食疗作用，女性如有心神不定、神经衰弱等症也可常食此粥。建议每日早晚服食此粥。

养生食疗方

小麦茅根饮

配方 小麦 60 克，茅根、甘草各 30 克。

做法及用法 将以上所有材料用水煎服。每日 1 剂。

功效 连服可用于辅疗坐骨神经痛。

甘麦红枣汤

配方 小麦 15 克，红枣 5 颗，甘草 9 克。

做法及用法 将上述所有中药加水煎煮。早、晚饭后 30 分钟各服用 1 次。

功效 养心安神，和中缓急。用于失眠心悸、歇斯底里、癫痫、胃痉挛、小儿夜啼等症。

芫辛椒艾小麦茶

配方 芫花、细辛、川椒、蕲艾、小麦、细茶各 5 克。

做法及用法 将以上中药加水500克煎成300克，去渣取汁。温漱，每日3～4次。

功效 祛风，杀虫，止痛。适用于龋齿及虚火牙痛等。

食物小百科

在购买面粉时不能只注意面粉的颜色白不白，有些太白的面粉是因为添加了面粉增白剂，其主要成分过氧苯甲酰有微毒，更有甚者还使用了毒性较大的吊白粉。购买时一要看颜色：正常面粉为乳白色或微黄色，而过量增白的面粉呈雪白色；二要嗅气味：正常面粉有面粉固有的清香气味，过量增白剂的面粉涩而无味或有化学药品味。

燕 麦

摄入量（每餐）40克

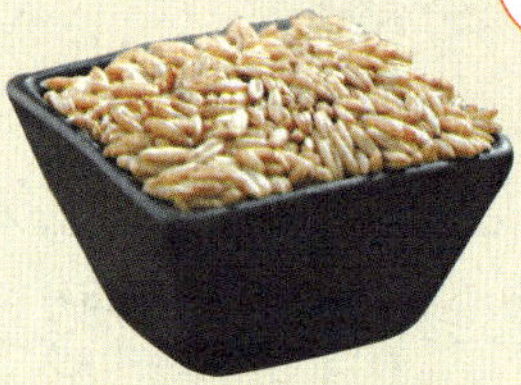

别名 莜麦、油麦、玉麦

性味归经 性温，味甘；归肝、肾经

宜忌人群 一般人都可食用，更适合于中老年人

	名称（单位）	含量
	热量（千卡/100克）	377
	胆固醇（毫克/100克）	-
	膳食纤维（克/100克）	5.3
三大营养素	蛋白质（克/100克）	15
	脂肪（克/100克）	6.7
	碳水化合物（克/100克）	66.9
维生素	维生素A（微克/100克）	-
	维生素B_1（毫克/100克）	0.3
	维生素B_2（毫克/100克）	0.13
	维生素B_6（毫克/100克）	-
	维生素B_{12}（微克/100克）	-
	维生素C（毫克/100克）	-
	维生素D（微克/100克）	-
	维生素E（毫克/100克）	3.07
	烟酸（毫克/100克）	1.2
	叶酸（微克/100克）	-
	生物素（微克/100克）	-
矿物质	钾（毫克/100克）	214
	钠（毫克/100克）	3.7
	钙（毫克/100克）	186
	镁（毫克/100克）	177
	磷（毫克/100克）	291
	锌（毫克/100克）	2.59
	铜（毫克/100克）	0.45
	锰（毫克/100克）	3.36
	硒（微克/100克）	4.31
	铁（毫克/100克）	7

主要营养功效

◎**预防心脑血管病**：燕麦可以有效地降低人体中的胆固醇，因为燕麦中所富含的亚油酸和皂素、生育酚、可溶性纤维素这4种物质进入人体参与人体的代谢进程，促进胆固醇变成胆盐，阻止胆固醇在动脉壁上沉积，降低血浆中胆固醇的含量，防止了动脉硬化，有效地避免了冠心病的发生。

◎**降低血糖，预防便秘**：经常食用燕麦对糖尿病患者有非常好的降糖功效；燕麦粥有通便的作用，很多老年人大便干燥，容易导致脑血管意外，燕麦能预防缓解便秘。

◎**预防骨质疏松**：燕麦含有大量的钙、磷、铁、锌等矿物质，可以改善血液循环，缓解生活、工作带来的压力；有预防骨质疏松、促进伤口愈合、防止贫血的功效，是补钙佳品。

选购或储存小妙招

◎由于燕麦皮厚，淀粉含量少，因此，人们最常食用的是燕麦片。选购燕麦片时应当注意，首先麦片和燕麦片不是一回事；二是营养燕麦片的营养成分反不如普通燕麦片。各种营养燕麦片中蛋白质、钙和各种维生素等营养成分均不及普通燕麦片。

◎燕麦宜密封后放在干燥阴凉处保存。

相宜相克速查

黄金搭配

- 燕麦+动物血=止血
- 燕麦+橙子=预防胆结石
- 燕麦+南瓜=降低血糖

美味私房菜

羊腩苦瓜燕麦粥

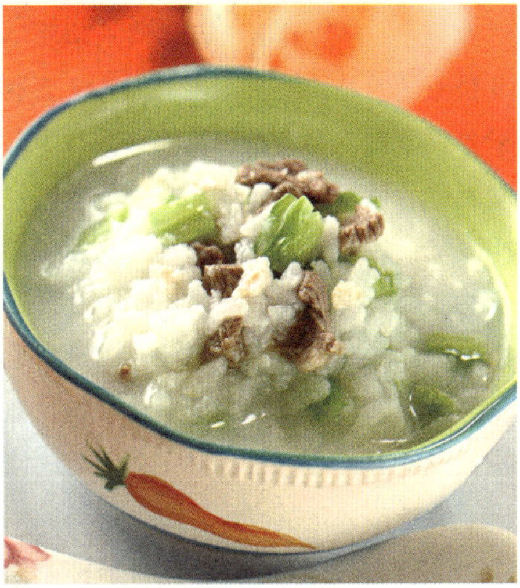

材料 羊腩150克，大米、苦瓜各100克，燕麦2大匙，姜片少许。

调料 盐、味精各半小匙，料酒1小匙，胡椒粉少许。

做法 ❶ 羊腩清洗干净，切块，入沸水中氽烫透，除去血污；苦瓜去瓤，洗净，切片，入沸水中氽烫透，捞出备用；大米清洗干净，浸泡30分钟；燕麦清洗干净，浸泡8小时。

❷ 锅中加入适量的清水，放入大米、燕麦，大火烧沸，下入羊腩、姜片及料酒，搅拌均匀，转小火，煮1小时；再下入苦瓜，煮10分钟，调入盐、味精、胡椒粉，拌匀即可。

八味杂粮粥

材料 糙米80克，燕麦、荞麦、红糯米、高粱米、红薏米、稞麦各20克，红枣8颗。

调料 白糖适量。

做法 ❶ 将各式杂粮备好，洗净后，用水浸泡一夜。

❷ 将泡好的杂粮先煮15分钟后，加入红枣，移入电锅续煮半小时，开关跳起后再闷1小时，至汤汁呈黏稠状，加白糖调味即可。

养生食疗方

当归麦片红枣粥

配方 当归15克，红枣5颗，快熟燕麦片适量。

做法及用法 把红枣洗净，去核，与当归一同放入清水锅中煮，直至红枣熟烂时，撒入快熟燕麦片调匀，开锅后继续煮5分钟即可。佐餐食用。

功效 有健脾养血的作用。对慢性气管炎、失眠症、疲劳综合征、贫血均有辅助疗效。

燕麦牛奶粥

配方 燕麦片50克，牛奶250毫升。

做法及用法 将燕麦片放入锅内，加入适量的清水，待水开时，搅拌、煮至熟软，加入牛奶即可。每日1次，早餐服用。

功效 具有降脂、减肥的作用。适用于肥胖、高血脂、冠心病患者及健康者日常保健食用。

黑米

摄入量（每餐）50克

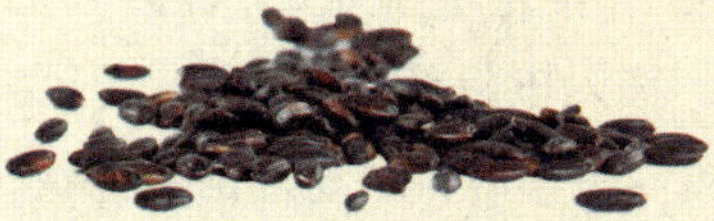

别名 乌米

性味归经 性平，味甘；归脾、胃经

宜忌人群 一般人皆可食用

	名称（单位）	含量
	热量（千卡／100克）	341
	胆固醇（毫克／100克）	-
	膳食纤维（克／100克）	3.9
三大营养素	蛋白质（克／100克）	9.4
	脂肪（克／100克）	2.5
	碳水化合物（克／100克）	72.2
维生素	维生素A（微克／100克）	-
	维生素B_1（毫克／100克）	0.33
	维生素B_2（毫克／100克）	0.13
	维生素B_6（毫克／100克）	-
	维生素B_{12}（微克／100克）	-
	维生素C（毫克／100克）	-
	维生素D（微克／100克）	-
	维生素E（毫克／100克）	0.22
	烟酸（毫克／100克）	7.9
	叶酸（微克／100克）	-
	生物素（微克／100克）	1.5
矿物质	钾（毫克／100克）	256
	钠（毫克／100克）	7.1
	钙（毫克／100克）	12
	镁（毫克／100克）	147
	磷（毫克／100克）	356
	锌（毫克／100克）	3.8
	铜（毫克／100克）	0.15
	锰（毫克／100克）	1.72
	硒（微克／100克）	3.2
	铁（毫克／100克）	1.6

主要营养功效

◎**补肾养身**：黑米所含锰、锌、铜等矿物质大都比大米高1～3倍；更含有大米所缺乏的维生素C、叶绿素、花青素、胡萝卜素及强心苷等特殊成分，因而黑米比普通大米更具营养。多食黑米具有开胃益中，健脾暖肝、明目活血、补肾益精的功效，对于少年白发、女性产后虚弱，病后体虚以及贫血、肾虚均有很好的补养作用。

◎**控制血糖，预防心脑血管疾病**：黑米中含膳食纤维较多，淀粉消化速度比较慢，血糖指数仅有55（白米饭为87），因此，吃黑米不会造成血糖的剧烈波动。此外，黑米中的钾、镁等矿物质还有利于控制血压、减少患心脑血管疾病的风险。

选购或储存小妙招

◎黑米宜挑选有光泽、碎米少、无杂质、气味清香者。

◎储存时要放在干燥、通风、阴凉的地方，防止生虫霉变。

相宜相克速查

黄金搭配

- 黑米+燕麦=降胆固醇，延缓衰老，美白肌肤
- 黑米+大米=开胃益中，缓脾明目，用于须发早白、产后体虚者
- 黑米+杏=改善慢性支气管炎及肺虚咳嗽
- 黑米+莲子=补肾健脾，滋阴养心，适合孕妇、老人、体虚者

美味私房菜

黑米豌豆饭

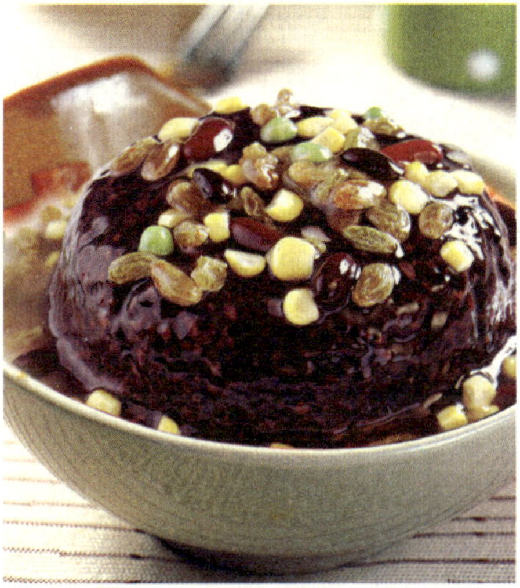

材料 黑米1杯，玉米粒、红腰豆、葡萄干、豌豆（去壳）各50克。

调料 白糖适量，蜂蜜少许。

做法 ❶ 黑米洗净，蒸熟备用。

❷ 蜂蜜倒入热油锅中炒黏稠，放入熟烂的黑米饭中炒匀（可加少许水），装入模具扣盘中。

❸ 将泡发的玉米粒、豌豆、红腰豆、葡萄干煮熟，捞出沥干。

❹ 另起锅热油，将白糖炒化，投入处理好的玉米粒、豌豆、红腰豆、葡萄干，翻炒均匀后，浇在黑米上即可。

养生食疗方

八珍香粥

配方 黑米250克，红枣、西米各25克，香米10克，白果、核桃仁、银耳、百合、桂圆肉各适量，冰糖100克。

做法及用法 将黑米、西米、香米分别淘洗干净；红枣去核，洗净；银耳泡发，去蒂，洗干净，再放入沸水锅中蒸熟；白果、核桃仁、百合、桂圆肉分别洗净，备用。锅中加入适量清水，先放入黑米，小火煮至米粒柔软，再加入香米、西米、桂圆肉、冰糖、百合、白果、核桃仁和红枣，用小火煮至粥汁黏稠，然后放入银耳搅匀即可。佐餐食用。

功效 此方有多种保健功效，可补脑减压，养心安神。用于各种低血压病。

补血花生粥

配方 黑米100克，当归10克，熟地黄20克，花生45克，冰糖少许。

做法及用法 当归、熟地黄洗净，加水煎汁，煎煮30分钟后取汁备用；花生去壳洗净，加黑米、药汁及适量清水，大火煮沸后转小火熬煮40分钟，加冰糖煮至融化即可。佐餐食用。

功效 补中益气，和胃止吐，发表散寒。

食物小百科

黑米外部是一层较坚韧的种皮，如不煮烂很难被胃酸和消化酶分解消化，容易引起消化不良与急性肠胃炎。因此，消化不良的人不要吃未煮烂的黑米。病后消化能力弱的人不要急于吃黑米，可吃些紫米来调养。

大米

摄入量（每餐）60克

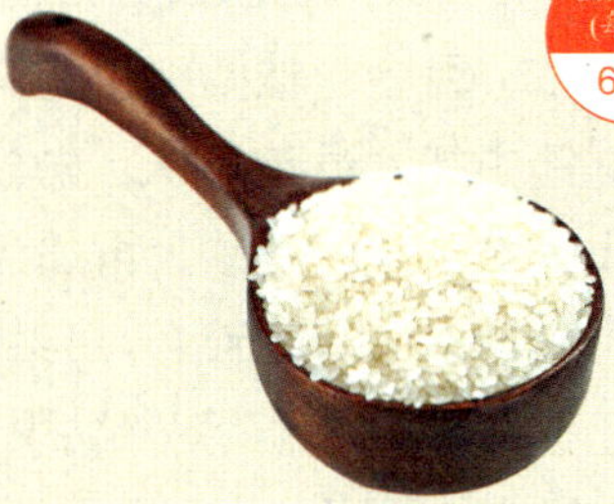

别名 粳米

性味归经 性平，味甘；归脾、胃经

宜忌人群 老少皆宜

	名称（单位）	含量
	热量（千卡／100克）	347
	胆固醇（毫克／100克）	-
	膳食纤维（克／100克）	0.7
三大营养素	蛋白质（克／100克）	7.4
	脂肪（克／100克）	0.8
	碳水化合物（克／100克）	77.9
维生素	维生素A（微克／100克）	-
	维生素B_1（毫克／100克）	0.11
	维生素B_2（毫克／100克）	0.05
	维生素B_6（毫克／100克）	-
	维生素B_{12}（微克／100克）	-
	维生素C（毫克／100克）	-
	维生素D（微克／100克）	-
	维生素E（毫克／100克）	0.46
	烟酸（毫克／100克）	1.9
	叶酸（微克／100克）	-
	生物素（微克／100克）	-
矿物质	钾（毫克／100克）	103
	钠（毫克／100克）	3.8
	钙（毫克／100克）	13
	镁（毫克／100克）	34
	磷（毫克／100克）	110
	锌（毫克／100克）	1.7
	铜（毫克／100克）	0.3
	锰（毫克／100克）	1.29
	硒（微克／100克）	2.23
	铁（毫克／100克）	2.3

主要营养功效

◎**预防脚气病，消除口腔炎症**：大米含有丰富的B族维生素，是预防脚气病、消除口腔炎症的重要食疗资源。

◎**滋养脾胃**：大米易消化，可滋养脾胃。米粥具有补脾、和胃、清肺功效，米汤有益气、养阴、润燥的功效，并且能刺激胃液的分泌，有助于消化。

选购或储存小妙招

◎优质的大米硬度强。其硬度越强，蛋白质含量越高，透明度也越高。此外，挑选大米时要认真观察米粒颜色，表面呈灰粉状或有白道沟纹的是陈米，灰粉或沟纹量越多则说明大米越陈旧。

◎储存大米宜用陶瓷、白铁制作的容器盛装，并盖紧。

相宜相克速查

黄金搭配

✓ 大米+甜椒=美容

甜椒等黄绿色蔬菜可补充米饭中缺少的胡萝卜素、维生素C等，具有美容功效。

✓ 大米+豇豆=健脾补胃

✓ 大米+山药=预防贫血，消除疲劳

✓ 大米+香菇=对骨骼与牙齿有益

✓ 大米+鱼=预防慢性病

✓ 大米+牛奶=强身健体

✓ 大米+芦笋=促进儿童成长

禁忌搭配

✗ 大米+碱（小苏打）=降低维生素B_1的消化吸收

美味私房菜

翡翠炒饭

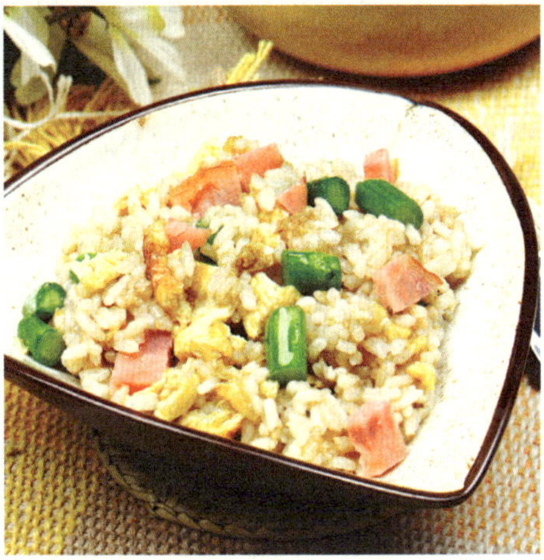

材料 芦笋2根，米饭1碗，鸡蛋2个，火腿适量。

调料 盐、黑胡椒、酱油各少许。

做法 ❶ 芦笋洗净，沥干水分，切小段备用；火腿切丁备用。

❷ 鸡蛋打散后，以大火快速翻炒后盛出备用。

❸ 米饭下锅后以大火快炒，倒入芦笋段、火腿丁及熟鸡蛋，再加入盐、黑胡椒及酱油，炒匀后即可。

养生食疗方

红茶粥

配方 红茶包1袋，大米1杯。

做法及用法 大米淘洗干净，加适量水以大火煮开，煮开后转小火慢煮至米粒熟软。将红茶袋置入粥锅中稍煮，即刻将茶袋取出。趁热佐餐进食。

功效 此粥可用于过度疲劳、精神不振等引起的口腔溃疡。

黄花菜通草粥

配方 通草10克，黄花菜150克，大米1大匙，盐适量。

做法及用法 大米淘洗干净；黄花菜去蒂，打结，用清水泡软；锅中加适量水烧开，放入通草，取汁，去渣；用所得药汁与大米、黄花菜一同煮粥，熟后加盐调味。佐餐食用。

功效 具有补血养精、通络生乳的功效。适用于产后乳汁量少，食欲缺乏。

薄荷大米粥

配方 薄荷5克，大米50克。

做法及用法 大米淘洗干净，与适量水放入锅中煮粥；将熟时放薄荷再煮几沸，有香气散出即可。佐餐食用。

功效 解表透疹，清利头目，疏肝解郁。对于风热感冒、麻疹初起、风热上攻引起的鼻窦炎、头痛、目赤及肝郁气滞等症均有较好的辅助治疗作用。

食物小百科

煮米饭前向锅里倒入一些醋，放醋的量按照500克米不超过1毫升醋的比例即可。这样煮好的米饭不仅不会有酸味，而且口感松软，还更容易保存。

糯米

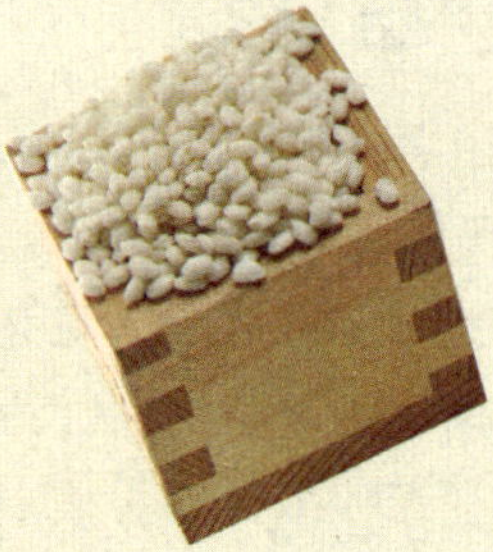

摄入量（每餐）50克

别名 糯稻米、江米、元米

性味归经 性温，味甘；归脾、胃、肺经

宜忌人群 一般人皆可食用

	名称（单位）	含量
	热量（千卡/100克）	350
	胆固醇（毫克/100克）	-
	膳食纤维（克/100克）	0.8
三大营养素	蛋白质（克/100克）	7.3
	脂肪（克/100克）	1
	碳水化合物（克/100克）	78.3
维生素	维生素A（微克/100克）	-
	维生素B_1（毫克/100克）	0.11
	维生素B_2（毫克/100克）	0.04
	维生素B_6（毫克/100克）	-
	维生素B_{12}（微克/100克）	-
	维生素C（毫克/100克）	-
	维生素D（微克/100克）	-
	维生素E（毫克/100克）	1.29
	烟酸（毫克/100克）	2.3
	叶酸（微克/100克）	11.5
	生物素（微克/100克）	1.3
矿物质	钾（毫克/100克）	137
	钠（毫克/100克）	1.5
	钙（毫克/100克）	26
	镁（毫克/100克）	49
	磷（毫克/100克）	113
	锌（毫克/100克）	1.54
	铜（毫克/100克）	0.25
	锰（毫克/100克）	1.54
	硒（微克/100克）	2.71
	铁（毫克/100克）	1.4

主要营养功效

◎**健脾暖胃**：糯米性温和，有补虚、补血、健脾暖胃、止汗等作用。适用于脾胃虚寒所致的反胃、食欲减少、泄泻和气虚引起的汗虚、气短无力、妊娠腹坠胀等症。

◎**滋补健身和改善病症**：以糯米为原料制成的酒能用于滋补健身和改善病症。可用糯米、杜仲、黄芪、枸杞子、当归等酿成“杜仲糯米酒”，饮之有壮气提神、美容益寿、舒筋活血的功效。还有一种“天麻糯米酒”，是用天麻、党参等配以糯米制成，有补脑益智、护发明目、活血行气、延年益寿的作用。

◎**预防心血管疾病，抗癌**：糯米还可以和果品同酿，如“刺梨糯米酒”，常饮能防心血管疾病、抗癌。

选购或储存小妙招

◎购买糯米时，宜选择乳白或蜡白色、不透明的，形状为长椭圆形、较细长、硬度较小者为佳。

◎糯米一般常温储存在干燥、避光的环境下。

相宜相克速查

黄金搭配

- ✔ 糯米+红小豆=改善脾虚腹泻和水肿
- ✔ 糯米+红枣=温中祛寒
- ✔ 糯米+莲子=帮助骨骼发育
- ✔ 糯米+百合=改善气血，消除疲劳

禁忌搭配

- ✘ 糯米+苹果=产生不易消化的物质
- ✘ 糯米+生蛋清=降低营养价值

美味私房菜

黑木耳枣米粥

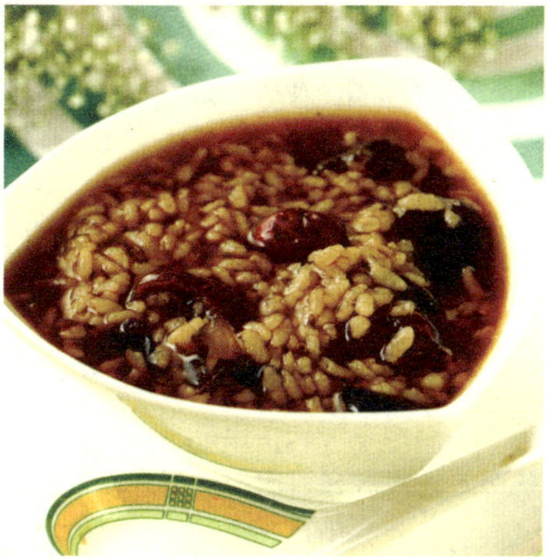

材料 糯米 150 克，黑木耳 25 克，红枣 6 颗。

调料 红糖 100 克。

做法 ❶ 将黑木耳用温水泡发，择洗干净，撕成小朵；红枣洗净，去核。❷ 糯米淘洗干净，用清水浸泡 12 小时。❸ 铝锅上火，加入适量清水，先放入糯米以大火煮开，再加入红枣、黑木耳朵，转小火煮至粥熟，然后放入红糖调匀，即可出锅装碗。

功效 此粥具有滋阴润肺的功效。适于肺阴虚劳、咳嗽、咯血、气喘等症。

养生食疗方

红枣薏米粥

配方 糙糯米 100 克，薏米 50 克，红枣 15 颗，白糖适量。

做法及用法 糙糯米、薏米和红枣放在一起煮粥，加白糖拌匀即可。佐餐食用。

功效 此药膳对于贫血症具有一定的缓解作用。

葱姜醋粥

配方 生姜 3 ~ 5 克，连须葱白 5 ~ 7 根，醋 10 ~ 15 毫升，糯米 50 ~ 100 克。

做法及用法 先将糯米淘洗干净，然后与生姜同入沙锅内煮沸，加入连须葱白，待粥将成时加醋稍煮，即成。每日 1 次，趁热食用。

功效 具有补中益气、和胃止吐、发表散寒的功效。适用于脾胃不佳的人。

莲子芡实荷叶粥

配方 糯米 100 克，莲子、芡实各 10 克，荷叶（干品）30 克。

做法及用法 先将荷叶洗净撕碎，加入适量水，煮沸后改用小火再煮 20 分钟，滤渣取汁；然后将荷叶汁与莲子、芡实、糯米一起煮粥即可。

功效 固精止带，安心凝神，可改善更年期的烦躁不安。

食物小百科

糯米饭比大米饭好吃，但不能长期把糯米饭作为主食吃。这是因为，糯米饭不易于消化，经常把糯米饭当饭吃，会加重肠胃消化负担。同时，对肠胃疾病患者，还易引发消化性溃疡。

糙米

摄入量
（每餐）
50克

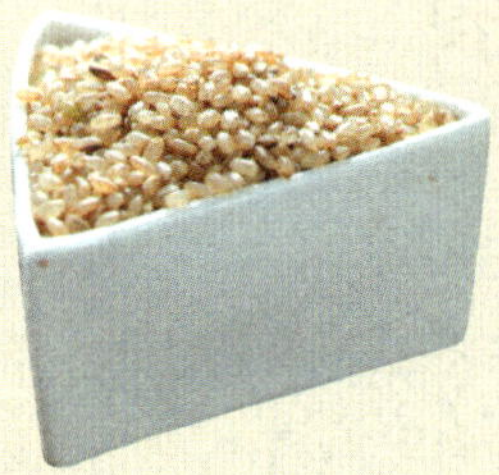

别名 玄米

性味归经 性平，味甘；归脾、胃经

宜忌人群 一般人皆可食用

	名称（单位）	含量
	热量（千卡 / 100克）	320
	胆固醇（毫克 / 100克）	-
	膳食纤维（克 / 100克）	0.9
三大营养素	蛋白质（克 / 100克）	8.2
	脂肪（克 / 100克）	1
	碳水化合物（克 / 100克）	71.5
维生素	维生素A（微克 / 100克）	-
	维生素B_1（毫克 / 100克）	0.4
	维生素B_2（毫克 / 100克）	0.06
	维生素B_6（毫克 / 100克）	0.22
	维生素B_{12}（微克 / 100克）	25
	维生素C（毫克 / 100克）	9
	维生素D（微克 / 100克）	-
	维生素E（毫克 / 100克）	1.15
	烟酸（毫克 / 100克）	1.7
	叶酸（微克 / 100克）	4
	生物素（微克 / 100克）	240
矿物质	钾（毫克 / 100克）	39
	钠（毫克 / 100克）	2.8
	钙（毫克 / 100克）	15
	镁（毫克 / 100克）	107
	磷（毫克 / 100克）	130
	锌（毫克 / 100克）	1.7
	铜（毫克 / 100克）	0.21
	锰（毫克 / 100克）	-
	硒（微克 / 100克）	2.5
	铁（毫克 / 100克）	1.5

主要营养功效

◎**预防心血管疾病和贫血**：糙米中钾、镁、锌、铁、锰等矿物质含量较高，有利于预防高血压、高血脂等心血管疾病和贫血症。

◎**预防便秘和肠癌，降脂**：糙米保留了大量膳食纤维，可促进肠道有益菌增殖，加速肠道蠕动，软化粪便，预防便秘和肠癌。膳食纤维还能与胆汁中的胆固醇结合，促进胆固醇的排出，降低血脂。

◎**糖尿病患者和肥胖者的理想食品**：糙米中的碳水化合物被粗纤维组织所包裹，人体消化吸收速度较慢，因而能很好地控制血糖；同时，糙米中锌、铬、锰、钒等微量元素有利于提高胰岛素的敏感性，对糖耐量受损的人很有帮助。并且，糙米饭的血糖指数比白米饭低得多，有利于帮助肥胖者减肥。

选购或储存小妙招

◎糙米以外观完整、饱满，色泽显黄褐色或浅褐色且散发香味者为佳。

◎应置于阴凉、干燥、通风处保存。因糙米胚芽中含有多种酶，容易引起糙米变质，故不宜存放太久。

相宜相克速查

黄金搭配

- ✔ 糙米+鱼=预防慢性病
- ✔ 糙米+南瓜=美容
- ✔ 糙米+大豆=缓解更年期综合征
- ✔ 糙米+胡萝卜=保护视力
- ✔ 糙米+瘦肉=强身健体

美味私房菜

糙米圆白菜卷

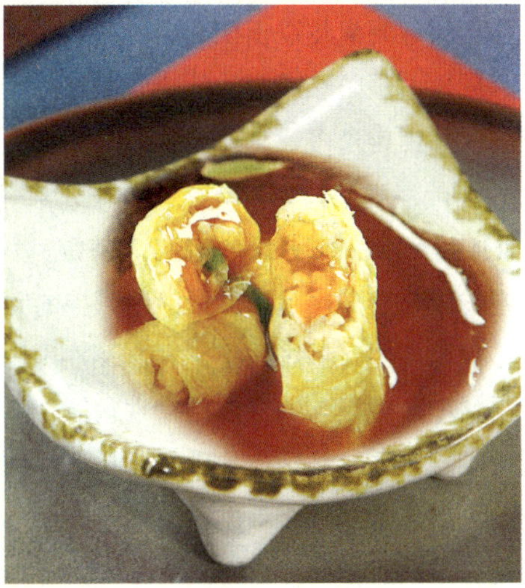

材料 糙米饭300克，胡萝卜丁、洋葱丁、肉末各适量，圆白菜叶4片。

调料 水淀粉少许，椒盐、高汤、胡椒各适量，番茄酱1大匙，面粉2大匙。

做法 ❶ 油锅烧热，洋葱丁爆香，放肉末、胡萝卜丁略炒，放入糙米饭、水淀粉炒匀。

❷ 圆白菜叶洗净，汆烫至软，捞出、去硬梗，沥干水分，撒上面粉，放入糙米饭卷起，用牙签固定。

❸ 糙米菜卷放入锅中，加入适量的高汤、椒盐、胡椒粉、番茄酱，煮至汤汁收干便可停火；拔掉牙签，淋上汤汁即可食用。

功效 此菜品可以有效地补充多种氨基酸和维生素，具有非常显著的消脂美容的功效。

养生食疗方

防风粥

配方 糙米100克，防风15克，葱2根。

做法及用法 葱洗净，切段；将防风、葱段加水以大火煮开，再用小火熬煮20分钟，捞去渣滓，只取汤汁加入糙米中，煮到熟烂即可。佐餐食用。

功效 发汗解热，散寒通阳。

苹果糙米粥

配方 苹果700克，糙米100克，白糖2大匙。

做法及用法 苹果洗净去核，切成2厘米见方的块；糙米洗净，加水泡1小时以上；糙米入铝锅内，加清水，用大火煮沸，加白糖、苹果块，再用小火煮30分钟装碗即成。佐餐食用。

功效 此粥具有消炎止泻的功效，长期服用对慢性肠胃炎有一定疗效。

食物小百科

使用电饭煲时，将糙米放入水中浸泡一晚，加入1.5倍米量的水，熬煮时比白米多煮10分钟；使用压力锅时，将糙米洗好之后浸在水中30分钟，倒入米量1.2倍的水后以中火熬煮，煮沸后改大火煮2～3分钟，转为小火煮20分钟左右至饭熟熄火，并让它闷10分钟，这样煮出来的糙米不仅松软，还能保留更多的营养素。

小 米

摄入量（每餐）50克

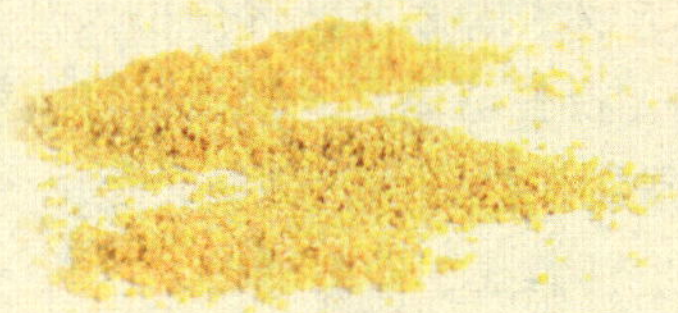

别名 粟米

性味归经 性微寒，味甘；归胃经

宜忌人群 老少皆宜

	名称（单位）	含量
	热量（千卡/100克）	361
	胆固醇（毫克/100克）	-
	膳食纤维（克/100克）	1.6
三大营养素	蛋白质（克/100克）	9
	脂肪（克/100克）	3.1
	碳水化合物（克/100克）	75.1
维生素	维生素A（微克/100克）	17
	维生素B_1（毫克/100克）	0.33
	维生素B_2（毫克/100克）	0.1
	维生素B_6（毫克/100克）	-
	维生素B_{12}（微克/100克）	-
	维生素C（毫克/100克）	-
	维生素D（微克/100克）	-
	维生素E（毫克/100克）	3.63
	烟酸（毫克/100克）	1.5
	叶酸（微克/100克）	48.7
	生物素（微克/100克）	6.9
矿物质	钾（毫克/100克）	284
	钠（毫克/100克）	4.3
	钙（毫克/100克）	41
	镁（毫克/100克）	107
	磷（毫克/100克）	229
	锌（毫克/100克）	1.87
	铜（毫克/100克）	0.54
	锰（毫克/100克）	0.89
	硒（微克/100克）	4.74
	铁（毫克/100克）	5.1

主要营养功效

◎**维持人体正常生长发育**：小米中所含的维生素B_2能维持人体正常发育。同时，还能防止男性阴囊皮肤出现渗液、糜烂、脱屑等现象；预防和缓解女性会阴瘙痒、阴唇皮炎和白带过多等。孕妇及时补充维生素B_2，能避免胎儿骨骼畸形。

◎**维持生殖系统的正常发育及性功能正常**：小米中的碘系合成甲状腺激素必不可少的元素，能维持生殖系统的正常发育及性功能正常；小米中所含的锰能维持性功能，有利于增强性欲，维持精子数量，保证生殖功能健康正常；小米中的硒有利于谷胱甘肽的生成，而谷胱甘肽能改善性功能。

◎**滋阴养血**：小米中所含的类雌激素物质可滋阴养血，有效调养产妇虚寒的体质。

选购或储存小妙招

◎质量较好的小米米粒大小、颜色均匀，呈乳白色、黄色或金黄色，有光泽，很少有碎米，无虫，无杂质；闻起来有清香味，无其他异味；尝起来味佳，微甜。

◎一般情况下，宜将小米放在阴凉、干燥、通风较好的地方。

相宜相克速查

黄金搭配

✅ 小米+红糖=补虚，补血

小米可健脾胃，补虚损，有排除淤血、补充失血的功效。二者同食可以补虚，补血。

✅ 小米+鸡蛋=提高蛋白质的吸收

二者同食，能提高人体对蛋白质的吸收。

美味私房菜

黑芝麻小米粥

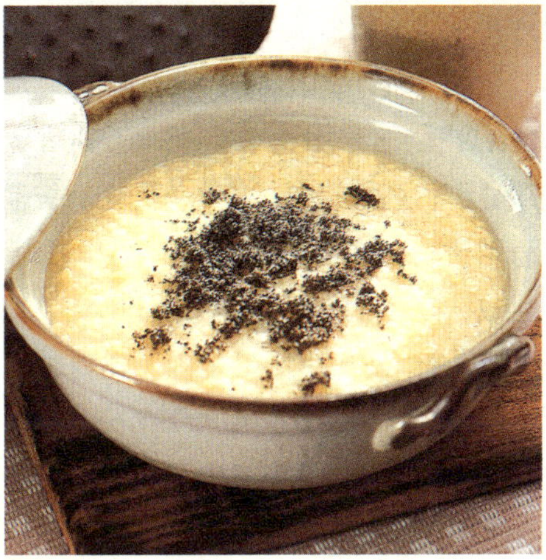

材料 黑芝麻粉1大匙，小米1杯。

调料 白糖2大匙。

做法 ❶ 小米洗净，用清水浸泡1小时，沥干。

❷ 加水3～4杯煮粥，先用大火煮开，再转小火慢煮至小米呈花糜状，即可加白糖调味。

❸ 趁热食用，食用前加入黑芝麻粉拌匀。

功效 这道小米粥不仅营养价值高，而且是改善失眠的良药。如果有习惯性失眠，每天晚上坚持喝两碗黑芝麻小米粥，效果会非常好。

养生食疗方

珍珠小米粥

配方 珍珠30克，小米适量。

做法及用法 将珍珠水煎后取汁，与小米同煮成粥。佐餐食用。

功效 适用于心慌失眠。

桂圆小米板栗粥

配方 小米25克，桂圆、栗子、玉米粒各30克，红糖适量。

做法及用法 把小米、玉米粒分别淘洗干净，放入清水中浸泡30分钟；桂圆、栗子去壳取肉，洗净备用；将小米、玉米粒、桂圆、栗子一同放入锅中，加入清水，大火烧开后转小火熬煮成粥，调入红糖即成。佐餐食用。

功效 该粥口感爽滑，有益肝补肾、养心健脑的功效。

羊骨粟米粥

配方 小米、羊骨（捣碎）各适量，陈皮5克，草果10克，生姜50克。

做法及用法 将以上所有材料（小米除外）用水煎浓汁，去羊骨、药渣，加入小米煮成粥。佐餐食用。

功效 适合虚劳无力、腰膝酸软等症。

食物小百科

用姜黄粉染色的小米，淘米水发黄，小米也会由黄转灰并发白，煮成的小米粥米烂如泥，汤清似水，没有小米原有的香味。用手拈几粒小米，蘸点水在手心搓一搓，姜黄粉染过色的小米颜色会由黄变灰暗，手心残留有黄色。

玉 米

摄入量（每餐）100克

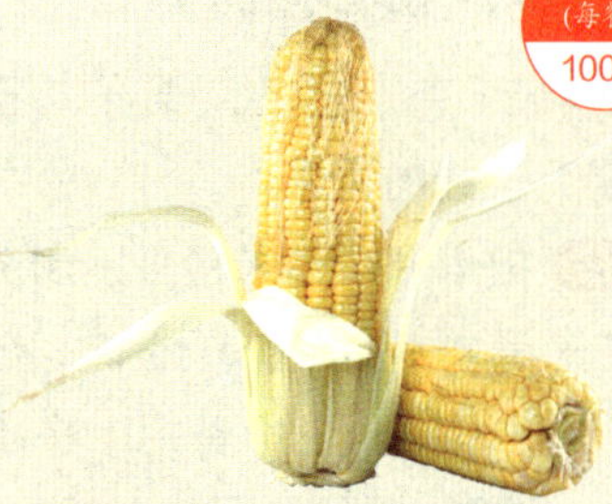

别名 苞谷、棒子、玉蜀黍

性味归经 性平，味甘；归胃、肾经

宜忌人群 一般人皆可食用

	名称（单位）	含量
	热量（千卡 / 100克）	348
	胆固醇（毫克 / 100克）	-
	膳食纤维（克 / 100克）	6.4
三大营养素	蛋白质（克 / 100克）	8.7
	脂肪（克 / 100克）	3.8
	碳水化合物（克 / 100克）	73
维生素	维生素A（微克 / 100克）	17
	维生素B_1（毫克 / 100克）	0.21
	维生素B_2（毫克 / 100克）	0.13
	维生素B_6（毫克 / 100克）	0.08
	维生素B_{12}（微克 / 100克）	-
	维生素C（毫克 / 100克）	-
	维生素D（微克 / 100克）	-
	维生素E（毫克 / 100克）	3.89
	烟酸（毫克 / 100克）	2.5
	叶酸（微克 / 100克）	45.1
	生物素（微克 / 100克）	4.5
矿物质	钾（毫克 / 100克）	300
	钠（毫克 / 100克）	3.3
	钙（毫克 / 100克）	14
	镁（毫克 / 100克）	96
	磷（毫克 / 100克）	218
	锌（毫克 / 100克）	1.7
	铜（毫克 / 100克）	0.25
	锰（毫克 / 100克）	0.48
	硒（微克 / 100克）	3.52
	铁（毫克 / 100克）	2.4

主要营养功效

◎**降低胆固醇**：玉米中亚油酸的含量高达60%以上，它和玉米胚芽中的维生素E协同作用，可降低血液中的胆固醇浓度并防止其沉积于血管壁。

◎**延缓衰老**：玉米中的维生素E可促进人体细胞分裂，延缓衰老。玉米中还含有一种长寿因子——谷胱甘肽，它在硒的参与下可生成谷胱甘肽氧化酶，可延缓衰老。

◎**防癌抗癌**：玉米中的硒能加速体内过氧化物的分解，使恶性肿瘤得不到分子氧供应而被抑制。镁一方面能抑制癌细胞的发展，另一方面能促使体内废物排出体外。

◎**预防便秘等胃肠道疾病**：玉米含有的维生素B_6、烟酸等成分具有刺激胃肠蠕动、加速粪便排泄的特性，可预防便秘、肠炎、肠癌等，有助于促进肠癌患者症状的好转和营养吸收。

选购或储存小妙招

◎在挑选玉米时，宜选择果身修长、颗粒饱满且有弹性、色泽金黄者，若有发霉迹象千万不能购买。

◎保存新鲜玉米时宜除去玉米皮、须，洗净沥干水，装入保鲜膜后再放入冰箱中冷藏。

相宜相克速查

黄金搭配

- 玉米+豆类=降低胆固醇
- 玉米+草莓=预防动脉粥样硬化
- 玉米+木瓜=降血压
- 玉米+鸽肉=改善神经衰弱

美味私房菜

玉米西红柿汤

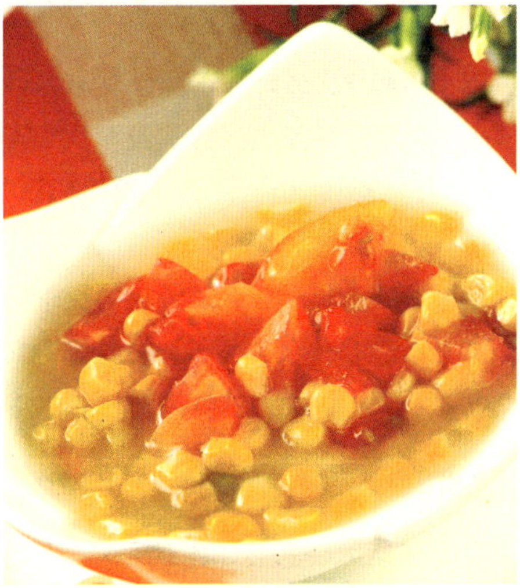

材料 玉米粒150克，西红柿半个。

调料 高汤2大碗，味精1小匙，盐适量，香油少许。

做法 ❶ 玉米粒洗净，捣破皮（不能捣得太细）备用。

❷ 西红柿洗净，去皮，切成小方粒后备用。

❸ 锅内放入高汤、玉米粒煮沸，再放入西红柿、盐、味精，待再次煮沸时关火，舀入碗中。

❹淋少许香油即可。

功效 此汤具有助消化、润肠通便、排毒、防癌的功效。

养生食疗方

玉米须陈皮剂

配方 玉米须30克，陈皮10克。

做法及用法 玉米须与陈皮放入锅中，然后加入适量的水共煎。直接饮用。

功效 此方可缓解咳嗽带来的不适。

玉米须饮

配方 玉米须30克，白糖适量。

做法及用法 玉米须洗净，加水500毫升，小火煮30分钟，静置片刻，滤取汁液。加白糖饮用。

功效 可利尿消肿，退黄，降压。水肿、高血压、慢性肾炎患者可作为食疗饮料。

玉米须白茅根剂

配方 玉米须50克，白茅根18克。

做法及用法 用水煎服。每日1剂，分早、晚2次服用，5日为1个疗程。

功效 可缓解和改善尿血。

食物小百科

◎玉米含有大量淀粉，虽然可以把它作为米饭的替代品，但也不宜过量摄取。

◎玉米须上可能有农药残留的问题，食用前应先以冷水浸泡30分钟，再用清水冲洗干净。

◎玉米和高钙的食物一起烹煮可以起到保护骨骼的作用。

◎吃玉米时应把玉米粒的胚尖全部吃掉，因为玉米的很多营养都集中在胚尖中。

荞麦

摄入量
（每餐）
60克

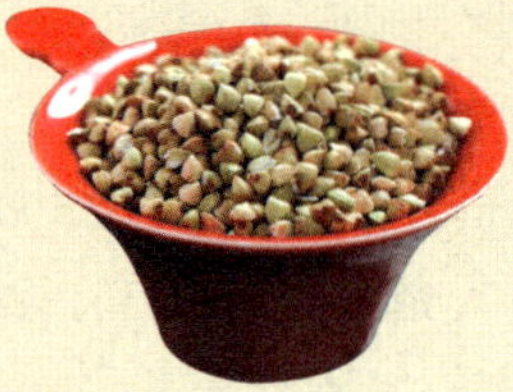

别名 三角麦、乌麦、花荞

性味归经 性凉，味甘；归脾、胃、大肠

宜忌人群 一般人都可食用，对于糖尿病患者更为适宜

	名称（单位）	含量
	热量（千卡 / 100克）	337
	胆固醇（毫克 / 100克）	-
	膳食纤维（克 / 100克）	6.5
三大营养素	蛋白质（克 / 100克）	9.3
	脂肪（克 / 100克）	2.3
	碳水化合物（克 / 100克）	73
维生素	维生素A（微克 / 100克）	3
	维生素B_1（毫克 / 100克）	0.28
	维生素B_2（毫克 / 100克）	0.16
	维生素B_6（毫克 / 100克）	-
	维生素B_{12}（微克 / 100克）	-
	维生素C（毫克 / 100克）	-
	维生素D（微克 / 100克）	-
	维生素E（毫克 / 100克）	4.4
	烟酸（毫克 / 100克）	2.2
	叶酸（微克 / 100克）	29.1
	生物素（微克 / 100克）	11.5
矿物质	钾（毫克 / 100克）	401
	钠（毫克 / 100克）	4.7
	钙（毫克 / 100克）	47
	镁（毫克 / 100克）	258
	磷（毫克 / 100克）	297
	锌（毫克 / 100克）	3.62
	铜（毫克 / 100克）	0.56
	锰（毫克 / 100克）	2.04
	硒（微克 / 100克）	2.45
	铁（毫克 / 100克）	6.2

主要营养功效

◎**消炎，降低血糖**：荞麦中的黄酮成分具有抗菌、消炎、止咳、平喘、祛痰和降低血糖的功效。

◎**降低血脂和软化血管**：荞麦含有丰富的维生素E、可溶性膳食纤维和类黄酮（芦丁），可降低血脂和胆固醇，软化血管、保护视力和预防脑血管出血。

◎**抗血栓**：荞麦含有丰富的镁，能促进人体纤维蛋白溶解，使血管扩张，抑制凝血块的形成，具有抗血栓的作用。

选购或储存小妙招

◎应注意挑选大小均匀、质实饱满、有光泽的荞麦粒。

◎荞麦应在常温、干燥、通风的环境中储存；荞麦面应与干燥剂同放在密闭容器内低温保存。

相宜相克速查

黄金搭配

- ✅ 荞麦+葱=促进儿童成长
- ✅ 荞麦+酸奶=降低胆固醇
- ✅ 荞麦+蛋=维持皮肤、神经系统健康。荞麦含有烟酸，蛋含有色氨酸，同食可提高体内的烟酸含量，有助于维持皮肤、消化与神经系统的健康
- ✅ 荞麦+蟹=维持骨骼、牙齿的健康

禁忌搭配

- ❌ 荞麦+黄鱼=不宜消化
- ❌ 荞麦+海带=易导致静脉曲张、淤血
- ❌ 荞麦+鲜蛤=失去营养价值

甘薯

摄入量（每次）150克

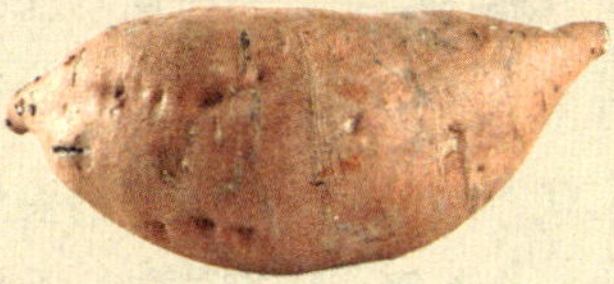

别名 金薯、地瓜、番薯

性味归经 性平，味甘；归脾、胃、大肠经

宜忌人群 一般人都可食用

	名称（单位）	含量
	热量（千卡／100克）	102
	胆固醇（毫克／100克）	-
	膳食纤维（克／100克）	1.6
三大营养素	蛋白质（克／100克）	1.1
	脂肪（克／100克）	0.2
	碳水化合物（克／100克）	24.7
维生素	维生素A（微克／100克）	125
	维生素B_1（毫克／100克）	0.04
	维生素B_2（毫克／100克）	0.04
	维生素B_6（毫克／100克）	-
	维生素B_{12}（微克／100克）	-
	维生素C（毫克／100克）	26
	维生素D（微克／100克）	-
	维生素E（毫克／100克）	0.28
	烟酸（毫克／100克）	0.6
	叶酸（微克／100克）	8.3
	生物素（微克／100克）	-
矿物质	钾（毫克／100克）	130
	钠（毫克／100克）	28.5
	钙（毫克／100克）	23
	镁（毫克／100克）	12
	磷（毫克／100克）	39
	锌（毫克／100克）	0.15
	铜（毫克／100克）	0.18
	锰（毫克／100克）	0.11
	硒（微克／100克）	0.48
	铁（毫克／100克）	0.5

主要营养功效

◎**预防老年性便秘**：甘薯含有大量膳食纤维，能刺激肠道，增强蠕动，通便排毒，尤其对老年性便秘有较好的疗效。

◎**减肥，健美**：人们大都以为吃甘薯会使人发胖而不敢食用。其实恰恰相反，吃甘薯不仅不会发胖，相反还能够减肥，健美，防止亚健康，通便排毒。每100克鲜甘薯仅含0.2克脂肪，产生99千卡热能，为大米的1/3，是很好的低脂肪、低热能食品，同时能阻止糖类变为脂肪，可减肥，健美。

◎**防癌、抗癌**：甘薯中赖氨酸的含量比大米、白面要高得多，还含有十分丰富的胡萝卜素，可促使上皮细胞正常成熟，抑制上皮细胞异常分化，消除有致癌作用的氧自由基，阻止致癌物与细胞核中的蛋白质结合，使人体免疫力增强。此外，甘薯中有一种叫脱氢表雄酮的物质，对防治癌症也有一定的效果。

选购或储存小妙招

◎优质的甘薯外表干净、光滑、形状好、坚硬和发亮。

◎甘薯的储存很简单，可将新买来的甘薯先晒几个小时，但不可在外过夜；然后放在木箱里，置于15℃室内存放即可。

相宜相克速查

黄金搭配

✔ 甘薯+莲子=预防便秘，美容

禁忌搭配

✘ 甘薯+柿子=胃结石

黄 豆

摄入量（每日）40克

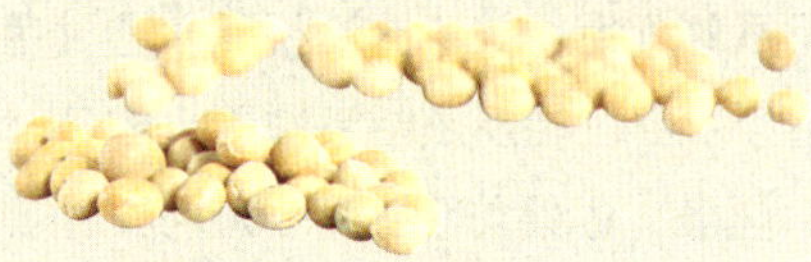

别名 黄大豆

性味归经 性平，味甘；归脾、胃经

宜忌人群 很适合女性、老人和儿童

	名称（单位）	含量
	热量（千卡 / 100克）	390
	胆固醇（毫克 / 100克）	-
	膳食纤维（克 / 100克）	15.5
三大营养素	蛋白质（克 / 100克）	35
	脂肪（克 / 100克）	16
	碳水化合物（克 / 100克）	34.2
维生素	维生素A（微克 / 100克）	37
	维生素B_1（毫克 / 100克）	0.41
	维生素B_2（毫克 / 100克）	0.2
	维生素B_6（毫克 / 100克）	-
	维生素B_{12}（微克 / 100克）	-
	维生素C（毫克 / 100克）	-
	维生素D（微克 / 100克）	-
	维生素E（毫克 / 100克）	18.9
	烟酸（毫克 / 100克）	2.1
	叶酸（微克 / 100克）	130.2
	生物素（微克 / 100克）	-
矿物质	钾（毫克 / 100克）	1503
	钠（毫克 / 100克）	2.2
	钙（毫克 / 100克）	191
	镁（毫克 / 100克）	199
	磷（毫克 / 100克）	465
	锌（毫克 / 100克）	3.34
	铜（毫克 / 100克）	1.35
	锰（毫克 / 100克）	2.26
	硒（微克 / 100克）	6.16
	铁（毫克 / 100克）	8.2

主要营养功效

◎**延缓衰老**：经常食用黄豆及豆制品之类的高蛋白食物，能营养皮肤、肌肉和毛发，使皮肤润泽细嫩，富有弹性，肌肉丰满而结实，毛发乌黑而光亮，使人延缓衰老。

◎**降低胆固醇，预防高血压**：黄豆中的亚油酸具有降低血液中胆固醇的作用，是预防高血压、冠心病、动脉粥样硬化等的良好食品；黄豆中还含有蛋白酶抑制剂，对糖尿病有一定的疗效。

◎**改善大脑机能**：黄豆中所含的卵磷脂是大脑细胞组成的重要部分，常吃黄豆对增强和改善大脑机能有重要的功效。

◎**预防缺铁性贫血**：黄豆含铁量多，并且易为人体吸收，对儿童生长发育及预防缺铁性贫血非常有益。

选购或储存小妙招

◎选购黄豆时，以颗粒饱满、大小一致、颜色均匀、无霉烂、无虫蛀、无破皮者为佳。

◎黄豆在贮藏前宜先晒干，然后再用塑料袋装好置于干燥阴凉处保存。

相宜相克速查

黄金搭配

- ✅ 黄豆+胡萝卜=美容
- ✅ 黄豆+红枣=补血
- ✅ 黄豆+猪肉=促进儿童成长
- ✅ 黄豆+茼蒿=缓解更年期综合征

禁忌搭配

- ❌ 黄豆+芹菜=影响铁的吸收
- ❌ 黄豆+酸奶=影响钙的吸收

美味私房菜

魔芋炖黄豆

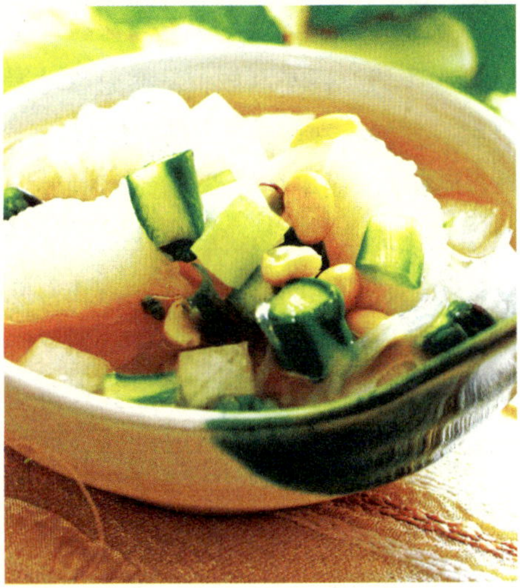

材料 黄豆、魔芋各20克，白萝卜、笋各10克。

调料 酱油、醋、米酒、白糖各适量。

做法 ❶ 先将黄豆浸泡3小时；其余食材洗净，切丁。

❷ 将所有处理好的食材混合，加全部调料拌匀。

❸ 置锅中小火炖煮2个小时即可。

功效 黄豆中含有多种矿物质，可以有效地补充钙质。另外，魔芋、萝卜和笋均是含钙量高且热量非常低的食物。此道菜具有显著的预防骨质疏松的效果。

养生食疗方

榕树叶黄豆汤

配方 榕树叶30克，黄豆20克，冰糖15克。

做法及用法 将榕树叶、黄豆、冰糖加水共煎40分钟。顿服，每日1剂。连服1周为1个疗程。

功效 榕树叶黄豆汤具有活血散淤、解热理湿的功效。非常地适用于眼热等症。

车前草豆芽汤

配方 黄豆芽90克，车前草30克，陈茶叶1.5克，冰糖60克。

做法及用法 将黄豆芽、车前草、陈茶叶放在一起加水煎汁，再加入冰糖，煮三沸，使冰糖熔化。1岁左右每次服6～12毫升，每日4次；5岁左右每次服15毫升;6～10岁每次服18毫升。

功效 可改善小儿百日咳。

黄豆干贝兔肉汤

配方 黄豆150克，干贝60克，兔肉750克，荸荠50克，盐适量。

做法及用法 将黄豆洗净；干贝用清水浸泡至软；兔肉洗净切块；荸荠洗净；将黄豆、干贝、兔肉、荸荠放入锅中，加入清水适量，用大火煮沸后改用小火炖约3个小时，最后加油、盐调味即成。此汤应经常食用，每天吃兔肉250克即可。

功效 该品功效在于养阴退热，养血调中。适宜于神经衰弱、糖尿病患者食用。

黑豆

摄入量（每餐）40克

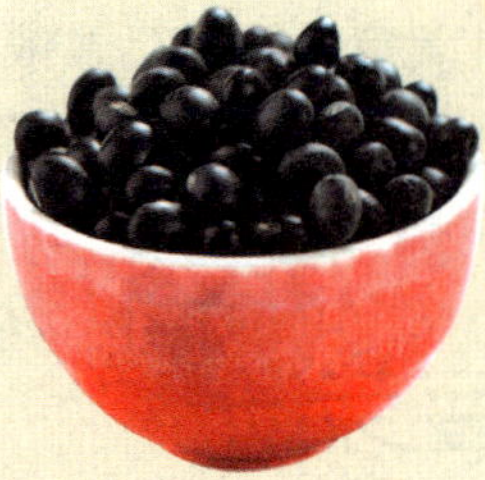

别名 乌豆、黑大豆、冬豆子

性味归经 性平，味甘；归脾、肾经

宜忌人群 一般人群均适合

名称（单位）		含量
	热量（千卡/100克）	401
	胆固醇（毫克/100克）	-
	膳食纤维（克/100克）	10.2
三大营养素	蛋白质（克/100克）	36
	脂肪（克/100克）	15.9
	碳水化合物（克/100克）	33.6
维生素	维生素A（微克/100克）	5
	维生素B_1（毫克/100克）	0.2
	维生素B_2（毫克/100克）	0.33
	维生素B_6（毫克/100克）	-
	维生素B_{12}（微克/100克）	-
	维生素C（毫克/100克）	-
	维生素D（微克/100克）	-
	维生素E（毫克/100克）	17.36
	烟酸（毫克/100克）	2
	叶酸（微克/100克）	2
	生物素（微克/100克）	-
矿物质	钾（毫克/100克）	1377
	钠（毫克/100克）	3
	钙（毫克/100克）	224
	镁（毫克/100克）	243
	磷（毫克/100克）	500
	锌（毫克/100克）	4.18
	铜（毫克/100克）	1.56
	锰（毫克/100克）	2.83
	硒（微克/100克）	6.79
	铁（毫克/100克）	7

主要营养功效

◎**补肾**：黑豆是一种有效的补肾品。中医理论认为，豆乃肾之谷，黑色属水，水走肾，所以肾虚的人食用黑豆可以祛风除热，调中下气，解毒利尿，从而有效地缓解尿频、腰酸、女性白带异常等症状。

◎**防止便秘**：黑豆中粗纤维含量高达4%，常食黑豆促进消化，防止便秘发生。

◎**延缓衰老**：黑豆含有丰富的维生素E，能清除体内的自由基，延缓衰老。

◎**动脉粥样硬化的理想保健品**：黑豆含有植物固醇，植物固醇不但被人体吸收，而且能抑制胆固醇的吸收。因此，黑豆对于动脉粥样硬化的中老年来说，是一种理想的保健品。

◎**防癌，辅疗骨质疏松症**：黑豆中的异黄酮是一种植物性雌激素，能有效抑制乳腺癌、前列腺癌和结肠癌，对辅助治疗中老年骨质疏松也很有帮助。

选购或储存小妙招

◎在挑选黑豆时，以颗粒饱满、表面光泽者为佳。

◎黑豆宜置于干燥阴凉处保存。

相宜相克速查

黄金搭配

✅ 黑豆+牛奶=促进人体对牛奶中的维生素B_{12}的吸收

✅ 黑豆+橙子=增加营养价值

禁忌搭配

❌ 黑豆+蓖麻子=可能引起中毒

美味私房菜

鲫鱼黑豆汤

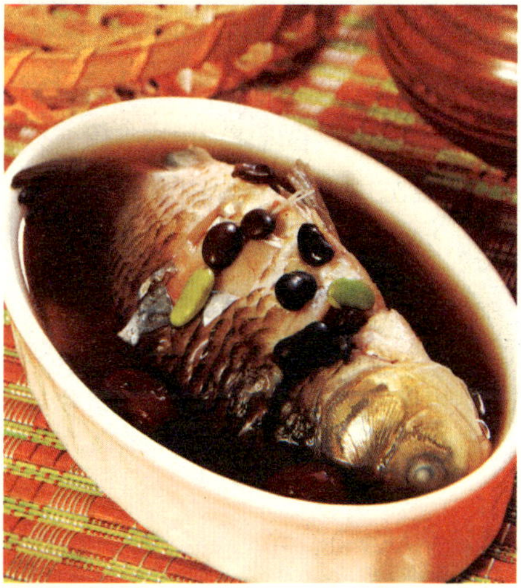

材料 鲫鱼1条，黑豆100克，红枣6颗，生姜数片。

调料 盐适量。

做法 ❶ 把鲫鱼宰好洗净后，放入烧热的油锅中，炸至微黄，加入一碗清水略煮片刻。

❷ 黑豆洗净；红枣去核，洗净，备用。

❸ 将鱼与汤汁一同放入瓦罐内，投入处理好的黑豆、红枣与生姜片，向瓦罐内注入6碗清水，小火煲至黑豆烂熟后，捞去鱼骨，用盐调味即可。

功效 鲫鱼肉有温中下气、清热解毒的作用，非常适合夏天食用。

养生食疗方

黑豆蛋酒汤

配方 黑豆60克，鸡蛋2个，黄酒100毫升。

做法及用法 将黑豆与鸡蛋加入黄酒中同煮，熟后即可食用。

功效 具有调中、下气、止痛的功效，可辅助治疗气血虚弱型痛经。

黑豆酒

配方 黑豆250克，冰糖180克，白酒1000毫升。

做法及用法 先将黑豆放于铺了锡箔纸的平底锅中炒过，冷却，再与冰糖一起放入白酒中浸泡，密封保存2个月即可。每日饮用20毫升。

功效 此方具有消除水肿、降血压的功效，还可有效缓解关节疼痛。

胆汁蒸黑豆

配方 猪胆1个，黑豆25克。

做法及用法 将猪胆刺破，取胆汁，黑豆洗净泡入胆汁中，盖上盖儿，隔水蒸熟。每日早、晚各服15粒黑豆，最好不用糖，可用白开水送服。

功效 可以缓解便秘等不适症状，对于因便秘等原因导致的痔疮有很好的缓解作用。

食物小百科

烘烤过的黑豆虽然花青素会降低，但另一种降低胆固醇的植物性雌激素却明显增加。不过，患有胃炎、胃溃疡、肾结石、痛风者慎用。

绿豆

摄入量(每次) 40克

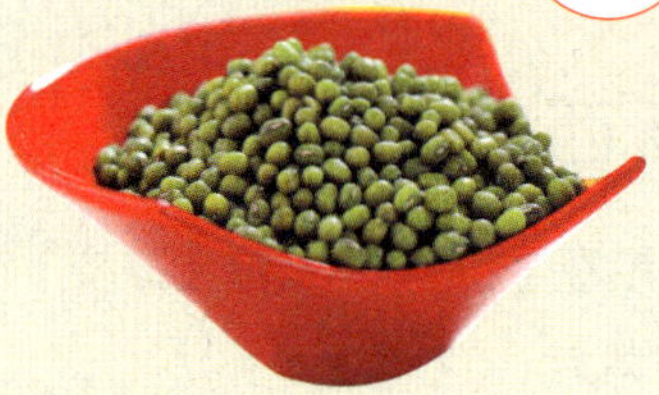

别名 青小豆

性味归经 性凉，味甘；归心、胃经

宜忌人群 一般人均可食用，尤其是热性体质者适用

	名称（单位）	含量
	热量（千卡/100克）	329
	胆固醇（毫克/100克）	-
	膳食纤维（克/100克）	6.4
三大营养素	蛋白质（克/100克）	21.6
	脂肪（克/100克）	0.8
	碳水化合物（克/100克）	62
维生素	维生素A（微克/100克）	22
	维生素B_1（毫克/100克）	0.25
	维生素B_2（毫克/100克）	0.11
	维生素B_6（毫克/100克）	-
	维生素B_{12}（微克/100克）	-
	维生素C（毫克/100克）	-
	维生素D（微克/100克）	-
	维生素E（毫克/100克）	10.95
	烟酸（毫克/100克）	2
	叶酸（微克/100克）	393
	生物素（微克/100克）	-
矿物质	钾（毫克/100克）	787
	钠（毫克/100克）	3.2
	钙（毫克/100克）	81
	镁（毫克/100克）	125
	磷（毫克/100克）	337
	锌（毫克/100克）	2.18
	铜（毫克/100克）	1.08
	锰（毫克/100克）	1.11
	硒（微克/100克）	4.28
	铁（毫克/100克）	6.5

主要营养功效

◎**辅助治疗高血压、动脉粥样硬化等症**：常食绿豆，对高血压、动脉粥样硬化、糖尿病、肾炎有较好的缓解作用。

◎**缓解痤疮**：若得了痤疮，可把绿豆研成细末，煮成糊状，在就寝前涂抹在患处。

◎**保护胃黏膜，解毒**：绿豆中含有丰富的蛋白质，尤其是用生绿豆水浸磨成的生绿豆浆蛋白含量颇高，内服可保护胃肠黏膜。绿豆蛋白、单宁和黄酮类化合物可与有机磷农药、汞、砷、铅化合物结合形成沉淀物，使之减少或失去毒性。

选购或储存小妙招

◎挑选绿豆时宜挑选无霉烂、无虫蛀、大小匀称、圆润有光泽者。

◎存放前要先将绿豆晾晒得特别干燥，然后收藏在密封较好的容器中，可防止绿豆生虫。如果绿豆已经生虫，可将绿豆放在沸水中浸泡1～2分钟，杀死虫或虫卵，捞出后摊开晾晒干透后，收藏在容器中密封保存，绿豆就不易被虫蛀了。

相宜相克速查

黄金搭配

✅ 绿豆+百合=解渴润燥。百合有润燥的功效，与解热的绿豆搭配，润肺清心的效果加倍

✅ 绿豆+南瓜=降低血糖

禁忌搭配

❌ 绿豆+碱=破坏营养素

❌ 绿豆+狗肉=腹胀

美味私房菜

绿豆炖老鸡

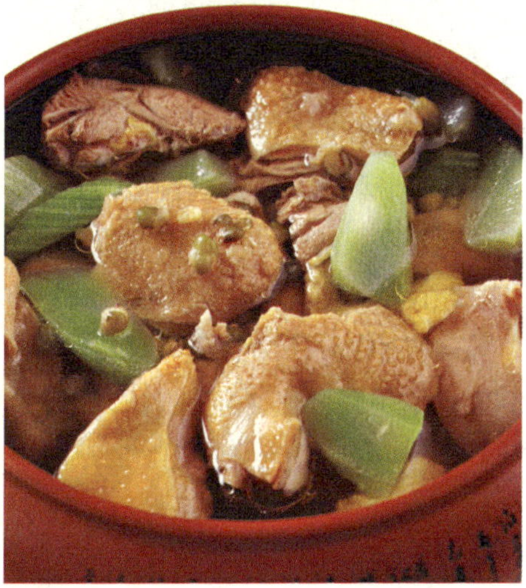

材料 老母鸡1只，绿豆200克，莴笋半根。

调料 鸡精1小匙，料酒2大匙，大料2粒，盐适量。

做法 ❶ 老母鸡去内脏洗净，切小块，入沸水中氽烫，捞出漂净血水、浮沫；绿豆挑去杂质，洗净，用冷水泡2小时；莴笋去皮，洗净，切小块备用。

❷ 锅内加水烧开，放入鸡块、绿豆、莴笋、料酒、大料煮熟，加盐、鸡精调味即可。

绿豆杏仁汤

材料 海带20克，绿豆1大匙，甜杏仁10克，玫瑰花、生姜少许。

调料 红糖50克。

做法 ❶ 将海带、绿豆、甜杏仁洗净浸透；玫瑰花洗干净；生姜切片。

❷ 锅内加水烧开，放入海带、姜片煮一小会儿。

❸ 在瓦煲中加入清水烧开，将海带、绿豆、甜杏仁、玫瑰花放入瓦煲中煮30分钟，调入红糖即成。

功效 如果使用干制海带，应把海带的表面冲洗一下，然后放入蒸锅中蒸30分钟，再放入清水中浸泡一夜，这样用于烹饪口感才爽脆。另外，用海带做菜时加一些醋，口味会更好。

养生食疗方

枸杞叶菊花绿豆汤

配方 菊花15克，枸杞叶100克，绿豆30克，冰糖适量。

做法及用法 绿豆洗净，用清水浸泡半小时左右；枸杞叶、菊花分别洗净备用。把绿豆放入锅内，加适量清水，大火煮沸后改用小火煮至绿豆熟烂，再加入菊花、枸杞叶、冰糖，煮5～10分钟即可。代茶饮用。

功效 枸杞叶可补虚益精，清热止渴，祛风明目；菊花有养肝、明目、健脑、延缓衰老等功效；绿豆更是去火的佳品。将菊花与绿豆同煮熬粥，能清心、除烦、悦目、去燥。适用于风热感冒、瘟病初起、肝火上扰引起的视物昏花、头晕口苦、头痛目赤等症状。三种清热的食材搭配在一起煮汤，对于风热、上火引起的头痛有不错的效果。

红小豆

摄入量（每餐）30克

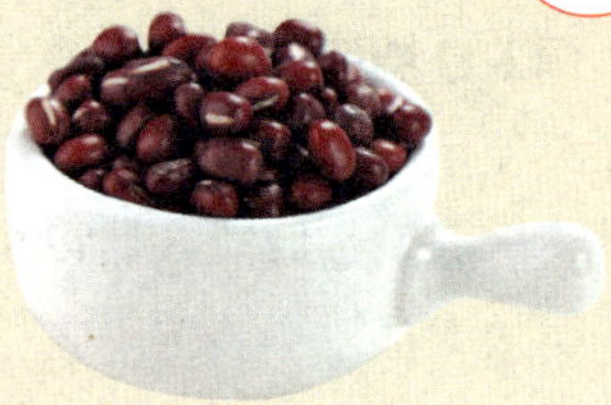

别名 赤豆、小豆、红豆

性味归经 性平，味甘、酸；归心、小肠、肾、膀胱经

宜忌人群 一般人群均适合

	名称（单位）	含量
	热量（千卡/100克）	324
	胆固醇（毫克/100克）	-
	膳食纤维（克/100克）	7.7
三大营养素	蛋白质（克/100克）	20.2
	脂肪（克/100克）	0.6
	碳水化合物（克/100克）	63.4
维生素	维生素A（微克/100克）	13
	维生素B_1（毫克/100克）	0.16
	维生素B_2（毫克/100克）	0.11
	维生素B_6（毫克/100克）	-
	维生素B_{12}（微克/100克）	-
	维生素C（毫克/100克）	-
	维生素D（微克/100克）	-
	维生素E（毫克/100克）	14.36
	烟酸（毫克/100克）	2
	叶酸（微克/100克）	87.9
	生物素（微克/100克）	-
矿物质	钾（毫克/100克）	860
	钠（毫克/100克）	2.2
	钙（毫克/100克）	74
	镁（毫克/100克）	138
	磷（毫克/100克）	305
	锌（毫克/100克）	2.2
	铜（毫克/100克）	0.64
	锰（毫克/100克）	1.33
	硒（微克/100克）	3.8
	铁（毫克/100克）	7.4

主要营养功效

◎**利水消肿**：红小豆含有较多的皂角苷，可刺激肠道，有良好的利尿作用，能解酒，解毒，对心脏病和肾病、水肿有益。

◎**增强机体免疫功能**：红小豆含丰富的蛋白质、微量元素，可增强机体免疫力。

◎**润肠通便，解毒抗癌**：红小豆有较多的膳食纤维，具有良好的润肠通便、降血压、降血脂、调节血糖、解毒抗癌、预防结石、健美减肥的作用。

◎**催乳**：红小豆是富含叶酸的食物，产妇、乳母多吃红小豆有催乳的功效。

选购或储存小妙招

◎选购红小豆时，以豆粒完整、大小均匀、颜色深红、紧实皮薄者为佳。红小豆颜色愈深，表示铁含量愈高，营养价值愈高。

◎红小豆必须存放在干燥不潮湿处，以免发霉。也可以放在冰箱中保存。

相宜相克速查

黄金搭配

✔ 红小豆+砂糖=消除疲劳

✔ 红小豆+黄豆=缓解更年期综合征

✔ 红小豆+百合=补充气血，安定神经。百合富含维生素B_1、维生素B_2和维生素C等成分，搭配上红豆丰富的蛋白质及铁等营养素，有补充气血、安定神经的功效

✔ 红小豆+鲫鱼=通乳催奶

禁忌搭配

✘ 红小豆+羊肚=水肿，腹痛，腹泻

✘ 红小豆+茶=降低铁的吸收

美味私房菜

红小豆荸荠煲乌鸡

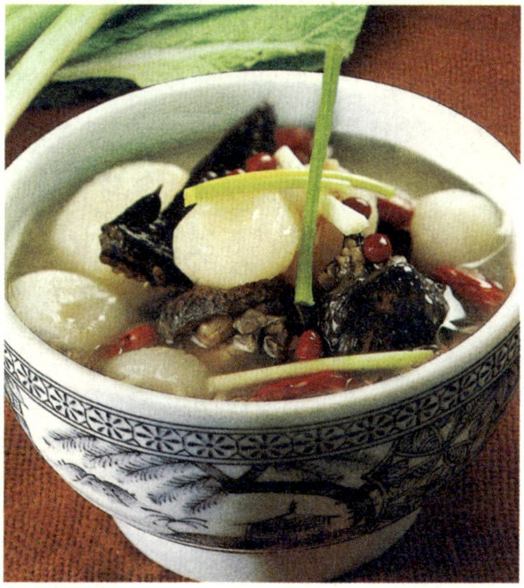

材料 净乌鸡半只，红小豆 50 克，红枣 5 颗，荸荠适量，生姜、葱各少许。

调料 高汤、料酒、胡椒粉、盐、味精各适量。

做法 ❶ 将红小豆用温水泡透；净乌剁成块；荸荠、生姜去皮切片；葱切段。

❷ 锅内烧水，待水开时，投入乌鸡块，用中火煮 3 分钟，捞起冲净。

❸ 将红小豆、乌鸡块、红枣、荸荠片、生姜片放入沙锅，再注入高汤、料酒、胡椒粉，加盖，用中火煲开，再改小火煲约 2 小时。

❹ 调入盐、味精，继续煲 15 分钟，最后撒上葱段即可。

功效 此汤有健脾益胃、利尿消肿、补虚补血的功效。适合脾胃不和、月经不调者食用。

养生食疗方

红小豆鲤鱼汤

配方 鲤鱼 1 尾 (1000 克以上)，红小豆 100 克，陈皮、花椒、草果各 7.5 克，葱、姜、胡椒、盐、鸡汤、葱花各适量。

做法及用法 鲤鱼去鳞、鳃，去内脏洗净。红小豆、陈皮、花椒、草果洗净，塞入鱼腹；将鱼放入沙锅，加葱、姜、胡椒、盐，灌入鸡汤，上笼蒸至鱼熟后出笼，撒葱花即成。佐餐食用。

功效 行气健胃，醒脾化湿，利水消肿，减肥。

山楂红小豆粥

配方 粳米半杯，南瓜 100 克，山楂、红小豆各 3 大匙，冰糖少许。

做法及用法 将粳米洗净；山楂洗净；红小豆用清水浸泡一夜，洗净；南瓜洗净去皮，切成 3 厘米见方的薄片；将粳米、山楂、红小豆放入锅内，加水，置大火上烧沸煮粥；待粥将熟时放入南瓜片煮沸；加冰糖，用小火煮 20 分钟即成。早晚当主食吃。

功效 可降脂减肥、健脾祛湿。

食物小百科

红小豆粉被日本人作为美容佳品，因为其细微的颗粒可以充分渗入毛孔，清除面部脏污，同时兼具按摩肌肤的作用。

黑芝麻

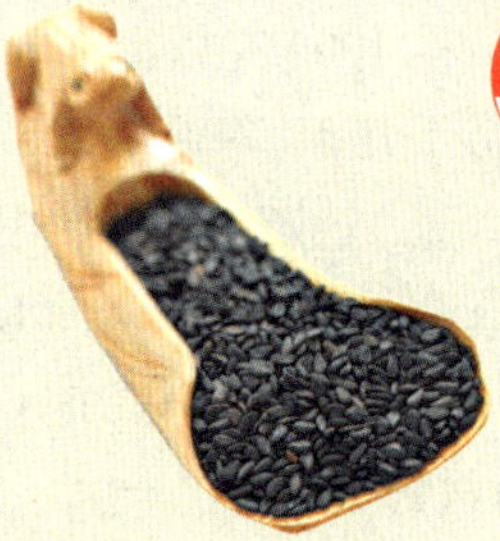

摄入量（每餐）100克

别名 胡麻、油麻

性味归经 性平，味甘；归肝、肾、肺经

宜忌人群 一般人群均适合

	名称（单位）	含量
	热量（千卡／100克）	559
	胆固醇（毫克／100克）	-
	膳食纤维（克／100克）	14
三大营养素	蛋白质（克／100克）	19.1
	脂肪（克／100克）	46.1
	碳水化合物（克／100克）	24
维生素	维生素A（微克／100克）	-
	维生素B_1（毫克／100克）	0.66
	维生素B_2（毫克／100克）	0.25
	维生素B_6（毫克／100克）	-
	维生素B_{12}（微克／100克）	-
	维生素C（毫克／100克）	-
	维生素D（微克／100克）	-
	维生素E（毫克／100克）	50.4
	烟酸（毫克／100克）	5.9
	叶酸（微克／100克）	66.1
	生物素（微克／100克）	-
矿物质	钾（毫克／100克）	358
	钠（毫克／100克）	8.3
	钙（毫克／100克）	780
	镁（毫克／100克）	290
	磷（毫克／100克）	516
	锌（毫克／100克）	6.13
	铜（毫克／100克）	1.77
	锰（毫克／100克）	17.85
	硒（微克／100克）	4.7
	铁（毫克／100克）	22.7

主要营养功效

◎**延缓衰老**：黑芝麻中含有丰富的天然抗衰老物质——维生素E。维生素E具有较强的抗氧化作用，可以阻止体内产生过氧化脂质，维持含不饱和脂肪酸比较集中的细胞膜的完整性和正常的生理功能，也可防止体内其他成分受到脂质过氧化物的伤害，减少体内脂褐质的积累，从而起到延缓衰老的作用。

◎**防止头发过早变白和脱落**：黑芝麻中的卵磷脂可防止头发过早变白和脱落。

◎**预防高血压，润肠通便**：黑芝麻营养丰富，常食黑芝麻对预防或缓解高血压有益；黑芝麻富含膳食纤维可润肠通便。

选购或储存小妙招

◎黑芝麻只有皮是黑的，里面是白的，可以把黑芝麻放在手心，看浸过汗的黑芝麻是否会将手染黑，以此来判断是否染了色。也可以用小刀切开观察是否内外都很黑来判断是否变色。

◎贮存黑芝麻的储存容器密封性要好，另外要放在阴凉干燥的地方，并且避免阳光直射。如将黑芝麻炒熟晾干则更易存放。

相宜相克速查

黄金搭配

- ✓ 黑芝麻+桑葚=降血脂
- ✓ 黑芝麻+冰糖=润肺生津
- ✓ 黑芝麻+柠檬=红润脸色，预防贫血

禁忌搭配

- ✗ 黑芝麻+巧克力=影响吸收、消化

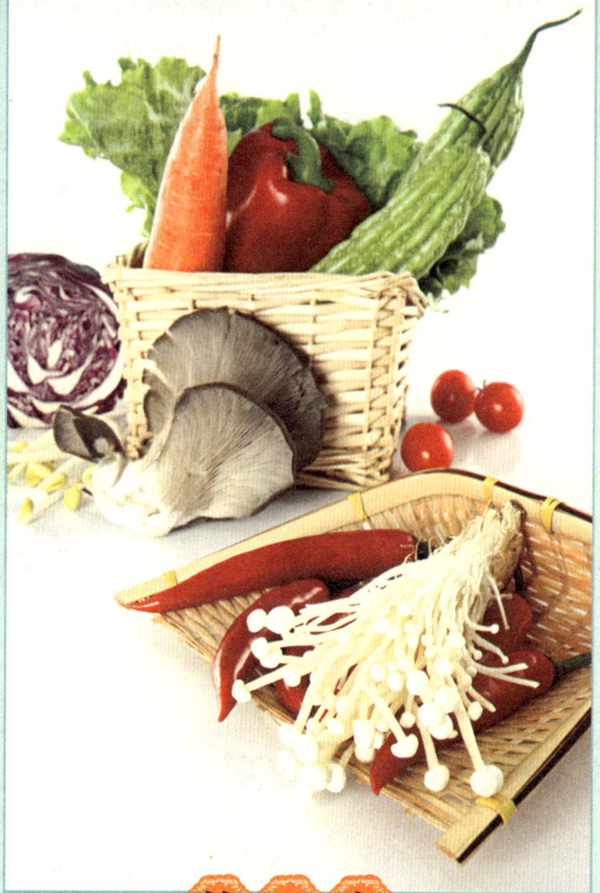

第二章

蔬菜菌藻养生全扫描

蔬菜是人体健康不可或缺的食物。蔬菜的种类很多，其类别不同，所含的营养成分就会有所不同，所具有的食疗价值就会有所差异。了解各种蔬菜的营养成分以及其主要功效，食用适宜的蔬菜才会吃得健康。

白萝卜

摄入量（每餐）50~100克

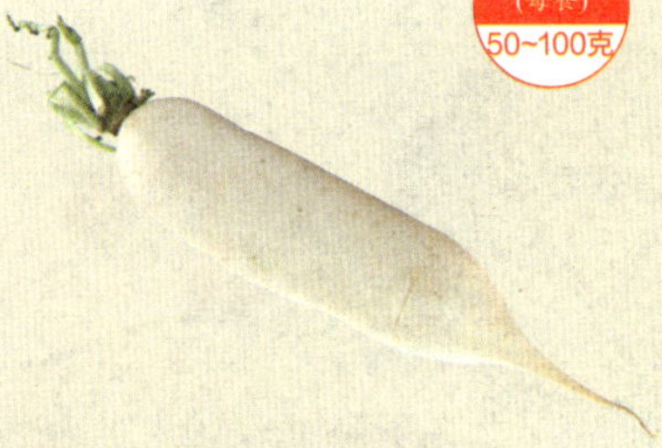

别名 莱菔、罗服

性味归经 性凉，味辛、甘；归脾、肺经

宜忌人群 一般人都可食用

	名称（单位）	含量
	热量（千卡／100克）	23
	胆固醇（毫克／100克）	-
	膳食纤维（克／100克）	1
三大营养素	蛋白质（克／100克）	0.9
	脂肪（克／100克）	0.1
	碳水化合物（克／100克）	5
维生素	维生素A（微克／100克）	3
	维生素B_1（毫克／100克）	0.02
	维生素B_2（毫克／100克）	0.03
	维生素B_6（毫克／100克）	0.06
	维生素B_{12}（微克／100克）	-
	维生素C（毫克／100克）	21
	维生素D（微克／100克）	-
	维生素E（毫克／100克）	0.92
	烟酸（毫克／100克）	0.3
	叶酸（微克／100克）	6.8
	生物素（微克／100克）	0.8
矿物质	钾（毫克／100克）	173
	钠（毫克／100克）	61.8
	钙（毫克／100克）	36
	镁（毫克／100克）	16
	磷（毫克／100克）	26
	锌（毫克／100克）	0.3
	铜（毫克／100克）	0.04
	锰（毫克／100克）	0.09
	硒（微克／100克）	0.61
	铁（毫克／100克）	0.5

主要营养功效

◎**开胃消食**：白萝卜中的芥子油能促进胃肠蠕动，增加食欲，帮助消化。

◎**生津止渴**：白萝卜中含有较多的水分，食用后可以增加口腔中唾液的分泌量，起到生津止渴的作用。

◎**清热化痰**：白萝卜中含有的芥辣油不仅可帮助消化，还可消除人体内热，具有清热化痰的作用。

◎**防癌抗癌**：白萝卜含有木质素，能提高巨噬癌细胞的活力。此外，白萝卜中的多种酶能分解致癌物质，可抗癌防癌。

选购或储存小妙招

◎选购时，以叶片新鲜、外表洁净光滑无裂痕、用手指轻弹有清脆声音者为佳。

◎经水冲洗过的白萝卜不耐久藏，最好尽快食用；未经冲洗的白萝卜宜用纸张包好后放入冰箱冷藏，保存时间约为1周。

相宜相克速查

黄金搭配

✔ 白萝卜+牛肉=健脾消食

✔ 白萝卜+鸡肉=有利于营养素的消化及吸收

✔ 白萝卜+豆腐=健脾养胃，下食除胀

禁忌搭配

✘ 白萝卜+黑木耳=易得皮炎

✘ 白萝卜+人参=导致腹胀

✘ 白萝卜+胡萝卜=不利于维生素C吸收

白萝卜主泻，胡萝卜为补，二者同食可破坏白萝卜中的维生素C。

美味私房菜

白萝卜鲜鱼汤

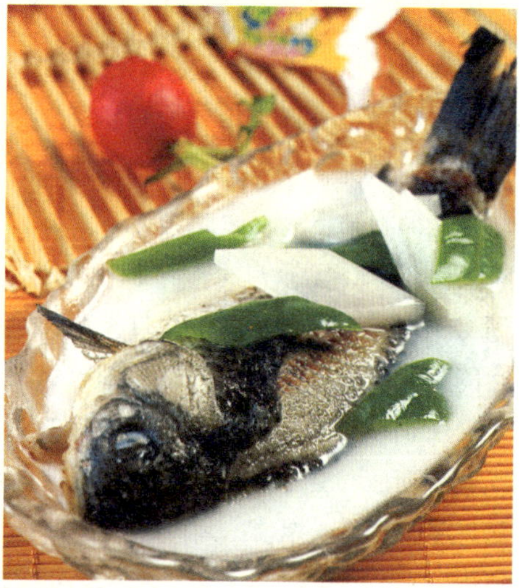

材料 鲜鱼500克，白萝卜150克，尖椒100克，葱段、姜片各适量。

调料 白酒、料酒、盐、味精各适量。

做法 ❶ 白萝卜、尖椒洗净，切成菱形片。

❷ 油锅烧熟，下鱼，点少许白酒，烧至微黄；放入葱段、姜片、白萝卜片和尖椒片，加水，大火煮至汤微白。

❸点少许料酒和盐，中火煮至酒味消失，加盐、味精调味即可。

白萝卜煲羊肉

材料 白萝卜1根，羊肉200克，猪脊骨150克，猪瘦肉100克，葱花、老姜片、枸杞子各少许。

调料 盐适量，鸡精少许。

做法 ❶ 猪脊骨、猪瘦肉、羊肉洗净，均切块；白萝卜去皮洗净。

❷ 用沙锅烧水，待水沸时，放入猪脊骨块、猪瘦肉块、羊肉块滚去表面血渍后取出，用清水洗净。

❸ 沙锅重新放入水，大火煲滚后，放入猪脊骨块、猪瘦肉块、白萝卜、羊肉块、老姜片、枸杞子，煲3小时后，调入盐、鸡精，撒上葱花即可食用。

养生食疗方

荸荠白萝卜猪肺醋方

配方 白萝卜750克，荸荠、猪肺各50克，米醋适量。

做法及用法 将白萝卜切块，加入米醋浸泡数小时，然后将所有材料一起加水煮熟即可食用。每日1剂。

功效 化痰止咳。适用于哮喘患者。

羊肉白萝卜羹

配方 羊肉250克，白萝卜1个，高良姜、草果、荜拨、陈皮、胡椒各5克，葱白3根，生姜少许，盐、味精各适量。

做法及用法 将羊肉去筋膜，入沸水汆烫洗净，切成小丁；白萝卜洗净切成片后与高良姜、草果、荜拨、陈皮一起用纱布包好；胡椒、生姜拍碎；葱白切段；将全部用料放入沙锅内，加水，大火烧沸后撇去浮沫，改用小火炖至熟烂，调味食用。每日1剂。

功效 本方补肾健脾。适用于肾阳虚所致的产后腹痛等症。

胡萝卜

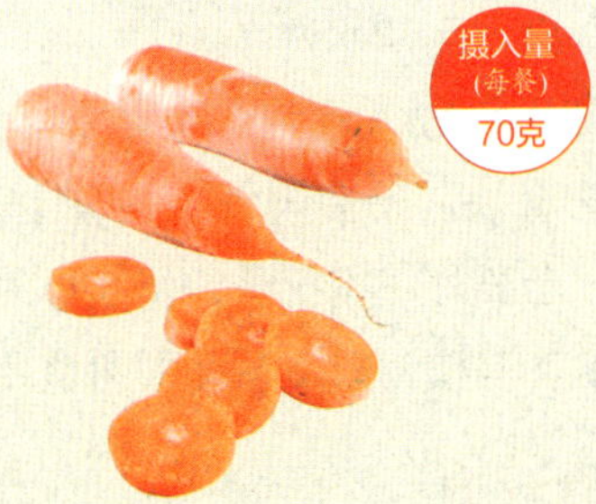

别名 黄萝卜、葫芦菔、丁香萝卜
性味归经 性平，味甘；归肺、脾经
宜忌人群 老少皆宜

	名称（单位）	含量
三大营养素	热量（千卡 / 100克）	46
	胆固醇（毫克 / 100克）	-
	膳食纤维（克 / 100克）	1.3
	蛋白质（克 / 100克）	1.4
	脂肪（克 / 100克）	0.2
	碳水化合物（克 / 100克）	10.2
维生素	维生素A（微克 / 100克）	668
	维生素B_1（毫克 / 100克）	0.04
	维生素B_2（毫克 / 100克）	0.04
	维生素B_6（毫克 / 100克）	-
	维生素B_{12}（微克 / 100克）	-
	维生素C（毫克 / 100克）	16
	维生素D（微克 / 100克）	-
	维生素E（毫克 / 100克）	-
	烟酸（毫克 / 100克）	0.2
	叶酸（微克 / 100克）	-
	生物素（微克 / 100克）	-
矿物质	钾（毫克 / 100克）	193
	钠（毫克 / 100克）	25.1
	钙（毫克 / 100克）	32
	镁（毫克 / 100克）	7
	磷（毫克 / 100克）	16
	锌（毫克 / 100克）	0.14
	铜（毫克 / 100克）	0.03
	锰（毫克 / 100克）	0.07
	硒（微克 / 100克）	2.8
	铁（毫克 / 100克）	0.5

主要营养功效

◎**益肝明目**：胡萝卜含有大量胡萝卜素，有补肝明目的作用，可以有效地预防和缓解夜盲症。

◎**利膈宽肠**：胡萝卜含有丰富的膳食纤维，吸水性强，在肠道中体积容易膨胀，是肠道中的“充盈物质”，可加强肠道的蠕动，从而利膈宽肠，通便防癌。

◎**降血压，降血糖，降血脂**：胡萝卜还含有降糖物质，是糖尿病患者的良好食品，其所含的某些成分，如山标酚能增加冠状动脉血流量，降低血脂，促进肾上腺素的合成，有降血压、强心作用，是高血压、冠心病患者的食疗佳品。

选购或储存小妙招

◎选购时，宜选形状坚实、呈现浓橙色、表面光滑者。

◎胡萝卜久藏而不会失其风味。在贮藏胡萝卜时，应先把残留的绿茎、叶除净，然后用纸巾包裹，再放进冰箱冷藏，可保存约1个月。

◎冷藏胡萝卜时忌与苹果同放，因为苹果散发的乙烯容易使胡萝卜变味。

相宜相克速查

黄金搭配

✔ 胡萝卜+香菜=健脾补虚，祛脂强身

✔ 胡萝卜+菠菜=活血通络，保持脑血管畅通，预防脑卒风

✔ 胡萝卜+莴笋=强心健脾

禁忌搭配

✘ 胡萝卜+酒=产生毒素，损害肝脏

美味私房菜

胡萝卜炒羊肉丝

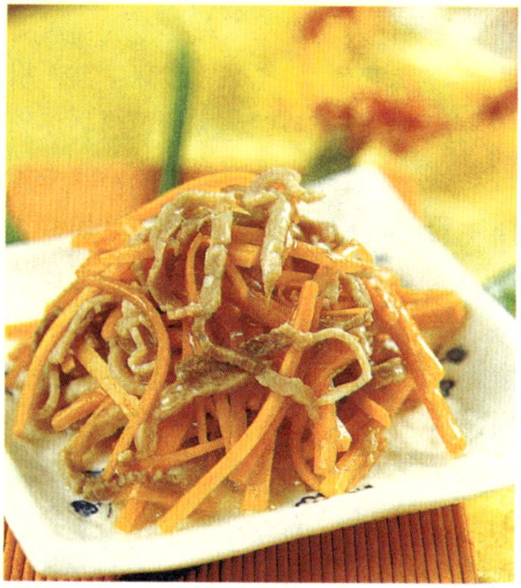

材料 羊肉 300 克，胡萝卜 1 根，姜丝适量。

调料 盐、香油、料酒、水淀粉各适量。

做法 ❶ 羊肉洗净，切丝；胡萝卜去皮，洗净，切丝。

❷ 羊肉丝放入锅中，加水稍煮；胡萝卜丝也用开水稍煮，捞起沥干。

❸ 油锅烧热，加姜丝、羊肉丝、胡萝卜丝，加料酒稍爆，再加盐，用水淀粉勾芡，最后淋香油即可。

胡萝卜肉丸粥

材料 胡萝卜、肉末各 150 克，大米 100 克。

调料 胡椒粉少许，盐适量。

做法 ❶ 大米淘洗干净，加适量水以大火煮沸，再转小火煮。

❷ 胡萝卜削皮，洗净，切细丝，加入粥中。

❸ 肉末中加少许胡椒粉和盐搅匀，挤成丸状，待米粒熟软及胡萝卜丝软透时再加入粥锅中，以中火煮至丸子熟透，加盐调味即成。

养生食疗方

胡萝卜紫菜汤

配方 胡萝卜 200 克，紫菜 50 克，橘皮、姜丝、葱末、香菜末、盐、酱油、香油各适量。

做法及用法 将胡萝卜洗净切片；紫菜洗净撕碎；橘皮洗净切丝，用干净纱布包好；沙锅内加水，放胡萝卜片、紫菜、橘皮袋、姜丝、葱末，先用大火烧沸，然后改小火煮 15 分钟，调入盐、酱油、香油，撒上香菜末即成。每日 1 剂，早晚分服，连服 5 ~ 7 天。

功效 适用于颈淋巴结核后期。

青椒生姜胡萝卜汁

配方 胡萝卜、青椒各 2 个，菠萝汁适量，生姜 5 片。

做法及用法 将胡萝卜洗净切片；青椒洗净切块，去子；把胡萝卜片、青椒块、生姜片一同放入榨汁机中榨成汁，适当加入菠萝汁调味即可。频频饮用。

功效 此汁可健脾开胃，促进消化，温胃止吐。适于胃寒呕吐、寒性胃痛、消化不良者饮用。

豌豆（鲜）

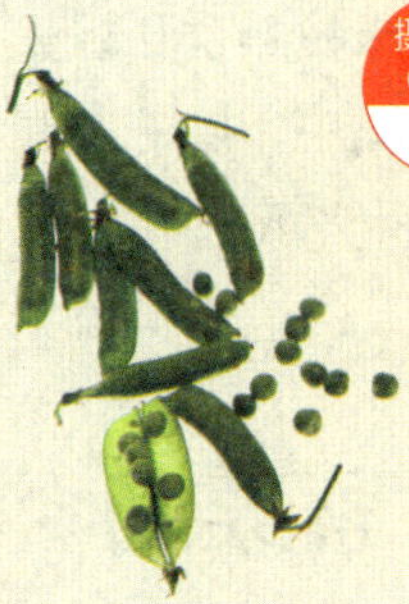

摄入量（每餐）50克

别名 寒豆、青豆、麦豆

性味归经 性平，味甘；归脾、胃经

宜忌人群 一般人都可以食用

	名称（单位）	含量
	热量（千卡 / 100克）	334
	胆固醇（毫克 / 100克）	-
	膳食纤维（克 / 100克）	10.4
三大营养素	蛋白质（克 / 100克）	20.3
	脂肪（克 / 100克）	1.1
	碳水化合物（克 / 100克）	65.8
维生素	维生素A（微克 / 100克）	42
	维生素B_1（毫克 / 100克）	0.49
	维生素B_2（毫克 / 100克）	0.14
	维生素B_6（毫克 / 100克）	-
	维生素B_{12}（微克 / 100克）	-
	维生素C（毫克 / 100克）	-
	维生素D（微克 / 100克）	-
	维生素E（毫克 / 100克）	8.47
	烟酸（毫克 / 100克）	2.4
	叶酸（微克 / 100克）	-
	生物素（微克 / 100克）	-
矿物质	钾（毫克 / 100克）	823
	钠（毫克 / 100克）	9.7
	钙（毫克 / 100克）	97
	镁（毫克 / 100克）	118
	磷（毫克 / 100克）	259
	锌（毫克 / 100克）	2.35
	铜（毫克 / 100克）	0.47
	锰（毫克 / 100克）	1.15
	硒（微克 / 100克）	1.69
	铁（毫克 / 100克）	4.9

主要营养功效

◎**提高机体的抗病能力和康复能力**：豌豆中富含人体所需的各种营养物质，可以提高机体的抗病能力和康复能力。

◎**防止人体致癌物质的合成**：豌豆中富含胡萝卜素，胡萝卜素可防止人体致癌物质的合成。另外，在豌豆荚和豆苗的嫩叶中富含维生素C和能分解体内亚硝胺的酶，可以分解亚硝胺，从而减少癌细胞的形成，降低人体癌症的发病率。

◎**清洁大肠**：豌豆中富含膳食纤维，能保持排便通畅。

◎**开胃，止渴，通乳**：豌豆做菜，色翠绿味洁香、质嫩味甜，能增进食欲，解胸闷、消水肿、止渴、通乳、解毒，产妇多食豌豆，可使乳汁增多。

◎**降血糖，降血压**：豌豆中所含的大量的钙能促进体内糖和脂肪的代谢，可以维持胰岛素的正常功能。另外，豌豆含锌量高，可减少镉的积累，阻止动脉粥样硬化。

选购或储存小妙招

◎购买鲜豌豆时以颗粒饱满，颜色翠绿，带有淡淡青豆香为好。

◎保存豌豆时，可以将新鲜豌豆从豆荚中剥出，倒入塑料袋中，直接放入冰箱的冷冻室里储藏。

相宜相克速查

黄金搭配

✔ 豌豆+玉米=起到蛋白质互补作用

禁忌搭配

✘ 豌豆+醋=易引起人体消化不良

豇豆

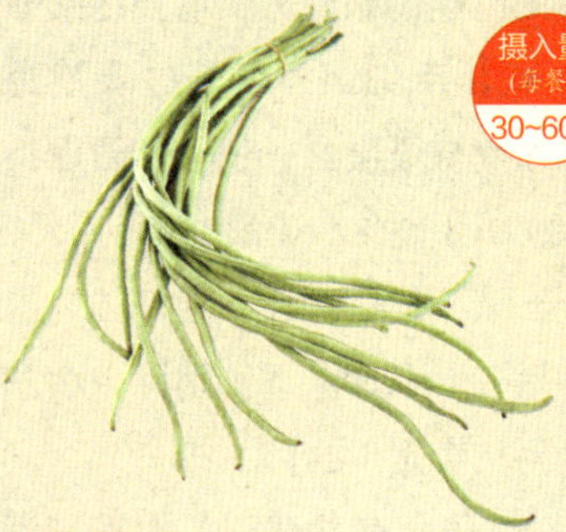

摄入量（每餐）30~60克

别名 长豇豆、豆角、角豆、饭豆、腰豆、带豆

性味归经 性平，味甘；归脾、肾经

宜忌人群 一般人均可食用

	名称（单位）	含量
	热量（千卡／100克）	33
	胆固醇（毫克／100克）	-
	膳食纤维（克／100克）	2.3
三大营养素	蛋白质（克／100克）	2.9
	脂肪（克／100克）	0.3
	碳水化合物（克／100克）	5.9
维生素	维生素A（微克／100克）	-
	维生素B_1（毫克／100克）	0.07
	维生素B_2（毫克／100克）	0.09
	维生素B_6（毫克／100克）	0.24
	维生素B_{12}（微克／100克）	-
	维生素C（毫克／100克）	19
	维生素D（微克／100克）	-
	维生素E（毫克／100克）	4.39
	烟酸（毫克／100克）	1.4
	叶酸（微克／100克）	20.8
	生物素（微克／100克）	-
矿物质	钾（毫克／100克）	112
	钠（毫克／100克）	2.2
	钙（毫克／100克）	27
	镁（毫克／100克）	31
	磷（毫克／100克）	63
	锌（毫克／100克）	0.54
	铜（毫克／100克）	0.14
	锰（毫克／100克）	0.37
	硒（微克／100克）	0.74
	铁（毫克／100克）	0.5

主要营养功效

◎**增进食欲**：豇豆所含B族维生素能维持消化腺的正常分泌和胃肠道蠕动，抑制胆碱酶的活性，可帮助消化，增进食欲。

◎**抗病毒**：豇豆中所含的维生素C能促进抗体的合成，提高机体抗病毒的功能。

◎**降低血糖**：豇豆所含的磷脂有促进胰岛素分泌，参加糖代谢的作用，是糖尿病患者的理想食品。

◎**预防老年性便秘**：豇豆所含的大量B族维生素、维生素C与膳食纤维能可以帮助加速肠蠕动，起到预防老年性便秘的功效。

◎**补肾健胃，调理睡眠**：豇豆具有健脾和胃、安神促眠的功效，同时还可补肾、止泻，对尿频、遗精及一些妇科功能性疾病有辅助疗效。

选购或储存小妙招

◎豇豆以新鲜脆嫩、粗细均匀、富有光泽、豆粒饱满、没有虫害者为佳。

◎豇豆通常直接放在塑胶袋或保鲜袋中冷藏就能保存5～7天。如果想保存得更久一点，最好把它们洗干净以后用盐水汆烫并沥干水分，再放进冰箱中冷冻。

相宜相克速查

黄金搭配

✔ 豇豆+土豆=缓解腹泻。豇豆所含的B族维生素能维持人体消化液的正常分泌豇豆配土豆可缓解急性肠胃炎、呕吐、腹泻

✔ 豇豆+黑木耳=益气养胃

茄子

摄入量（每次）85克

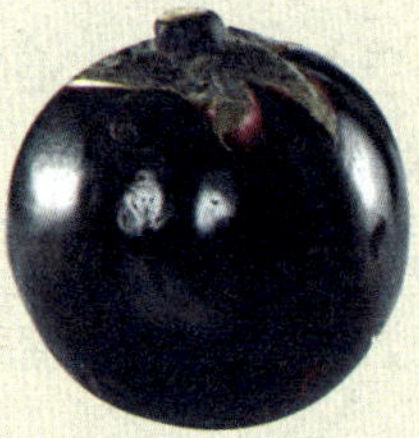

别名 茄瓜、昆仑瓜、矮瓜

性味归经 性凉，味甘；归胃、肠经

宜忌人群 一般人均可食用

	名称（单位）	含量
	热量（千卡／100克）	23
	胆固醇（毫克／100克）	-
	膳食纤维（克／100克）	1.3
三大营养素	蛋白质（克／100克）	1.1
	脂肪（克／100克）	0.2
	碳水化合物（克／100克）	4.9
维生素	维生素A（微克／100克）	8
	维生素B_1（毫克／100克）	0.02
	维生素B_2（毫克／100克）	0.04
	维生素B_6（毫克／100克）	0.05
	维生素B_{12}（微克／100克）	-
	维生素C（毫克／100克）	5
	维生素D（微克／100克）	-
	维生素E（毫克／100克）	1.13
	烟酸（毫克／100克）	0.6
	叶酸（微克／100克）	12.2
	生物素（微克／100克）	1.2
矿物质	钾（毫克／100克）	142
	钠（毫克／100克）	5.4
	钙（毫克／100克）	24
	镁（毫克／100克）	13
	磷（毫克／100克）	23
	锌（毫克／100克）	0.23
	铜（毫克／100克）	0.1
	锰（毫克／100克）	0.13
	硒（微克／100克）	0.48
	铁（毫克／100克）	0.5

主要营养功效

◎**防止出血**：茄子的芦丁含量很高，芦丁能增强人体细胞间的黏着力，增强毛细血管的弹性，减低毛细血管的脆性及渗透性，防止微血管破裂出血，使心血管保持正常的功能，防止硬化和破裂。

◎**抗衰老**：茄子含有维生素E，能增强体内抗氧化物质活动，从而减弱和清除自由基的影响，达到抗衰延年的目的。

◎**防治胃癌**：茄子含有龙葵碱，能抑制消化系统肿瘤的增殖，对于防治胃癌有一定效果。此外，茄子还有清退癌热的作用。

选购或储存小妙招

◎在茄子的萼片与果实连接的地方，有一个白色略带淡绿色的带状环，也称茄子的“眼睛”。“眼睛”越大，茄子越嫩；“眼睛”越小，茄子越老。

◎用手握住茄子，嫩茄子有黏滞感，发硬的茄子则比较老。

◎茄子在低温中易有寒害发生，所以不宜保存过久，用保鲜膜包好之后最多可在冰箱中冷藏3天。

相宜相克速查

黄金搭配

- 茄子+猪肉=养血补脑，增强人体抗病毒能力
- 茄子+牛肉=强身健体
- 茄子+黄豆=通气，顺肠，养血，保护血管
- 茄子+兔肉=保护血管

美味私房菜

鱼香茄子

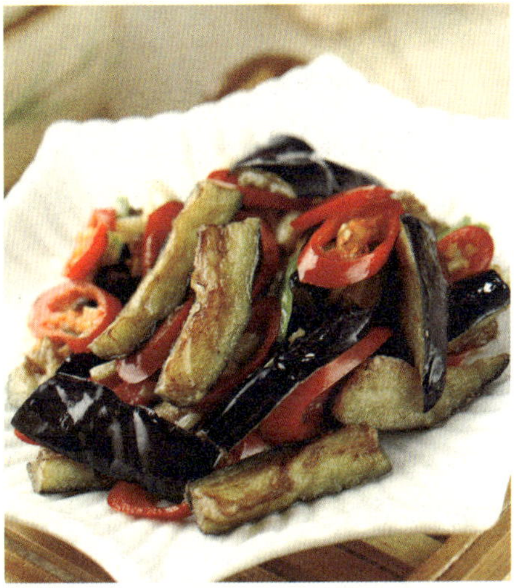

材料 茄子2个，猪肉50克，荸荠75克，红辣椒1个，葱、姜各适量，黑木耳少许。

调料 A：酒、酱油各1大匙，辣椒酱半大匙，味精、糖、胡椒粉、醋各半小匙，高汤2小碗；B：水淀粉1小匙，香油少许。

做法 ❶ 材料洗净，葱、姜、荸荠、黑木耳各切末，红辣椒切圈，茄子切长块泡入清水中，猪肉切末。

❷ 向锅中加入2大匙油，烧至六分热，将茄子块稍炸捞起，用少许热油将猪肉末炒熟，爆香姜末、红辣椒圈，将黑木耳片、荸荠末下入锅中快速翻炒，再放入调料A及茄子块快速翻炒。

❸ 用水淀粉勾芡，淋上香油，撒上葱末即成。

养生食疗方

海棠花蒸茄子

配方 海棠花50克，紫茄子3个，蒜蓉、盐、味精、香油、醋各适量。

做法及用法 海棠花入锅，加水适量煎沸，去渣后取海棠花汤汁，与紫茄子共放碗中隔水蒸熟，加入蒜蓉、盐、味精、香油、醋。拌匀服食。

功效 此菜鲜香可口，散淤清热，凉血止血，防癌抗癌。适于跌打损伤所致的皮肤伤痛者食用。

茄子蜂蜜饮

配方 生白茄子30～60克，蜂蜜适量。

做法及用法 将生白茄子煮后去渣，加蜂蜜适量。每日分2次服用。

功效 可缓解和改善年久咳嗽。

茄根木防筋骨草方

配方 白茄根25克，木防已根15克，筋骨草15克。

做法及用法 将以上三味用水煎服。即可饮用。

功效 可缓解和改善风湿关节痛。

食物小百科

茄子中所含有的类黄酮在所有蔬菜中最高，而类黄酮含量最集中的地方就是紫色表皮与肉质相接处，因此，食用茄子时应连皮吃。

西红柿

摄入量（每日）2~3个

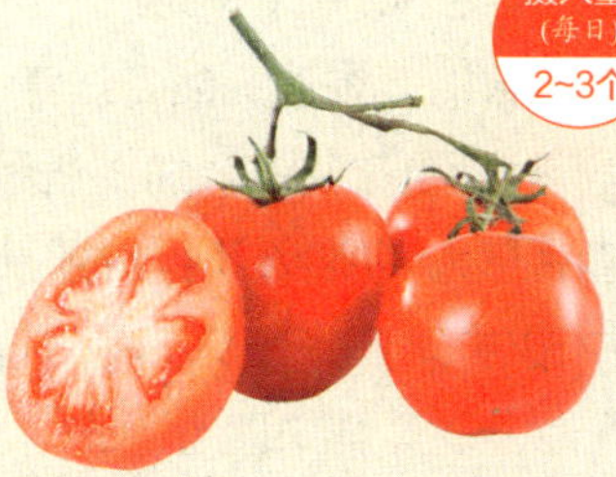

别名 番茄、洋柿子

性味归经 性微寒，味甘、酸；归心、肺、胃经

宜忌人群 一般人都可食用

	名称（单位）	含量
	热量（千卡/100克）	20
	胆固醇（毫克/100克）	-
	膳食纤维（克/100克）	0.5
三大营养素	蛋白质（克/100克）	0.9
	脂肪（克/100克）	0.2
	碳水化合物（克/100克）	4
维生素	维生素A（微克/100克）	92
	维生素B_1（毫克/100克）	0.03
	维生素B_2（毫克/100克）	0.03
	维生素B_6（毫克/100克）	-
	维生素B_{12}（微克/100克）	-
	维生素C（毫克/100克）	19
	维生素D（微克/100克）	-
	维生素E（毫克/100克）	0.57
	烟酸（毫克/100克）	0.6
	叶酸（微克/100克）	-
	生物素（微克/100克）	-
矿物质	钾（毫克/100克）	163
	钠（毫克/100克）	5
	钙（毫克/100克）	10
	镁（毫克/100克）	9
	磷（毫克/100克）	23
	锌（毫克/100克）	0.13
	铜（毫克/100克）	0.06
	锰（毫克/100克）	0.08
	硒（微克/100克）	0.15
	铁（毫克/100克）	0.4

主要营养功效

◎**降脂降压，利尿排钠**：西红柿所含的维生素C、芦丁、番茄红素及果酸可降低胆固醇，预防动脉粥样硬化及冠心病。另外，西红柿含有大量的钾及碱性矿物质，能促进血液中钠盐的排出，有降压、利尿、消肿作用，对高血压、肾脏病有良好的辅助治疗作用。

◎**帮助消化，润肠通便**：西红柿中含有丰富的苹果酸、柠檬酸等有机酸，能促使胃液分泌，增加胃酸浓度，调整胃肠功能，有助胃肠消化、润肠通便作用，可防治便秘。

◎**防癌抗癌，延缓衰老**：西红柿所含的番茄红素具有独特的抗氧化作用，可清除体内的自由基，预防心血管疾病的发生，有效地减缓癌变的进程。另外，西红柿所含的谷胱甘肽可清除体内有毒物质，恢复机体器官正常功能，延缓衰老。

选购或储存小妙招

◎选购时以果实饱满圆润、硬实有弹性、表皮无伤疤的西红柿为佳。

◎西红柿易被碰坏，应装进塑料袋中放入冰箱内保存。

相宜相克速查

黄金搭配

✔ 西红柿+菜花=增强抗病毒能力

禁忌搭配

✘ 西红柿+猪肝=破坏主要营养功效

✘ 西红柿+虾=不利于营养吸收

西红柿鸡蛋炒豇豆

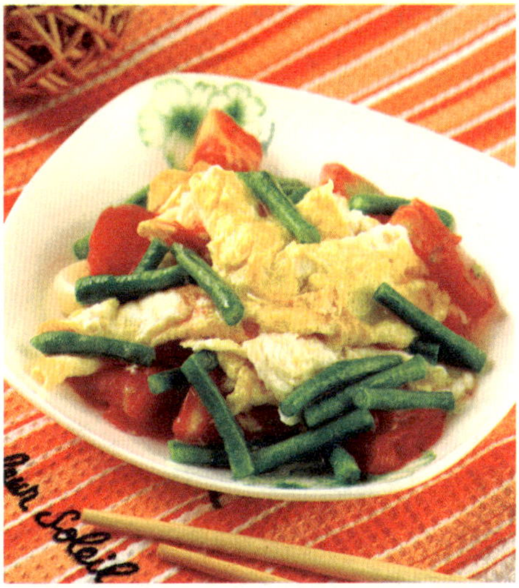

材料 豇豆250克，西红柿1个，鸡蛋3个，大蒜4瓣。

调料 料酒、酱油、盐各半小匙。

做法 ❶ 豇豆洗净后切成3厘米长的段；西红柿洗净切块；大蒜洗净拍散。

❷ 鸡蛋打散，调入料酒和一点清水，搅拌均匀。

❸ 锅烧热倒入油，待油八成热时，倒入鸡蛋液，用铲子快速画圈搅拌着炒，炒好后从锅中盛出，备用。

❹ 油锅烧热，将豇豆段倒入翻炒2分钟，再放入西红柿块炒1分钟，淋入少许清水，放入拍散的大蒜，盖上锅盖，用中火焖4分钟左右。

❺ 打开锅盖后，淋入酱油，调入盐，把炒好的鸡蛋倒入，改大火翻炒1分钟，待汤汁略干即可关火。

八宝西红柿

配方 西红柿1000克，猪肉末、鸡胸脯肉、海参（水浸）、干贝各25克，香菇（鲜）、豌豆各50克，鸡汤100克，味精1克，黄酒、生姜末、盐各2克，花椒1克，葱花少许。

做法及用法 将猪肉末添加鸡汤、黄酒、味精、盐、花椒，用水拌匀；把海参、香菇去杂洗净，海参、香菇、鸡胸脯肉、干贝切成丁，搀进猪肉末里，加少许葱花、生姜末、豌豆，拌匀；把西红柿逐一洗净，在蒂根处开一方口，取出内瓤，将八宝肉馅填入，再把西红柿蒂根盖严，摆在碗中，上笼蒸熟取出。即可佐餐食用。

功效 八宝西红柿可滋补强身，养血补气，对贫血、慢性气管炎、慢性胃炎、骨关节病均有非常不错的食疗效果。

西红柿芹菜瘦肉粥

配方 西红柿丁1匙，芹菜末、胡萝卜末、猪肉各半匙，粳米100克，盐、味精各适量。

做法及用法 将粳米淘洗干净，除去杂质，放入锅内，加适量清水，大火烧沸后，将西红柿丁、芹菜末、胡萝卜末、猪肉拌入煮沸的粳米粥内煲熟，加入盐、味精调味。即可佐餐食用。

功效 可有效改善肝炎症状。

冬瓜

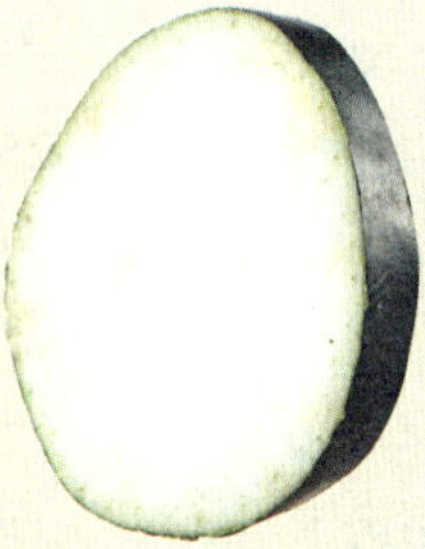

摄入量（每天）60克

别名 白瓜、白冬瓜、枕瓜

性味归经 性寒，味甘；归肺、大肠、小肠、膀胱经

宜忌人群 一般人均可食用

	名称（单位）	含量
	热量（千卡／100克）	12
	胆固醇（毫克／100克）	-
	膳食纤维（克／100克）	0.7
三大营养素	蛋白质（克／100克）	0.4
	脂肪（克／100克）	0.2
	碳水化合物（克／100克）	2.6
维生素	维生素A（微克／100克）	13
	维生素B_1（毫克／100克）	0.01
	维生素B_2（毫克／100克）	0.01
	维生素B_6（毫克／100克）	-
	维生素B_{12}（微克／100克）	-
	维生素C（毫克／100克）	18
	维生素D（微克／100克）	-
	维生素E（毫克／100克）	0.08
	烟酸（毫克／100克）	0.3
	叶酸（微克／100克）	-
	生物素（微克／100克）	-
矿物质	钾（毫克／100克）	78
	钠（毫克／100克）	1.8
	钙（毫克／100克）	19
	镁（毫克／100克）	8
	磷（毫克／100克）	12
	锌（毫克／100克）	0.07
	铜（毫克／100克）	0.07
	锰（毫克／100克）	0.03
	硒（微克／100克）	0.22
	铁（毫克／100克）	0.2

主要营养功效

◎**降低胆固醇，降血脂，降血压，降血糖**：冬瓜中的膳食纤维含量很高，能有效降低体内胆固醇，可降血脂，防止动脉粥样硬化。冬瓜中的粗纤维还能刺激肠道蠕动，使肠道里积存的物质尽快排泄出去。冬瓜含钠量低，可降血压、血糖，对高血压、冠心病、糖尿病有辅助治疗作用。

◎**利尿消肿**：冬瓜中富含鸟氨酸、γ-氨基丁酸、天冬氨酸、谷氨酸和精氨酸，它们是人体解除游离氨毒害的不可缺少的氨基酸，是冬瓜利尿消肿功效的物质基础。

◎**肥胖者的理想蔬菜**：冬瓜中的丙醇二酸能抑制糖类转化为脂肪，加之冬瓜本身热量不高，可预防人体虚胖。

选购或储存小妙招

◎在选购时，宜选择皮薄细嫩、外形完整、表皮有一层粉末的冬瓜。

◎贮藏冬瓜注意不要碰掉冬瓜表面上的白霜，因为它不但能防止外界微生物的侵害，还能减少瓜肉内水分的蒸发。另外，冬瓜着地的一面，最好用干草铺垫。

相宜相克速查

黄金搭配

- ✔ 冬瓜+海带=降血压，降血脂
- ✔ 冬瓜+蘑菇=清热祛火，除烦止渴，滋补美容
- ✔ 冬瓜+火腿=增强机体免疫力

禁忌搭配

- ✘ 冬瓜+鲫鱼=尿量增多
- ✘ 冬瓜+醋=降低营养价值

美味私房菜

冬瓜胡萝卜片

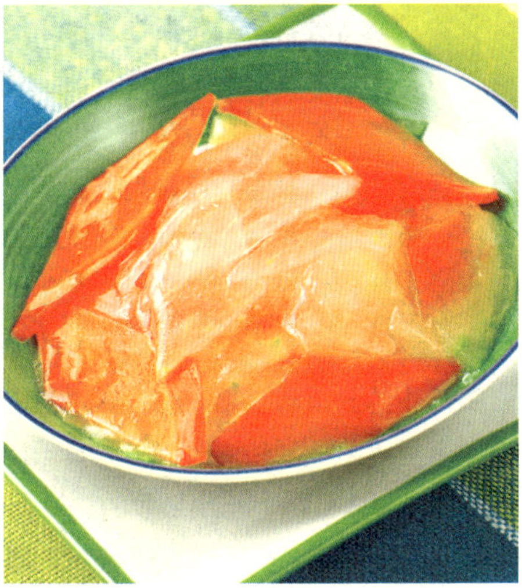

材料 嫩冬瓜150克，胡萝卜10克，蒜末适量。

调料 盐1小匙，白糖各适量。

做法 ❶ 嫩冬瓜洗净，去皮；胡萝卜洗净，去皮，二者均切薄片。

❷ 锅内烧水，待水开时，投入冬瓜薄片、胡萝卜薄片，烫至刚熟，捞起用凉水冲透，摆入碟内。

❸ 在碗内加入冷开水、蒜末、盐、白糖调匀，淋到冬瓜胡萝卜片上，出锅盛碗即可。

冬瓜蘑菇汤

材料 冬瓜500克，红小豆30克，蘑菇、葱少许。

调料 盐1小匙，味精半小匙。

做法 ❶ 冬瓜洗净切块；蘑菇切片；红小豆洗净浸透；葱切花。

❷ 取瓦煲一个，加入清水煮开，再放入冬瓜块、蘑菇片、红小豆用慢火煲1.5小时。

❸ 调入盐、味精，撒入葱花，出锅盛碗即可。

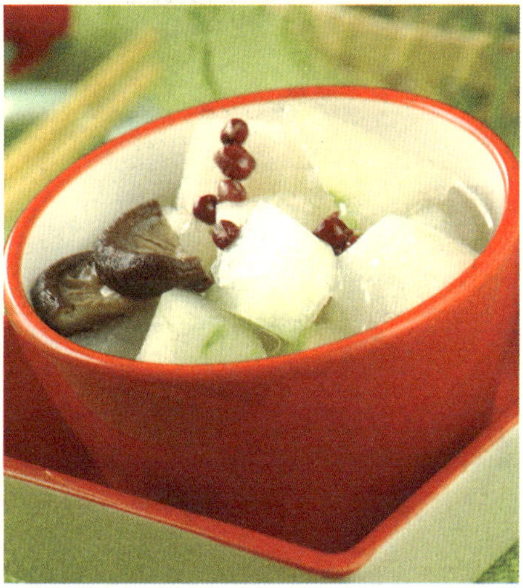

养生食疗方

冬瓜蛤蜊汤

配方 蛤蜊15个，连皮冬瓜150克，米酒1小匙。

做法及用法 将连皮冬瓜洗净，切块；蛤蜊泡水洗净；锅中倒入半锅水煮滚，放入冬瓜块熬煮至熟软，加入蛤蜊煮至蛤蜊壳开，再加入米酒调匀，出锅盛碗即可。佐餐食用。

功效 冬瓜具有清热解毒的功效，尤其是可以缓解便秘等不适症状，对于因便秘等原因导致的痔疮也有很好的缓解作用

黄瓜

摄入量（每天）100克

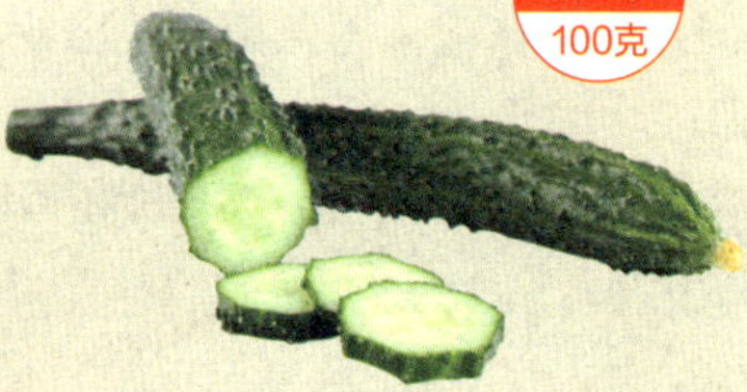

别名 胡瓜、刺瓜、王瓜

性味归经 性凉，味甘；归肺、胃、大肠经

宜忌人群 一般人群均可食用，是糖尿病患者首选的食品之一

名称（单位）		含量
	热量（千卡 / 100克）	16
	胆固醇（毫克 / 100克）	-
	膳食纤维（克 / 100克）	0.5
三大营养素	蛋白质（克 / 100克）	0.8
	脂肪（克 / 100克）	0.2
	碳水化合物（克 / 100克）	2.9
维生素	维生素A（微克 / 100克）	15
	维生素B_1（毫克 / 100克）	0.02
	维生素B_2（毫克 / 100克）	0.03
	维生素B_6（毫克 / 100克）	-
	维生素B_{12}（微克 / 100克）	-
	维生素C（毫克 / 100克）	9
	维生素D（微克 / 100克）	-
	维生素E（毫克 / 100克）	0.49
	烟酸（毫克 / 100克）	0.2
	叶酸（微克 / 100克）	-
	生物素（微克 / 100克）	-
矿物质	钾（毫克 / 100克）	102
	钠（毫克 / 100克）	4.9
	钙（毫克 / 100克）	24
	镁（毫克 / 100克）	15
	磷（毫克 / 100克）	24
	锌（毫克 / 100克）	0.18
	铜（毫克 / 100克）	0.05
	锰（毫克 / 100克）	0.06
	硒（微克 / 100克）	0.38
	铁（毫克 / 100克）	0.5

主要营养功效

◎**抗癌，降血糖**：黄瓜中含有的葫芦素C具有提高人体免疫功能、抗肿瘤的目的。此外，该物质还可缓解及改善慢性肝炎和迁延性肝炎，对原发性肝癌患者有延长生存期作用。黄瓜中所含的葡萄糖苷、果糖等不参与通常的糖代谢，故糖尿病患者可以黄瓜代淀粉类食物充饥。

◎**抗衰老，美容润肤**：黄瓜中含有丰富的维生素E，可起到延年益寿、抗衰老的作用；黄瓜中的黄瓜酶有很强的生物活性，能有效地促进机体的新陈代谢。用黄瓜捣汁涂擦皮肤，有润肤、舒展皱纹的功效。

◎**减肥**：黄瓜中所含的丙醇二酸可抑制糖类物质转变为脂肪。

选购或储存小妙招

◎选购黄瓜时，宜选嫩的、硬邦邦的，最好是带花者（花冠残存于脐部）。

◎将黄瓜放入保鲜袋中，再放入冰箱的冷藏室保存，温度不能太低。

相宜相克速查

黄金搭配

- ✓ 黄瓜+黄花菜=补虚养血，利湿，可改善不良情绪
- ✓ 黄瓜+大蒜=降低胆固醇，美容
- ✓ 黄瓜+鱿鱼=为机体提供全面均衡的营养

禁忌搭配

- ✗ 黄瓜+西红柿=破坏维生素C，降低营养价值
- ✗ 黄瓜+花生=导致腹内积寒、腹泻

美味私房菜

黄瓜炒猪肉片

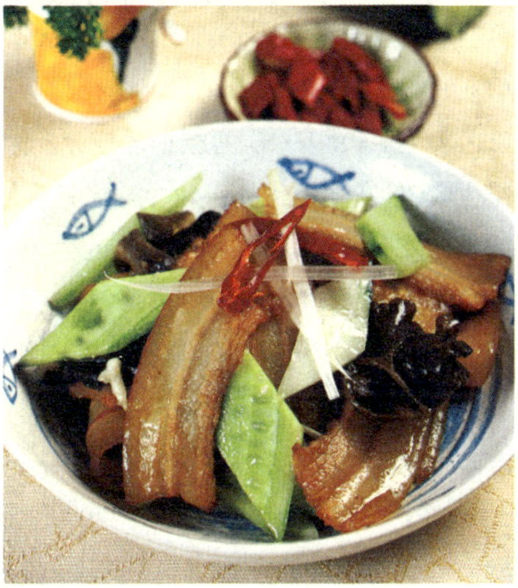

材料 黄瓜250克，猪五花肉150克，水发黑木耳15克，葱、姜、蒜各适量。

调料 干辣椒、鸡汤、辣椒酱、盐、酱油、水淀粉各适量。

做法 ❶猪五花肉洗净切片，加盐、酱油、水淀粉抓拌均匀；黄瓜切片；水发黑木耳择洗干净，撕小片；葱切丝；姜、蒜切片；干辣椒去蒂切丝；将鸡汤、盐、酱油、水淀粉混合勾芡。❷油锅烧热，然后下猪五花肉片滑散，加干辣椒丝、姜片、蒜片、葱丝、辣椒酱、水发黑木耳片及黄瓜片，拌炒片刻，倒入芡汁，汁熟即可装盘。

养生食疗方

黄瓜蒲公英粥

配方 黄瓜、大米各50克，新鲜蒲公英30克。

做法及用法 先将黄瓜洗净切片，新鲜蒲公英洗净切碎。大米淘洗后先放入锅中，加水煮粥，待粥熟烂时，加入黄瓜片、蒲公英碎，再煮片刻。即可食之。

功效 可清热解暑、利尿消肿。适用于热毒炽盛、咽喉肿痛、风热眼疾、小便短赤等病症。

黄瓜苦参茶

配方 黄瓜1根，苦参20克。

做法及用法 将以上两味加水煎汤，去渣取汁。代茶饮，每日2次。

功效 黄瓜苦参茶具有清热解毒、利湿祛风的功效。尤其适用于麦粒肿患者。

黄瓜藤鸡蛋汤

配方 黄瓜藤1条，鸡蛋1个。

做法及用法 将黄瓜藤加水200克煎煮至100克，去渣取汁，鸡蛋打入药汁中，煮熟。吃蛋饮汤。

功效 具有益胆、退黄的功效。适用于急性黄疸型肝炎的辅助治疗。

食物小百科

把黄瓜切成薄薄的小长片贴在脸上，能消除皮肤的发热感，平衡皮肤温度，同时排除毛孔内积存的废物、褐斑，对容易出汗及脸上常长小痘痘的人更适宜。

苦瓜

摄入量
(每餐)
80克

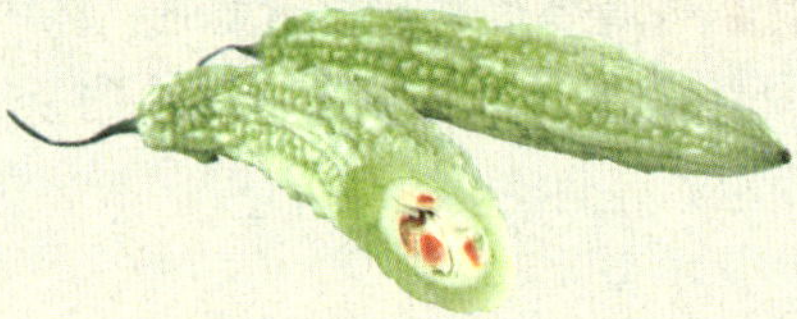

别名 癞瓜、锦荔枝

性味归经 性寒，味苦；归脾、胃、心、肝经

宜忌人群 一般人群都可食用

	名称（单位）	含量
	热量（千卡 / 100克）	22
	胆固醇（毫克 / 100克）	-
	膳食纤维（克 / 100克）	1.4
三大营养素	蛋白质（克 / 100克）	1
	脂肪（克 / 100克）	0.1
	碳水化合物（克 / 100克）	4.9
维生素	维生素A（微克 / 100克）	17
	维生素B_1（毫克 / 100克）	0.03
	维生素B_2（毫克 / 100克）	0.03
	维生素B_6（毫克 / 100克）	-
	维生素B_{12}（微克 / 100克）	-
	维生素C（毫克 / 100克）	56
	维生素D（微克 / 100克）	-
	维生素E（毫克 / 100克）	0.85
	烟酸（毫克 / 100克）	0.4
	叶酸（微克 / 100克）	-
	生物素（微克 / 100克）	-
矿物质	钾（毫克 / 100克）	256
	钠（毫克 / 100克）	2.5
	钙（毫克 / 100克）	14
	镁（毫克 / 100克）	18
	磷（毫克 / 100克）	35
	锌（毫克 / 100克）	0.36
	铜（毫克 / 100克）	0.06
	锰（毫克 / 100克）	0.16
	硒（微克 / 100克）	0.36
	铁（毫克 / 100克）	0.7

主要营养功效

◎**消炎退热，增进食欲**：苦瓜中的苦瓜苷和苦味素能增进食欲，健脾开胃；所含的生物碱类物质奎宁有利尿活血、消炎退热、清心明目的功效。

◎**阻止恶性肿瘤生长**：苦瓜蛋白质成分及大量维生素C能提高机体的免疫功能，使免疫细胞具有杀灭癌细胞的作用，对预防淋巴肉瘤和白血病非常有效；从苦瓜籽中提炼出的胰蛋白酶抑制剂，可以抑制癌细胞所分泌出来的蛋白酶，阻止恶性肿瘤生长。

◎**降低血糖**：苦瓜含有苦瓜苷和类似胰岛素的物质，具有良好的降血糖作用，是糖尿病患者的理想食品。

◎**预防坏血病，保护心脏**：苦瓜中的维生素C含量很高，具有预防坏血病、保护细胞膜、预防动脉粥样硬化、提高机体应激能力、保护心脏等作用。

选购或储存小妙招

◎苦瓜以表面颗粒大者为佳，颗粒越大、越饱满，表示瓜肉越厚；反之则越薄。

◎苦瓜不耐久存，在常温下的通风处一般可存放1～2天。

相宜相克速查

黄金搭配

- ✔ 苦瓜+胡萝卜=提供丰富的维生素
- ✔ 苦瓜+鹌鹑蛋=适合糖尿病患者调补
- ✔ 苦瓜+茄子=有利于营养物质的吸收、预防和改善心血管疾病
- ✔ 苦瓜+鸡蛋=去皱美容

美味私房菜

脆爽苦瓜肉丝

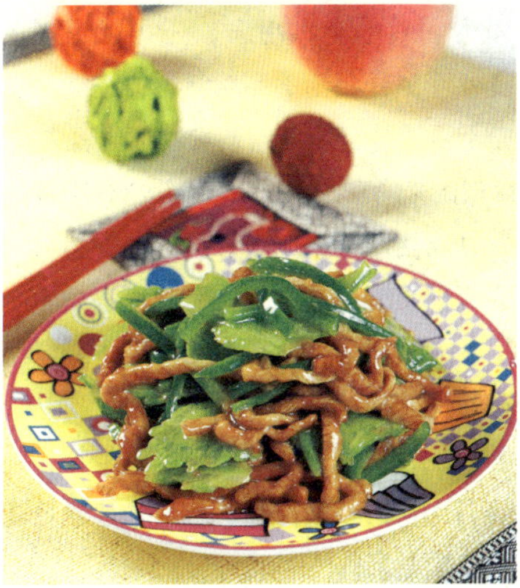

材料 苦瓜1根，猪瘦肉100克，青椒2个。

调料 盐、料酒、酱油、味精、淀粉各适量。

做法 ❶苦瓜洗净，去子，斜刀切片；青椒去蒂，洗净切丝备用。

❷猪瘦肉切丝，用淀粉稍抓拌一下。

❸油锅烧热，将猪肉丝下入锅中滑油，捞出沥干备用。

❹锅底留油，大火烧热，放入苦瓜片煸炒片刻，加少许水，然后放入青椒丝、猪瘦肉丝以及盐、酱油、料酒、味精，炒匀后盛出即可。

苦瓜炒胡萝卜

材料 苦瓜350克，胡萝卜150克，葱花适量。

调料 盐、味精各适量。

做法 ❶苦瓜洗净去子，切片后加盐抓拌，再放入冰水中浸泡一下；胡萝卜去皮洗净，切薄片备用。

❷锅内放油烧热，放入苦瓜片、胡萝卜片，用大火快炒至熟。

❸放入盐、味精、葱花炒匀即可。

养生食疗方

苦瓜绿茶

配方 苦瓜1根，绿茶适量。

做法及用法 将苦瓜上端切开，挖去瓜瓤，装入绿茶，把苦瓜挂在通风处阴干；用时取下洗净，连同茶叶切碎，混匀。每服10克，用沸水冲泡，闷30分钟，代茶频饮。

功效 消热解暑，除烦。

苦瓜子饮

配方 苦瓜种子20粒，甘草粉适量。

做法及用法 将苦瓜种子下锅放1碗半水煎至1碗左右，取半碗掺入适量甘草粉。下午17：00左右喝下。

功效 此饮有清除毒热、锤炼胃肠机能和协助预防、减少发生胃肠病、益气补肾、降血糖的功效。

食物小百科

近年来，苦瓜粉作为一种毫无副作用、纯天然的减肥食品，越来越受到时尚爱美人士的推崇。

南瓜

摄入量（每次）100克

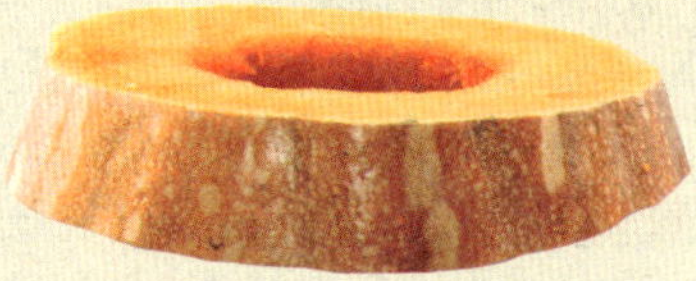

别名 倭瓜、番瓜、麦瓜、饭瓜

性味归经 性温，味甘；归脾、胃经

宜忌人群 一般人都可食用，肥胖者和中老年人尤其适合

	名称（单位）	含量
	热量（千卡/100克）	23
	胆固醇（毫克/100克）	-
	膳食纤维（克/100克）	0.8
三大营养素	蛋白质（克/100克）	0.7
	脂肪（克/100克）	0.1
	碳水化合物（克/100克）	5.3
维生素	维生素A（微克/100克）	148
	维生素B_1（毫克/100克）	0.03
	维生素B_2（毫克/100克）	0.04
	维生素B_6（毫克/100克）	0.15
	维生素B_{12}（微克/100克）	-
	维生素C（毫克/100克）	8
	维生素D（微克/100克）	-
	维生素E（毫克/100克）	0.36
	烟酸（毫克/100克）	0.4
	叶酸（微克/100克）	31.7
	生物素（微克/100克）	1.2
矿物质	钾（毫克/100克）	145
	钠（毫克/100克）	0.8
	钙（毫克/100克）	16
	镁（毫克/100克）	8
	磷（毫克/100克）	24
	锌（毫克/100克）	0.14
	铜（毫克/100克）	0.03
	锰（毫克/100克）	0.08
	硒（微克/100克）	0.46
	铁（毫克/100克）	0.4

主要营养功效

◎**解毒，保护胃黏膜：**南瓜内富含果胶，果胶有很好的吸附性，能黏结和消除体内细菌毒素和其他有害物质；还可以保护胃肠道黏膜免受粗糙食品刺激，促进溃疡愈合；促进胆汁分泌，帮助食物消化。

◎**降低血糖，缓解糖尿病：**南瓜含有丰富的钴，钴能活跃人体的新陈代谢，并参与人体内维生素B_{12}的合成，是人体胰岛细胞所必需的微量元素，对缓解糖尿病、降低血糖有特殊的疗效。

◎**促进生长发育：**南瓜中含有丰富的锌，锌能参与人体内核酸、蛋白质的合成，是肾上腺皮质激素的固有成分。

◎**消除致癌物质：**南瓜能消除致癌物质亚硝胺的突变作用，有防癌功效，并有益于肝、肾功能的恢复。

选购或储存小妙招

◎相同体积的南瓜，宜选择重量较重且呈现深绿色者。

◎南瓜宜置于阴凉通风处贮藏，这样可保存1个月以上。

相宜相克速查

黄金搭配

- ✔ 南瓜+绿豆=补中益气，清热生津
- ✔ 南瓜+猪肉=增加营养，降血糖
- ✔ 南瓜+山药=提神补气，强肾健脾

禁忌搭配

- ✘ 南瓜+辣椒=破坏维生素C
- ✘ 南瓜+羊肉=引发腹胀、便秘

美味私房菜

肉片南瓜汤

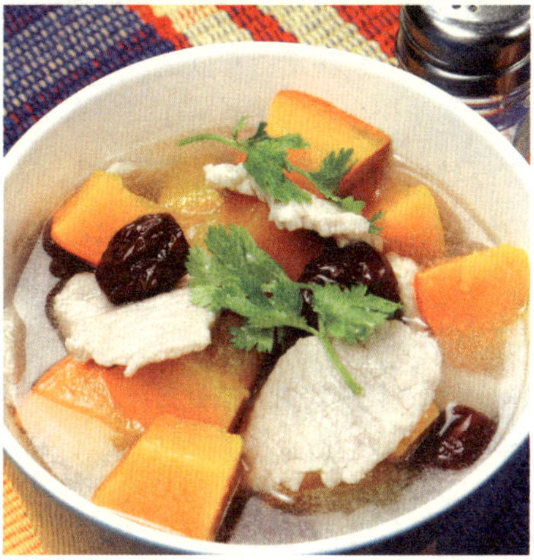

材料 猪肉片150克，南瓜200克，红枣6颗，香菜少许，姜1片。

调料 柴鱼精半小匙，盐、白胡椒粉、料酒各适量。

做法 ❶南瓜去子后切大块；香菜切段。❷用油炒香姜片与南瓜块后，加入料酒、水与红枣，烧开煮10分钟并撇出油沫。❸加入柴鱼精、盐、白胡椒粉煮2分钟，再放猪肉片，最后撒入香菜即可。

豆腐炖南瓜

材料 南瓜300克，豆腐320克，青豆40克，红枣12颗。

调料 酱油1大匙，盐1小匙，香油2小匙，高汤适量。

做法 ❶ 南瓜洗净切大块（子及皮不去除）；豆腐洗净，切大块。❷锅中加入高汤、酱油、红枣、豆腐块、青豆及南瓜块。❸ 先以大火煮至水沸后，改以小火焖煮至南瓜熟透。起锅前加盐、香油调味即成。

功效 此道菜可溶解体内多余脂肪，降低血脂，预防脂肪肝。

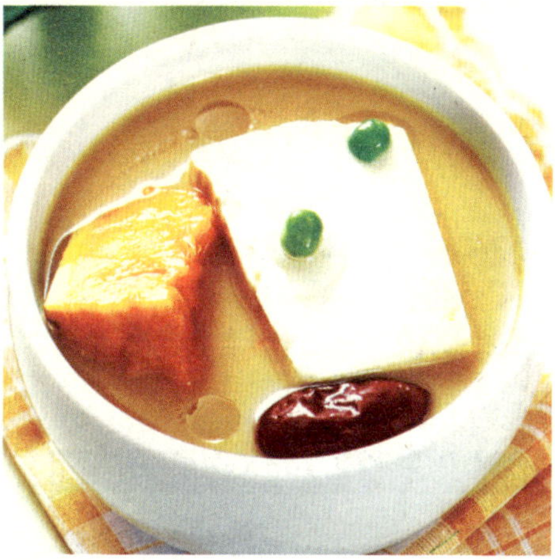

养生食疗方

南瓜子茶

配方 南瓜子60克。

做法及用法 将南瓜子捣碎，加水煎汤。代茶饮。

功效 清热解毒，适用于痱子等病症。

银耳冰南瓜

配方 南瓜300克，银耳50克，冰糖、蜂蜜各适量。

做法及用法 将南瓜对切，用挖球器做成南瓜球，放入冰糖、蜂蜜、银耳，上笼蒸透。置冰柜冷藏20分钟即可食用。

功效 改善肌肤干燥症状。

丝瓜

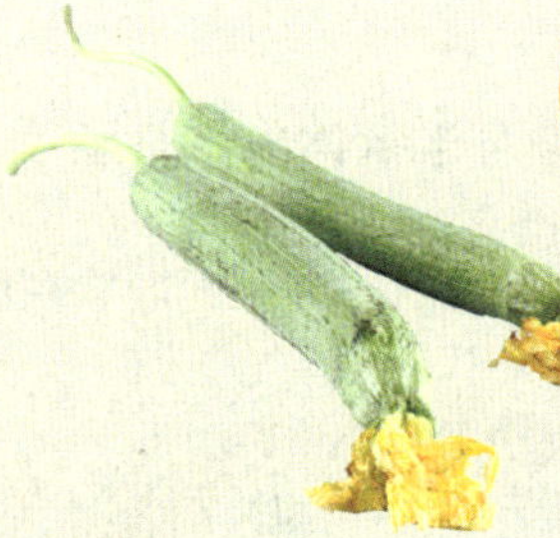

摄入量（每餐）60克

别名 天罗、绵瓜、布瓜、天络瓜

性味归经 性凉，味甘；归肺、肝经

宜忌人群 一般人都可食用，月经不调、身体疲乏者适宜多吃

	名称（单位）	含量
	热量（千卡 / 100克）	21
	胆固醇（毫克 / 100克）	-
	膳食纤维（克 / 100克）	0.6
三大营养素	蛋白质（克 / 100克）	1
	脂肪（克 / 100克）	0.2
	碳水化合物（克 / 100克）	4.2
维生素	维生素A（微克 / 100克）	15
	维生素B_1（毫克 / 100克）	0.02
	维生素B_2（毫克 / 100克）	0.04
	维生素B_6（毫克 / 100克）	0.11
	维生素B_{12}（微克 / 100克）	-
	维生素C（毫克 / 100克）	5
	维生素D（微克 / 100克）	-
	维生素E（毫克 / 100克）	0.22
	烟酸（毫克 / 100克）	0.4
	叶酸（微克 / 100克）	8.3
	生物素（微克 / 100克）	1.4
矿物质	钾（毫克 / 100克）	115
	钠（毫克 / 100克）	2.6
	钙（毫克 / 100克）	14
	镁（毫克 / 100克）	11
	磷（毫克 / 100克）	29
	锌（毫克 / 100克）	0.21
	铜（毫克 / 100克）	0.06
	锰（毫克 / 100克）	0.06
	硒（微克 / 100克）	0.86
	铁（毫克 / 100克）	0.4

主要营养功效

◎**健脑**：丝瓜中B族维生素等含量高，有利于小儿大脑发育及中老年人大脑健康。

◎**美容，调理月经**：丝瓜中含有防止皮肤老化的B族维生素和增白皮肤的维生素C等成分，能保护皮肤，消除斑块。另外，女性多吃丝瓜还对调理月经不调有帮助。

◎**预防脑炎，抗过敏**：丝瓜提取物对乙型脑炎病毒有明显的预防作用，丝瓜中的泻根醇酸有很强的抗过敏作用。

◎**清热化痰**：夏季食用可祛暑生津，平时常食可预防和缓解痰喘咳嗽、痈疱疖肿等症。

选购或储存小妙招

◎选购丝瓜最重要的是挑硬的，因为新鲜的丝瓜总是硬的。

◎丝瓜分线丝瓜和胖丝瓜。线丝瓜细而长，购买时应挑选瓜形挺直、大小适中、表面无皱、水嫩饱满、皮色翠绿者；胖丝瓜相对较短，两端大致粗细一致，购买时应挑选皮色新鲜、大小适中、表面有细皱，并附有一层白色绒状物、无外伤者。

相宜相克速查

黄金搭配

- ✔ 丝瓜+毛豆=降低胆固醇，增强机体免疫力
- ✔ 丝瓜+菊花=清热养颜，洁肤除雀斑
- ✔ 丝瓜+鸡肉=清热利肠，滋养肠胃

禁忌搭配

- ✘ 丝瓜+菠菜=腹泻
- ✘ 丝瓜+芦荟=伤害肠胃

美味私房菜

白果丝瓜

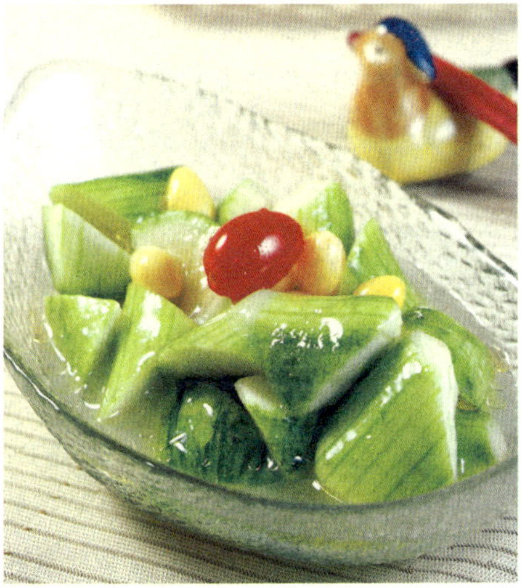

材料 丝瓜350克，白果30粒，小西红柿1个。

调料 盐、白糖、味精各适量。

做法 ❶ 白果用清水浸泡2小时，取出沥水备用；丝瓜去皮，洗净，切滚刀块，备用。

❷ 锅内放油加热，加入丝瓜块翻炒至熟。

❸ 锅内加入白果、白糖、盐、少许清水，加盖煮3分钟。

❹ 放入味精，翻炒均匀后再放上小西红柿点缀即可。

养生食疗方

丝瓜叶蜂蜜茶

配方 干丝瓜叶30～60克，蜂蜜30克。

做法及用法 将干丝瓜叶研成粉，用开水将其冲泡片刻，最后加入蜂蜜即可。每日2次，代茶饮。

功效 丝瓜叶清热解毒，适宜于夏季烦热口渴。

清络饮

配方 丝瓜皮、鲜荷叶边各20克，鲜竹叶心10克，鲜扁豆花20朵，西瓜皮50克，鲜金银花5克，白糖适量。

做法及用法 将鲜荷叶边、鲜金银花洗净；西瓜皮洗净，切成薄片；鲜扁豆花洗净；丝瓜皮洗净；将全部药物和白糖放入锅内，加清水适量，用大火烧沸后，转用小火煮沸15分钟，滤渣留汁即成。代茶饮用。

功效 本方是中医治疗暑热伤气津的经典名方。竹叶具有清热除烦、生津利尿之功效；扁豆花具有健脾和胃、清暑化湿之功效；西瓜皮、金银花、荷叶均有清热解暑之功效。六味加入白糖制作饮料，可发挥其清热解暑及扶助正气之功效。暑热季节服用此饮对暑热口渴、头部胀痛等症有较好的疗效。

丝瓜络蜂蜜豆腐汤

配方 干丝瓜络30克，豆腐100克，蜂蜜适量。

做法及用法 豆腐切片；干丝瓜络研碎，放入沸水中浸泡2小时去渣留汁，与豆腐片一起煮汤，最后加入蜂蜜调匀饮用。每日1剂。

功效 适用于膀胱炎。

洋 葱

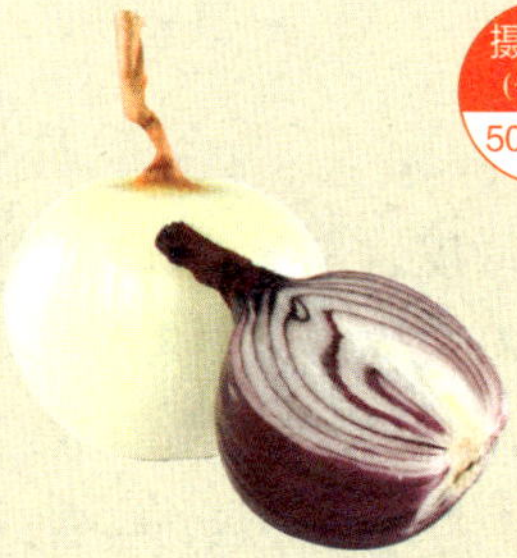

摄入量（每餐）50~80克

别名 葱头、玉葱、圆葱

性味归经 性温，味辛；归心、脾、胃经

宜忌人群 一般人均可食用

名称（单位）		含量
	热量（千卡 / 100克）	40
	胆固醇（毫克 / 100克）	-
	膳食纤维（克 / 100克）	0.9
三大营养素	蛋白质（克 / 100克）	1.1
	脂肪（克 / 100克）	0.2
	碳水化合物（克 / 100克）	9
维生素	维生素A（微克 / 100克）	3
	维生素B_1（毫克 / 100克）	0.03
	维生素B_2（毫克 / 100克）	0.03
	维生素B_6（毫克 / 100克）	-
	维生素B_{12}（微克 / 100克）	-
	维生素C（毫克 / 100克）	8
	维生素D（微克 / 100克）	-
	维生素E（毫克 / 100克）	0.14
	烟酸（毫克 / 100克）	0.3
	叶酸（微克 / 100克）	15.6
	生物素（微克 / 100克）	-
矿物质	钾（毫克 / 100克）	147
	钠（毫克 / 100克）	4.4
	钙（毫克 / 100克）	24
	镁（毫克 / 100克）	15
	磷（毫克 / 100克）	39
	锌（毫克 / 100克）	0.23
	铜（毫克 / 100克）	0.05
	锰（毫克 / 100克）	0.14
	硒（微克 / 100克）	0.92
	铁（毫克 / 100克）	0.6

主要营养功效

◎**降血压，降血糖**：洋葱是目前所知唯一含前列腺素A的食物。前列腺素A能扩张血管、降低血液黏度，起到降血压、减少外周血管和增加冠状动脉的血流量，预防血栓形成的作用。另外，洋葱含有的特殊物质还能促进钠盐的排泄，从而使血压下降，经常食用对高血压、高血脂和心脑血管患者都有保健作用。

◎**抗癌，抗衰老**：洋葱中含有一种名叫“栎皮黄素”的物质，这是目前所知最有效的天然抗癌物质之一，它能阻止人体内的生物化学机制出现变异，控制癌细胞的生长，从而具有防癌抗癌作用；洋葱所含的微量元素硒是一种很强的抗氧化剂，能消除体内的自由基，增强细胞的活力，具有防癌、抗衰老的功效。

选购或储存小妙招

◎供储存用的洋葱以选择黄皮、扁圆形、水分含量低、辛辣味浓、鳞茎颈部细的为宜。

◎洋葱宜放在室内通风处的网状袋中保存，通常最长存放期为1个月。

相宜相克速查

黄金搭配

✅ 洋葱+鹅肉=降低心脏病的发病率

✅ 洋葱+鲫鱼=降低胆固醇、抗衰老

✅ 洋葱+黄酮类天然抗氧化剂=保护心脏，降低血糖

禁忌搭配

❌ 洋葱+蜂蜜=刺激胃肠、腹胀、腹泻

美味私房菜

洋葱炒腊肉

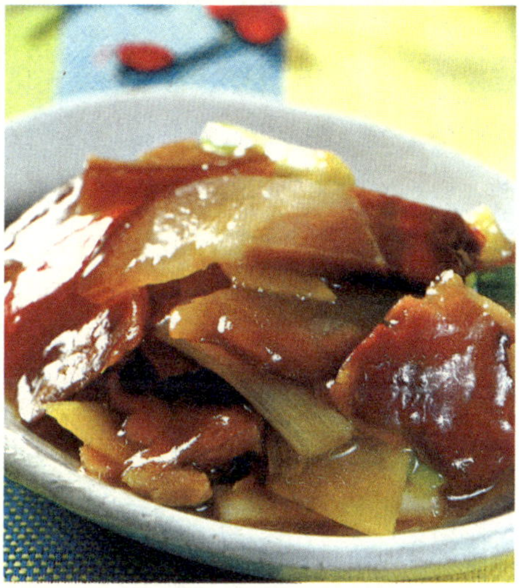

材料 腊肉 300 克，洋葱 150 克，红椒 15 克，姜片、葱段各少许。

调料 高汤、味精、盐、酱油、水淀粉、香油各适量。

做法 ❶ 腊肉切厚片；洋葱去皮切块；红椒切片。

❷ 锅内倒油烧热，煸香姜片、洋葱块，再放入腊肉片同煸。

❸ 向锅中加入高汤、盐、味精、酱油，加红椒片、葱段，用小火烧熟入味，用水淀粉勾芡，淋入香油即可。

洋葱炒南瓜

材料 洋葱 350 克，南瓜 200 克，蒜末、香菜各适量。

调料 盐、醋各 1 小匙，白糖半小匙，胡椒粉少许。

做法 ❶ 南瓜去皮，洗净，切块；洋葱去皮，洗净，切细圈。

❷ 炒锅加油烧热后，炒香蒜末，放入南瓜块和洋葱圈翻炒，接着放入所有调料和适量水炒熟，撒上香菜即成。

功效 烹调洋葱时最好与其他独特风味的食材区分开来。蒜一经加热，就会降低它的效果。

养生食疗方

炒洋葱

配方 洋葱 1 个。

做法及用法 将洋葱剥皮切片，倒入平底锅中，用小火或中火微炒 15 分钟，直至洋葱变为褐色即可。佐餐食用。

功效 此方能够抑制血糖上升。

洋葱炒鸡蛋

配方 洋葱 100 克，鸡蛋 5 个，盐、味精各少许。

做法及用法 洋葱去老皮，切成小块；鸡蛋加盐、味精打匀；油锅烧热，下蛋液炒熟起锅；复上火，下洋葱煸炒，加适量水、盐，炒至洋葱断生，放入鸡蛋再炒片刻即可。佐餐食用。

功效 此方可润肺化痰，利尿解毒。

食物小百科

切洋葱时，用纸巾塞住鼻子，然后再切，就不会流眼泪了；或者在砧板上放一勺盐，这样也不会辣眼。

韭菜

摄入量（每餐）50克

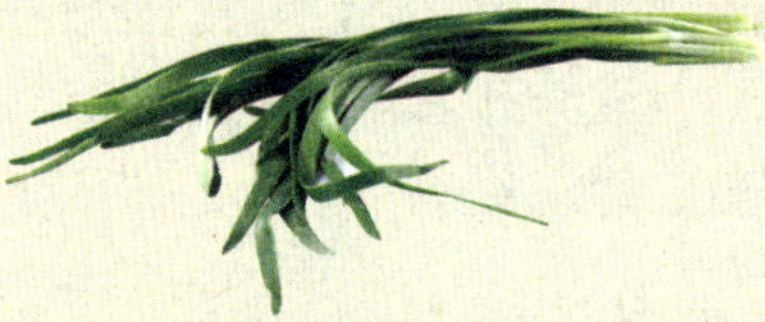

别名 起阳草

性味归经 性温，味辛；归肝、胃、肾经

宜忌人群 一般人都能食用

	名称（单位）	含量
	热量（千卡／100克）	29
	胆固醇（毫克／100克）	-
	膳食纤维（克／100克）	1.4
三大营养素	蛋白质（克／100克）	2.4
	脂肪（克／100克）	0.4
	碳水化合物（克／100克）	4.6
维生素	维生素A（微克／100克）	235
	维生素B_1（毫克／100克）	0.02
	维生素B_2（毫克／100克）	0.09
	维生素B_6（毫克／100克）	0.2
	维生素B_{12}（微克／100克）	-
	维生素C（毫克／100克）	24
	维生素D（微克／100克）	-
	维生素E（毫克／100克）	0.96
	烟酸（毫克／100克）	0.8
	叶酸（微克／100克）	61.2
	生物素（微克／100克）	2.3
矿物质	钾（毫克／100克）	247
	钠（毫克／100克）	8.1
	钙（毫克／100克）	42
	镁（毫克／100克）	25
	磷（毫克／100克）	38
	锌（毫克／100克）	0.43
	铜（毫克／100克）	0.08
	锰（毫克／100克）	0.43
	硒（微克／100克）	1.38
	铁（毫克／100克）	1.6

主要营养功效

◎**补肾壮阳**：韭菜性温，味辛，具有补肾壮阳作用，故可用于缓解和改善阳痿、遗精、早泄等病症。

◎**促进食欲**：韭菜含有挥发性精油及硫化物等特殊成分，能散发出一种独特的辛香气味，有助于疏调肝气，增进食欲。

◎**预防肠癌**：韭菜含有大量维生素和膳食纤维，能增进胃肠蠕动，缓解和改善便秘，预防肠癌。

◎**行气理血**：韭菜的辛辣气味有散淤活血、行气导滞作用，适用于跌打损伤、反胃、肠炎、吐血、胸痛等症。

◎**延缓衰老**：韭菜中的硫化物具有软化血管、疏通微循环、增强免疫力等功效，可抗衰老。

选购或储存小妙招

◎不管是韭菜、韭黄还是韭菜花，都要挑鲜翠亮丽、无烂叶、不软垂者。

◎韭菜在室温下容易变黄、腐烂，所以应用纸巾包好放入塑料袋里，再置于冰箱低温保鲜。一般可保存3天。

相宜相克速查

黄金搭配

- ✔ 韭菜+鸡蛋=补肾，止痛
- ✔ 韭菜+鲫鱼=预防和改善高血压
- ✔ 韭菜+豆干=提高蛋白质利用率
- ✔ 韭菜+蘑菇=提高人体免疫力

禁忌搭配

- ✘ 韭菜+蜂蜜=腹泻

美味私房菜

韭菜姜丝炒墨鱼

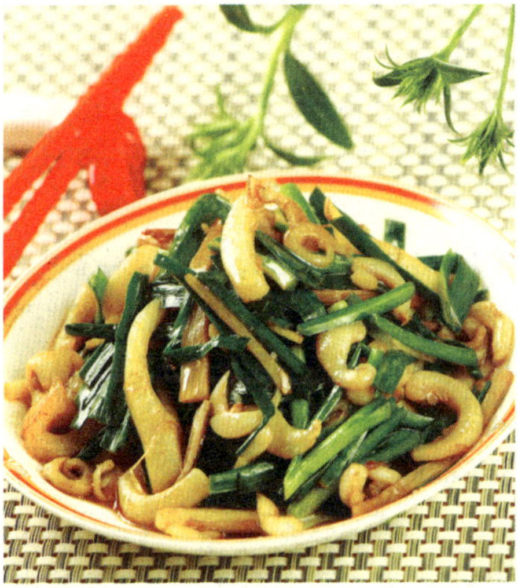

材料 韭菜 100 克，干墨鱼 150 克，生姜 30 克。

调料 盐适量，香油少许。

做法 ❶ 将干墨鱼用温水泡发后去骨、皮，切丝；生姜去皮切丝；韭菜择洗干净，切段。

❷ 油锅烧热，投入生姜丝、墨鱼丝炒香至八分熟。

❸ 投入韭菜段，调入盐炒至入味，淋入香油即可。

核桃仁炒韭段

材料 韭菜 350 克，核桃仁 150 克。

调料 盐适量。

做法 ❶ 韭菜洗净，切段，备用。

❷ 锅置火上，倒入适量的油烧热，下核桃仁炸黄，取出，备用。

❸ 另起油锅，放入韭菜段翻炒，待韭菜呈深绿色时，放入核桃仁，炒熟后用盐调味即可。

养生食疗方

韭菜根鸡蛋方

配方 韭菜根 120 克，白糖 30 克，鸡蛋 1 个。

做法及用法 将以上三味加适量水同煮至蛋熟，去渣去壳食用。日服 1 次。

功效 可以凉血止血。适用于鼻出血。

韭菜根茶

配方 韭菜根 25 克。

做法及用法 将韭菜根洗净后放入干净纱布中绞取汁液，煮开。代茶饮，每日 1 次，连服 10 天。

功效 具有健胃提神、温中行气、壮阳的功效。适用于小儿遗尿。

韭菜鸡蛋合

配方 嫩韭菜 200 克，面粉 300 克，香油 50 克，盐、葱花、味精各适量，鸡蛋 2 个。

做法及用法 韭菜择洗干净，切成 3 毫米长的小段，拌入香油、盐、葱花、味精，将鸡蛋打匀后煎成嫩块，拌入韭菜段内。面粉用水和好后，擀成薄皮，包入馅，再煎黄即成。经常食用。

功效 具有防癌抗癌的功效。适用于胃癌、肠癌等消化道癌症的辅助治疗。

大白菜

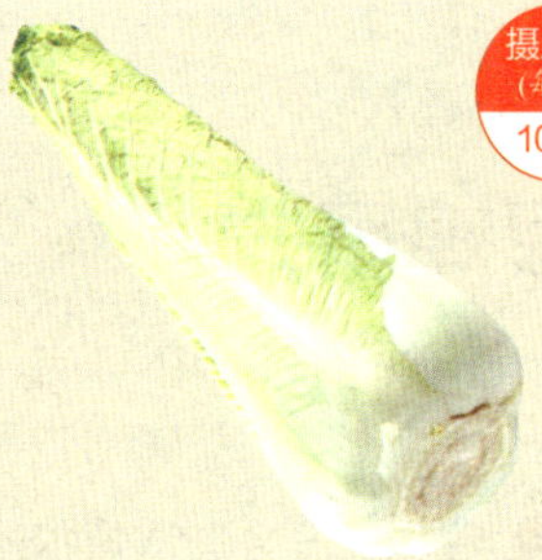

摄入量（每餐）100克

别名 白菜、结球白菜

性味归经 性平、微寒，味甘；归肠、胃经

宜忌人群 一般人均可食用

	名称（单位）	含量
	热量（千卡/100克）	18
	胆固醇（毫克/100克）	-
	膳食纤维（克/100克）	0.8
三大营养素	蛋白质（克/100克）	1.5
	脂肪（克/100克）	0.1
	碳水化合物（克/100克）	3.2
维生素	维生素A（微克/100克）	20
	维生素B_1（毫克/100克）	0.04
	维生素B_2（毫克/100克）	0.05
	维生素B_6（毫克/100克）	0.08
	维生素B_{12}（微克/100克）	-
	维生素C（毫克/100克）	31
	维生素D（微克/100克）	-
	维生素E（毫克/100克）	0.76
	烟酸（毫克/100克）	0.6
	叶酸（微克/100克）	8
	生物素（微克/100克）	-
矿物质	钾（毫克/100克）	-
	钠（毫克/100克）	57.5
	钙（毫克/100克）	50
	镁（毫克/100克）	11
	磷（毫克/100克）	31
	锌（毫克/100克）	0.38
	铜（毫克/100克）	0.05
	锰（毫克/100克）	0.15
	硒（微克/100克）	0.49
	铁（毫克/100克）	0.7

主要营养功效

◎**护肤养颜**：大白菜中富含维生素C、维生素E，多吃大白菜可以起到很好的护肤和养颜功效。

◎**预防肠癌**：大白菜含有丰富的粗纤维，不但能起到润肠、促进排毒的作用，还能刺激肠胃蠕动，促进大便排泄，帮助消化，对预防肠癌有良好作用。

◎**降低女性乳腺癌发生率**：大白菜中有一些微量元素，它们能帮助分解同乳腺癌相联系的雌激素。因此，常吃大白菜能降低女性乳腺癌发生率。

◎**预防和缓解坏血病**：大白菜含丰富的维生素，其维生素C、核黄素的含量比苹果、梨分别高5倍、4倍。维生素C可增加机体对感染的抵抗力，用于坏血病、牙龈出血、各种急慢性传染病的预防和缓解。

选购或储存小妙招

◎选购时要注意从质感和色泽两方面判断：一是要结实、紧密，具有重量感；二是尽量挑选叶片完整洁白、叶梗没有黑色斑点的大白菜。

◎大白菜宜在阴凉通风的环境中储存。

相宜相克速查

黄金搭配

✔ 大白菜+猪肉=改善营养不良、贫血、大便干燥等症

✔ 大白菜+虾=提高机体免疫力

✔ 大白菜+黄豆=降低乳腺癌发生的概率

禁忌搭配

✘ 大白菜+兔肉=影响营养吸收

美味私房菜

醋熘大白菜

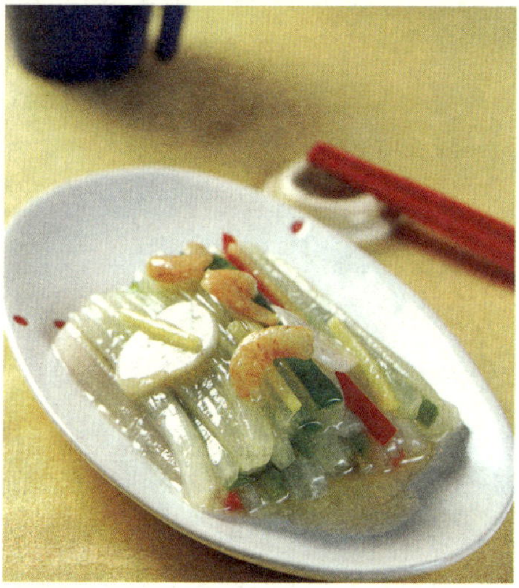

材料 大白菜帮 300 克，青椒 150 克，虾仁、蒜片、姜丝、红椒条各适量。

调料 鲜汤、水淀粉、花椒粒、香油、醋、白糖、味精、盐各适量。

做法 ❶ 将大白菜帮清洗干净，切成长条；青椒洗净取肉，切成比白菜条小一点的长条。

❷ 在锅内加入适量的油，烧至七成热时，放入花椒粒，炸成紫红色时（注意不要炸糊），捞出花椒粒，然后放入大白菜条翻炒。

❸ 再放入姜丝、蒜片、虾仁翻炒几下，速加醋、白糖、味精、盐、鲜汤，加盖焖 1 分钟后去盖。

❹ 待大白菜条断生后加青椒条和红椒条，翻炒几下，调好口味，用水淀粉勾芡，淋少许香油即可出锅装入盘中。

养生食疗方

大白菜汤

配方 大白菜 1000 克，豆腐皮 50 克，红枣 10 颗。

做法及用法 将以上三味加适量水，炖汤食用即可。

功效 可缓解和改善肺燥咳嗽、大便干结等症。

大白菜露

配方 新鲜大白菜适量。

做法及用法 将大白菜捣烂绞汁 200 毫升。饭前加热，温服，每日 2 次。

功效 可缓解和改善胃溃疡。

大白菜绿豆饮

配方 大白菜根 1 个，绿豆芽 30 克。

做法及用法 将大白菜根与绿豆芽同煮。温饮，每日 2 ~ 3 次，每次 100 ~ 200 毫升。

功效 可缓解和改善外感温热之邪引起的发热、头痛、鼻塞、口干等症。

大白菜根红糖饮

配方 大白菜根 300 克，生姜 3 片，红糖 60 克。

做法及用法 将大白菜根洗净，与生姜、红糖同煮。热饮。

功效 有助于缓解和改善外感风寒之邪引起的恶寒、发热、头痛、无汗、恶心等症。

小白菜

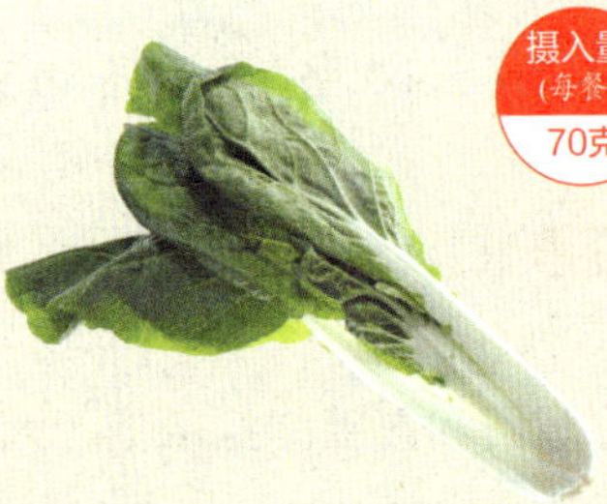

摄入量
（每餐）
70克

别名 油白菜

性味归经 性平，味甘；归肺、胃、大肠经

宜忌人群 一般人均适合食用

	名称（单位）	含量
	热量（千卡/100克）	17
	胆固醇（毫克/100克）	-
	膳食纤维（克/100克）	1.1
三大营养素	蛋白质（克/100克）	1.5
	脂肪（克/100克）	0.3
	碳水化合物（克/100克）	2.7
维生素	维生素A（微克/100克）	280
	维生素B_1（毫克/100克）	0.02
	维生素B_2（毫克/100克）	0.09
	维生素B_6（毫克/100克）	-
	维生素B_{12}（微克/100克）	-
	维生素C（毫克/100克）	28
	维生素D（微克/100克）	-
	维生素E（毫克/100克）	0.7
	烟酸（毫克/100克）	0.7
	叶酸（微克/100克）	-
	生物素（微克/100克）	-
矿物质	钾（毫克/100克）	178
	钠（毫克/100克）	73.5
	钙（毫克/100克）	90
	镁（毫克/100克）	18
	磷（毫克/100克）	36
	锌（毫克/100克）	0.51
	铜（毫克/100克）	0.08
	锰（毫克/100克）	0.27
	硒（微克/100克）	1.17
	铁（毫克/100克）	1.9

主要营养功效

◎**增强机体免疫力**：小白菜所含各种维生素和矿物质，有助于增强机体免疫力。

◎**保持血管弹性**：小白菜中含大量膳食纤维，可防止血浆胆固醇形成，促使胆固醇代谢物胆酸排出体外，以减少动脉粥样硬化的形成，从而起到保持血管弹性的功效。

◎**润泽皮肤，延缓衰老**：小白菜中含有大量的胡萝卜素以及丰富的维生素C，可促进皮肤细胞代谢，防止皮肤粗糙及色素沉着，使皮肤亮洁，延缓衰老。

◎**防癌抗癌**：小白菜中所含的维生素C，在体内能形成一种透明质酸抑制物，这种物质具有抗癌作用，可使癌细胞丧失活力。此外，小白菜中含有的膳食纤维可促进大肠蠕动，增加大肠内毒素的排出，达到防癌抗癌的目的。

选购或储存小妙招

◎新鲜的小白菜呈绿色、鲜艳而有光泽、无黄叶、无腐烂、无虫蛀的状态。在选购时，如发现小白菜的颜色暗淡，无光泽，夹有枯黄叶、腐烂叶，并有虫斑，则不宜购买。

◎小白菜质地娇嫩，容易腐烂变质，一般是随买随吃。如保存在冰箱内，至多能保鲜1～2天。

相宜相克速查

黄金搭配

✅ 小白菜+猪肉=促进儿童成长

美味私房菜

小白菜大米粥

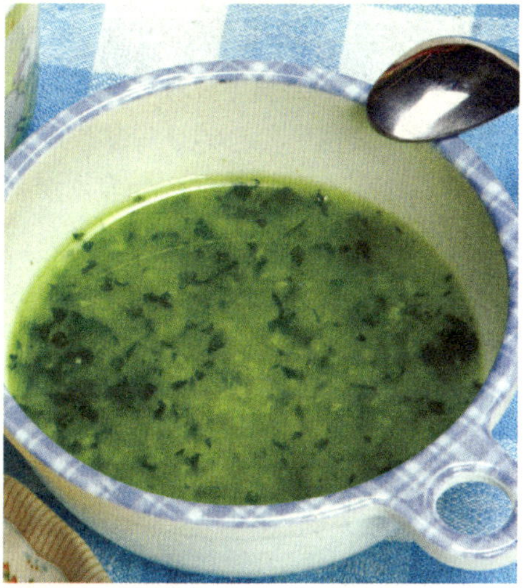

材料 大米 1 碗，小白菜叶适量。

做法 ❶ 将小白菜叶洗净，放入开水锅内煮软，切碎，备用。

❷ 将大米洗净，用清水浸泡 1 ~ 2 小时，放入锅内，煮 30 ~ 40 分钟，在停火之前加入切碎的小白菜，煮 10 分钟即成。

鸡汁豆腐烧小白菜

材料 小白菜、日本豆腐各 200 克，西红柿丁 50 克。

调料 盐 1 小匙，鸡精半小匙，高汤小半碗，浓缩鸡汁 1 大匙。

做法 ❶ 小白菜洗净沥干，切碎粒；日本豆腐切块，略微汆烫后，捞出沥干。

❷ 油锅烧热，放入小白菜粒炒熟，加盐调味后，盛入盘中心，再把日本豆腐移入盘内小白菜周围。

❸ 锅置火上，放入高汤、浓缩鸡汁烧开，加盐、鸡精调味，浇在盘内小白菜周边，再撒上西红柿丁即可。

养生食疗方

综合蔬菜米糊

配方 胡萝卜、小白菜、油菜、婴儿米粉各适量。

做法及用法 将胡萝卜、小白菜、油菜分别洗净，切碎，再将蔬菜碎放入沸水中，煮约 2 分钟关火；待水稍凉后，将蔬菜碎滤出，留下菜汤，将蔬菜汤加入婴儿米粉中拌匀。佐餐食用。

功效 适宜脾胃虚弱引起的小儿厌食。

小白菜薏仁粥

配方 小白菜 500 克，薏仁 100 克。

做法及用法 先将薏仁煮成稀粥，再加入切好的小白菜，煮 2 ~ 3 沸，待小白菜煮熟即成，切记不可久煮。食用时不加盐或少加盐，每日 2 次。

功效 此粥对脾虚湿热等症有显著的辅助疗效。

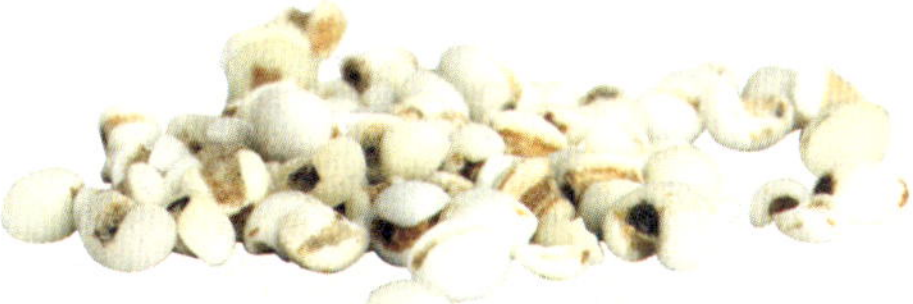

薏仁

油菜

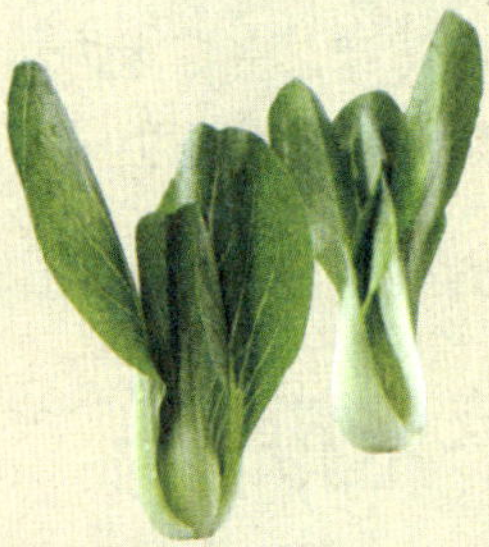

摄入量（每餐）150克

别名 芸苔、寒菜、胡菜、苦菜、苔芥

性味归经 性凉，味甘；归肝、脾、肺经

宜忌人群 一般人都可以食用

	名称（单位）	含量
	热量（千卡 / 100克）	25
	胆固醇（毫克 / 100克）	-
	膳食纤维（克 / 100克）	1.1
三大营养素	蛋白质（克 / 100克）	1.8
	脂肪（克 / 100克）	0.5
	碳水化合物（克 / 100克）	3.8
维生素	维生素A（微克 / 100克）	103
	维生素B_1（毫克 / 100克）	0.04
	维生素B_2（毫克 / 100克）	0.11
	维生素B_6（毫克 / 100克）	0.08
	维生素B_{12}（微克 / 100克）	-
	维生素C（毫克 / 100克）	36
	维生素D（微克 / 100克）	-
	维生素E（毫克 / 100克）	0.88
	烟酸（毫克 / 100克）	0.7
	叶酸（微克 / 100克）	103.9
	生物素（微克 / 100克）	-
矿物质	钾（毫克 / 100克）	210
	钠（毫克 / 100克）	55.8
	钙（毫克 / 100克）	108
	镁（毫克 / 100克）	22
	磷（毫克 / 100克）	39
	锌（毫克 / 100克）	0.33
	铜（毫克 / 100克）	0.06
	锰（毫克 / 100克）	0.23
	硒（微克 / 100克）	0.79
	铁（毫克 / 100克）	1.2

主要营养功效

◎**降低血脂**：油菜为低脂肪蔬菜，且含有膳食纤维，能与胆酸盐和食物中的胆固醇及甘油三酯结合，使其从粪便中排出，从而减少脂类的吸收，故可有效降血脂。

◎**防癌排毒**：油菜中所含的植物激素能够增加酶的形成，对进入人体内的致癌物质有吸附排斥作用，故有防癌功能。此外，油菜还能增强肝脏的排毒机制，对皮肤疮疖、乳痈有辅助治疗作用。

◎**宽肠通便**：油菜中含有大量的植物纤维素，能促进肠道蠕动，增加粪便的体积，缩短粪便在肠腔停留的时间，从而起到缓解和改善便秘、预防肠道肿瘤的作用。

◎**强身健体**：油菜含有大量胡萝卜素和维生素C，有助于增强机体免疫能力。

选购或储存小妙招

◎购买时要挑选新鲜、油亮、无虫、无黄叶的嫩油菜，用两指轻轻一掐即断者为佳。

◎油菜不宜长期保存，放在冰箱中可保存24小时左右。

相宜相克速查

黄金搭配

- ✔ 油菜+虾仁=增加钙吸收，补肾壮阳
- ✔ 油菜+豆腐=止咳平喘，增强机体免疫力
- ✔ 油菜+鸡肉=强化肝功能，抵御皮肤过度角质化

禁忌搭配

- ✘ 油菜+山药=影响对营养素的吸收
- ✘ 油菜+南瓜=降低油菜的营养价值

美味私房菜

骨汤油菜豆腐

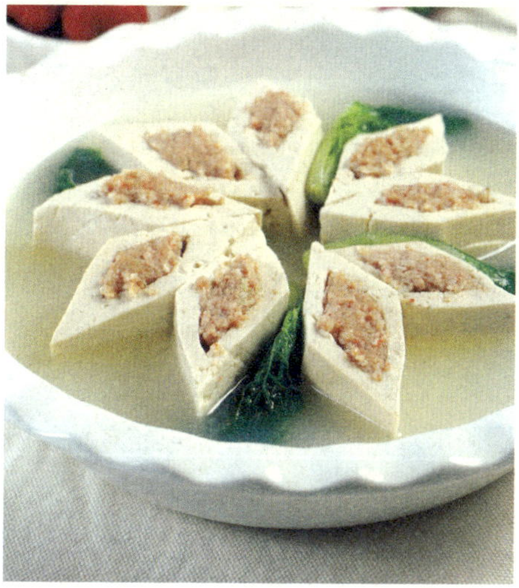

材料 豆腐200克，虾仁50克，油菜心100克。

调料 骨头汤、鸡精、盐各适量。

做法 ❶ 将虾仁洗净、剁碎，与盐、鸡精一起调配成馅料。

❷ 将豆腐洗净，切菱形块，去部分瓤，切开小口，将配好的馅料塞入小口中。

❸ 将骨头汤烧开，把做好的豆腐慢慢放入，用小火煮沸后放盐，最后用油菜心点缀即可。

油菜墨鱼汤

材料 油菜200克，红椒2个，墨鱼肉200克。

调料 高汤2大碗，烧汁2大匙，料酒1大匙，盐适量。

做法 ❶ 油菜洗净切去根部，再从中间切开；红椒洗净取肉切条；墨鱼洗净先切成厚片，然后切成条备用。

❷ 锅中加高汤，烧沸，下所有材料、调料煮沸，开盖中煮5分钟。

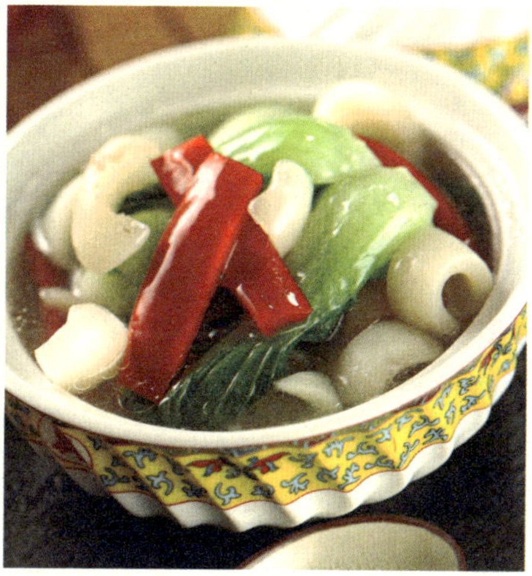

养生食疗方

油菜子肉桂丸

配方 油菜子、肉桂各60克，面粉、黄酒、醋各适量。

做法及用法 先将以上前2味药共焙干，研细末，加入醋和面粉搅成糊制作丸，如桂圆肉大。日服2次，每次1丸，用黄酒送下，连服至愈为止。

菜子甘草饮

配方 生油菜子、炙甘草各15克。

做法及用法 将生油菜子、炙甘草共捣为散。每次6克，用水煎5分钟。饭前温服。

功效 补脾益气，清热解毒。

菜花

摄入量（每餐）70克

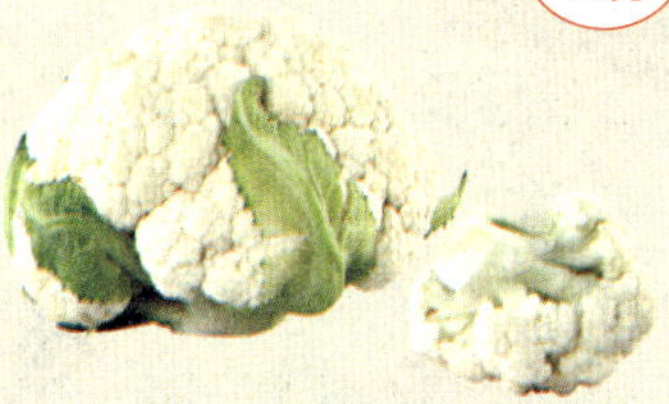

别名 花菜、花椰菜

性味归经 性平，味甘；归肾、脾、胃经

宜忌人群 适合一般人食用

	名称（单位）	含量
	热量（千卡/100克）	26
	胆固醇（毫克/100克）	-
	膳食纤维（克/100克）	1.2
三大营养素	蛋白质（克/100克）	2.1
	脂肪（克/100克）	0.2
	碳水化合物（克/100克）	4.6
维生素	维生素A（微克/100克）	5
	维生素B_1（毫克/100克）	0.03
	维生素B_2（毫克/100克）	0.08
	维生素B_6（毫克/100克）	0.11
	维生素B_{12}（微克/100克）	-
	维生素C（毫克/100克）	61
	维生素D（微克/100克）	-
	维生素E（毫克/100克）	0.43
	烟酸（毫克/100克）	0.6
	叶酸（微克/100克）	13.5
	生物素（微克/100克）	3.7
矿物质	钾（毫克/100克）	200
	钠（毫克/100克）	31.6
	钙（毫克/100克）	23
	镁（毫克/100克）	18
	磷（毫克/100克）	47
	锌（毫克/100克）	0.38
	铜（毫克/100克）	0.05
	锰（毫克/100克）	0.17
	硒（微克/100克）	0.73
	铁（毫克/100克）	1.1

主要营养功效

◎**防癌抗癌**：菜花在防治胃癌、乳腺癌方面效果尤佳。研究表明，患胃癌时人体血清硒的水平明显下降，胃液中维生素C的浓度也显著低于正常人，而菜花不但能为人体补充一定量的硒和维生素C，同时也能供给丰富的胡萝卜素，起到阻止细胞癌前病变的作用，抑制癌瘤生长。

◎**预防心脏病和脑卒中**：菜花是含有类黄酮最多的食物之一，类黄酮除了可以防止感染以外，还是最好的血管清理剂，能够阻止胆固醇氧化，防止血小板凝结成块，因而可减少患心脏病与脑卒中的危险。

选购或储存小妙招

◎宜选购花球成熟度高的菜花，以花球周边未散开的最好；也可看花球的洁白度，以花球洁白微黄、无异色、无毛花的为佳品。

◎把菜花放在蔬菜盒中，可以在冰箱中存放长达5天，但还是越早吃味道越好。储存时要把菜花的底部朝上放置，这样可以防止水凝结在菜花头上。已经切好的菜花不能存放太长时间，最好在买回来的当天就吃掉。

相宜相克速查

黄金搭配

- ✔ 菜花+鸡肉=增强肝脏解毒作用，预防感冒和坏血病
- ✔ 菜花+蘑菇=改善食欲缺乏

禁忌搭配

- ✘ 菜花+猪肝=不利于营养的吸收
- ✘ 菜花+牛奶=影响钙的吸收

美味私房菜

西蓝花炒百合

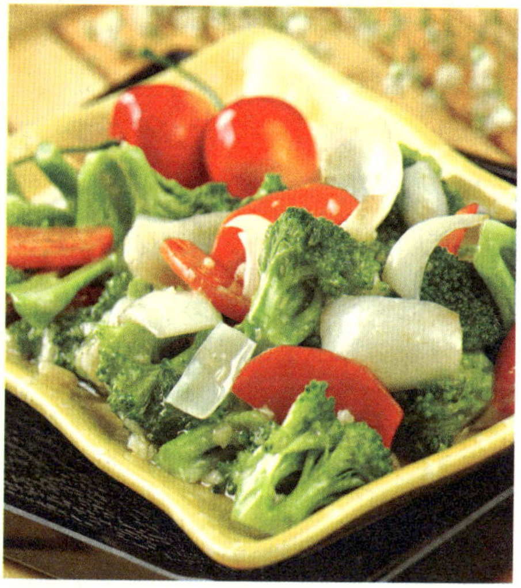

材料 西蓝花朵300克，百合、胡萝卜片、蒜泥、山楂各少许。

调料 盐、白糖、味精各适量。

做法 ❶ 百合洗净。

❷ 锅中加水烧沸，加少许白糖，将西蓝花、胡萝卜、百合分别放入沸水中汆烫片刻，捞出沥干水分。

❸ 油锅烧热，放蒜泥爆香，加西蓝花朵、胡萝卜片、百合快炒至西蓝花八分熟，加盐、味精炒匀，点缀山楂即可。

养生食疗方

菜花饮

配方 菜花500克，蜂蜜适量。

做法及用法 将菜花捣烂绞汁，煮沸后加入蜂蜜搅匀。每次服50～100毫升，每日3次。

功效 对上呼吸道感染、咳嗽有良效。尤其适合小儿服用。

益气止咳方

配方 菜花200克，百合100克，杏仁50克，冬虫夏草10克，鸡蛋2个，盐、鸡精、水淀粉各适量。

做法及用法 起锅前打入鸡蛋，再将所有材料放入锅内，加适量水、水淀粉煲汤，煮至烧开，酌加调料。即可饮用。

功效 用于肺气不足、肾不纳气引起的咳嗽气短、痰喘乏力、干咳少痰、腰酸腿软、消瘦乏力等症。

菜花粥

配方 鲜菜花50克，粳米50～100克，红糖、菜油各适量。

做法及用法 将鲜菜花、粳米、红糖放锅内，加水500毫升以小火煮粥，待粥稠时，加入少许菜油。早晚服用。

功效 可活血美容，润肠通便，爽喉，开音，润肺，止咳，明眼目，增强肝脏的解毒能力，提高机体的免疫力。

食物小百科

西蓝花中丰富的叶酸可以保护胎儿免受脊髓分裂、脑积水、无脑等神经系统畸形之害。女性怀孕期间常吃西蓝花能对胎儿心脏起到很好的保护作用。

菠菜

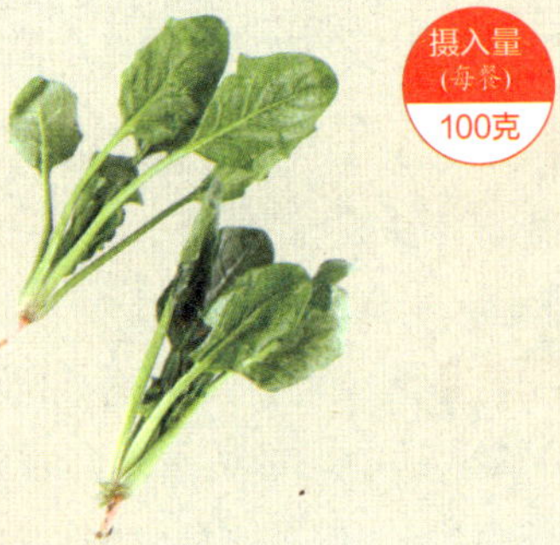

别名 菠薐、赤根菜

性味归经 性凉，味甘；归肠、胃经

宜忌人群 特别适合老、幼、病、弱者及糖尿病患者食用

名称（单位）		含量
	热量（千卡/100克）	28
	胆固醇（毫克/100克）	-
	膳食纤维（克/100克）	1.7
三大营养素	蛋白质（克/100克）	2.6
	脂肪（克/100克）	0.3
	碳水化合物（克/100克）	4.5
维生素	维生素A（微克/100克）	487
	维生素B_1（毫克/100克）	0.04
	维生素B_2（毫克/100克）	0.11
	维生素B_6（毫克/100克）	-
	维生素B_{12}（微克/100克）	-
	维生素C（毫克/100克）	32
	维生素D（微克/100克）	-
	维生素E（毫克/100克）	1.74
	烟酸（毫克/100克）	0.6
	叶酸（微克/100克）	87.9
	生物素（微克/100克）	-
矿物质	钾（毫克/100克）	311
	钠（毫克/100克）	85.2
	钙（毫克/100克）	66
	镁（毫克/100克）	58
	磷（毫克/100克）	47
	锌（毫克/100克）	0.85
	铜（毫克/100克）	0.1
	锰（毫克/100克）	0.66
	硒（微克/100克）	0.97
	铁（毫克/100克）	2.9

主要营养功效

◎**预防缺铁性贫血**：菠菜中富含人体造血原料——铁，常食可预防缺铁性贫血，令人面色红润。

◎**通肠利便，防治痔疮**：菠菜中含有大量植物粗纤维，具有促进肠道蠕动的作用，利于排便。

◎**维护视力，促进生长发育**：菠菜中所含的胡萝卜素在人体内能转变成维生素A，能维护正常视力和上皮细胞的健康，增加预防传染病的能力，促进儿童生长发育。

◎**促进人体新陈代谢**：菠菜中的矿物质能促进人体新陈代谢，增进身体健康。

◎**清洁皮肤，抗衰老**：菠菜提取物具有促进培养细胞增殖的作用，既抗衰老又能增强青春活力。以菠菜捣烂取汁，每周洗脸数次，连续使用一段时间，可清洁皮肤毛孔，减少皱纹及色素、色斑，保持皮肤光洁。

选购或储存小妙招

◎以叶柄短、根小色红、叶色深绿的为好。

◎为防止菠菜干燥，宜用保鲜膜包好放在冰箱中，以保证菠菜的新鲜。

相宜相克速查

黄金搭配

- ✅ 菠菜+猪肝=预防和改善缺铁性贫血
- ✅ 菠菜+花生=提高抵抗力，美白皮肤
- ✅ 菠菜+鸡蛋=预防贫血及营养不良

禁忌搭配

- ❌ 菠菜+黄豆=破坏食物营养
- ❌ 菠菜+鳝鱼=腹泻

美味私房菜

羊肝炒菠菜

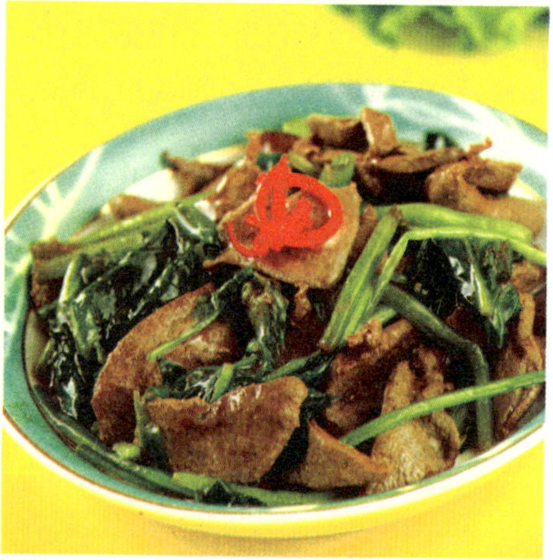

材料 菠菜300克，羊肝150克，鸡蛋1个，葱花、姜丝、红椒圈各适量。

调料 盐、味精各半小匙，酱油、干淀粉、料酒各1大匙，白糖少许。

做法 ❶ 鸡蛋取蛋清；将羊肝洗净，切成薄片，加入少许盐、蛋清、干淀粉、料酒腌渍5分钟；菠菜择洗干净，放入沸水中汆烫一下，捞出冲凉，沥干水分，切段备用。

❷ 油锅烧至四成热时，放入羊肝片滑至八分熟，盛出备用。

❸ 锅置火上，加底油烧热，先下葱花、姜丝炒香，再放菠菜段、羊肝片，然后加料酒、酱油、白糖、盐、味精，快速翻炒均匀，出锅点缀红椒圈即可。

功效 羊肝可益血、补肝、明目，菠菜含铁丰富，两者合用，具有补血、养血、明目的作用。此菜适合儿童发育需要，常食可预防夜盲症。

养生食疗方

鸡内金菠菜粥

配方 菠菜250克，鸡内金10克，大米50克。

做法及用法 将菠菜洗净，切碎，加水同鸡内金共煎煮30～40分钟，然后下米煮成烂粥。服食即可，每日2次。

功效 可降低血糖。适宜于糖尿病的辅助治疗。

菠菜猪血汤

配方 鲜菠菜、熟猪血各500克，料酒、肉汤、盐、胡椒粉各适量。

做法及用法 先将猪血煸炒，烹入料酒，至水干时加入肉汤、盐、胡椒粉、鲜菠菜，煮沸后，盛入汤盆即可。佐餐服用。

功效 此汤有润肠通便、养阴生血、敛阴润燥的功效。常食能有效改善习惯性便秘、痔疮及缺铁性贫血、流鼻血、便血、坏血病等症。

食物小百科

吃菠菜前宜先汆烫

菠菜中含有草酸，会产生涩味，在烹调前最好先汆烫一下，但要注意控制时间，不要太久，以免造成营养流失。

芹菜

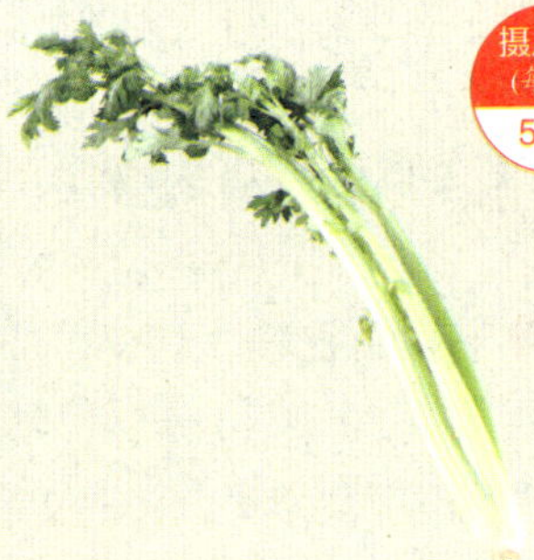

摄入量（每餐）50克

别名 旱芹、香芹、白芹菜

性味归经 性凉，味甘；归肺、胃、肝经

宜忌人群 一般人都可以食用

名称（单位）		含量
	热量（千卡／100克）	22
	胆固醇（毫克／100克）	-
	膳食纤维（克／100克）	1.2
三大营养素	蛋白质（克／100克）	1.2
	脂肪（克／100克）	0.2
	碳水化合物（克／100克）	4.5
维生素	维生素A（微克／100克）	57
	维生素B_1（毫克／100克）	0.02
	维生素B_2（毫克／100克）	0.06
	维生素B_6（毫克／100克）	-
	维生素B_{12}（微克／100克）	-
	维生素C（毫克／100克）	8
	维生素D（微克／100克）	-
	维生素E（毫克／100克）	1.32
	烟酸（毫克／100克）	0.4
	叶酸（微克／100克）	-
	生物素（微克／100克）	-
矿物质	钾（毫克／100克）	206
	钠（毫克／100克）	159
	钙（毫克／100克）	80
	镁（毫克／100克）	18
	磷（毫克／100克）	38
	锌（毫克／100克）	0.24
	铜（毫克／100克）	0.09
	锰（毫克／100克）	0.16
	硒（微克／100克）	0.57
	铁（毫克／100克）	1.2

主要营养功效

◎**降血压**：芹菜含酸性的降压成分，可使血管扩张；能对抗烟碱、山梗茶碱引起的升压反应，从而降低血压。对于原发性、妊娠性及更年期高血压均有很好的辅助治疗功效。

◎**利尿消肿**：芹菜含有利尿成分，可消除体内水钠潴留，利尿消肿。以芹菜水煎饮服，可缓解乳糜尿。

◎**防癌抗癌，缓解贫血**：芹菜是高纤维食物，它经肠内消化作用产生一种木质素的物质，这类物质是一种抗氧化剂，高浓度时可抑制肠内细菌产生的致癌物质。它还可以加快粪便在肠内的运转时间，减少致癌物与结肠黏膜的接触，达到预防结肠癌的目的。并且，芹菜含铁量较高，能补充女性经血的损失，食之能避免皮肤干燥、面色无华。

选购或储存小妙招

◎购买时宜选择干净、肉厚、质密的芹菜，且菜心结构要完好，分枝应脆嫩易折。

◎芹菜保存时，宜用保鲜膜或是纸巾包好再放入冰箱，保存天数以不超过5天为佳。

相宜相克速查

黄金搭配

- ✔ 芹菜+西红柿=健胃消食，降血压
- ✔ 芹菜+牛肉=健脾利尿，控制体重
- ✔ 芹菜+虾=促进新陈代谢

禁忌搭配

- ✘ 芹菜+黄瓜=破坏维生素C，降低营养价值
- ✘ 芹菜+菊花=刺激脾胃

美味私房菜

芹菜炒百合

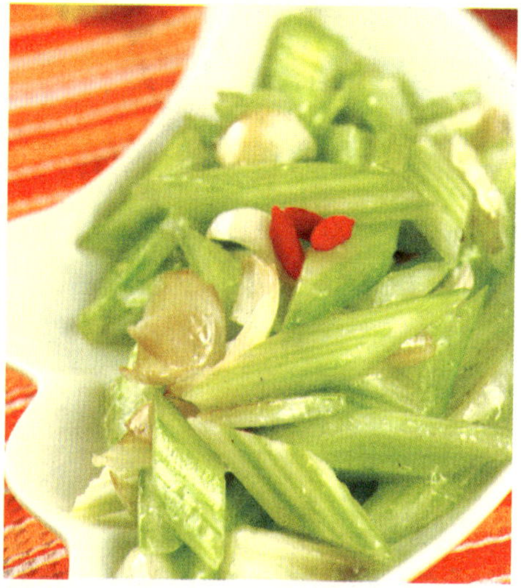

材料 芹菜段400克，鲜百合100克，枸杞子少许。

调料 白糖少许，盐、味精、香油、水淀粉各1小匙。

做法 ❶百合去黑根，掰成小瓣备用。

❷锅置火上，加适量清水，先放少许盐、味精烧沸，再下入芹菜段、百合瓣烧透，捞出沥干备用。

❸热油锅中下芹菜段、百合瓣略炒，再加盐、味精、白糖翻炒，再用水淀粉勾芡，淋香油，点缀枸杞子即可。

山楂芹菜炒羊腩

材料 羊腩肉150克，芹菜100克，山楂15克，葱段10克，姜片5克。

调料 盐、鸡精各少许，料酒1大匙。

做法 ❶羊腩肉洗净，切成方片；芹菜去叶及老梗，洗净后切段；山楂洗净，切片备用。

❷油锅烧热，先下入葱段、姜片炒香，再放入羊腩肉片略炒，然后烹入料酒，下入芹菜段、山楂片翻炒至熟，再加入盐、鸡精炒至入味即可。

养生食疗方

芹菜根枣仁汤

配方 芹菜根90克，酸枣仁9克。

做法及用法 将芹菜根及酸枣仁用水煎。每日服用2次。

功效 适用于虚烦不眠、失眠健忘、血压高时头晕目眩等症。

当归芹菜方

配方 芹菜1棵，当归2片，枸杞子、酱油各1大匙，香油3大匙，盐适量。

做法及用法 当归加水熬煮5分钟，滤渣取汁备用；芹菜剥开洗净，去掉茎；枸杞子用冷开水泡洗；芹菜用盐腌渍10分钟后，再加入香油、酱油和当归汁，腌至入味即可盛盘，然后撒上枸杞子装饰。即可服用。

功效 用于瘦身减肥。

食物小百科

很多家庭在吃芹菜时只吃茎而不吃叶，其实这是不科学的。因为芹菜叶中的营养成分要远远高于芹菜茎，而且还有一定的抗癌作用。

生菜

摄入量（每餐）80克

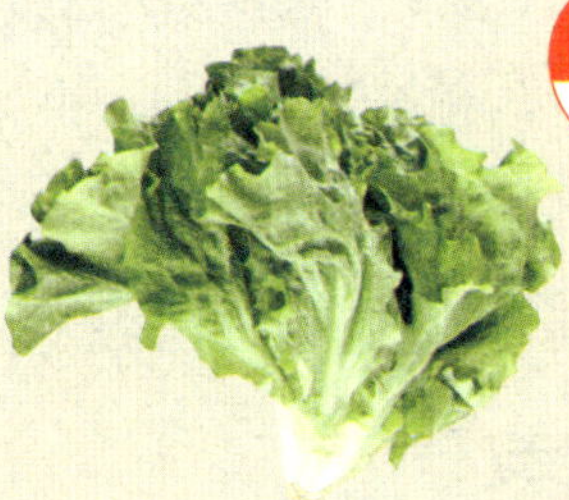

别名 叶用莴苣

性味归经 性凉，味甘、苦；归胃、膀胱经

宜忌人群 一般人都可食用

	名称（单位）	含量
	热量（千卡/100克）	15
	胆固醇（毫克/100克）	-
	膳食纤维（克/100克）	0.7
三大营养素	蛋白质（克/100克）	1.3
	脂肪（克/100克）	0.3
	碳水化合物（克/100克）	2
维生素	维生素A（微克/100克）	298
	维生素B_1（毫克/100克）	0.03
	维生素B_2（毫克/100克）	0.06
	维生素B_6（毫克/100克）	0.05
	维生素B_{12}（微克/100克）	-
	维生素C（毫克/100克）	13
	维生素D（微克/100克）	-
	维生素E（毫克/100克）	1.02
	烟酸（毫克/100克）	0.4
	叶酸（微克/100克）	31.6
	生物素（微克/100克）	0.8
矿物质	钾（毫克/100克）	170
	钠（毫克/100克）	32.8
	钙（毫克/100克）	34
	镁（毫克/100克）	18
	磷（毫克/100克）	27
	锌（毫克/100克）	0.27
	铜（毫克/100克）	0.03
	锰（毫克/100克）	0.13
	硒（微克/100克）	1.15
	铁（毫克/100克）	0.9

主要营养功效

◎**减肥**：生菜中膳食纤维和维生素C含量丰富，有消除多余脂肪的作用，故又叫减肥生菜。

◎**镇痛催眠，降低胆固醇**：因生菜茎叶中含有莴苣素，故味微苦，具有镇痛催眠、降低胆固醇、辅助治疗神经衰弱等功效。

◎**抑制病毒**：生菜中含有一种干扰素诱生剂，可刺激人体正常细胞产生干扰素，从而产生一种抗病毒蛋白，从而抑制病毒。

◎**利尿通乳**：生菜有利于人体内水电解质平衡，促进排尿和乳汁分泌，对高血压、水肿患者有很好的食疗作用。

◎**调节神经系统，预防缺铁性贫血**：生菜含有多种维生素和矿物质，具有调节神经系统功能的作用，其所含的有机化合物中富有人体可吸收的铁元素，适合缺铁性贫血病患者食用。

选购或储存小妙招

◎购买生菜时，宜选择切口为白色、水嫩的新鲜者。避免选择切口已呈现褐色且已干燥的生菜。

◎为防止生菜干燥，可用保鲜膜包好放在冰箱中，以保证生菜的新鲜。

相宜相克速查

黄金搭配

- ✅ 生菜+兔肉=促进营养物质的消化和吸收
- ✅ 生菜+大蒜=解毒，提高人体免疫力
- ✅ 生菜+豆腐=排毒养颜

禁忌搭配

- ❌ 生菜+醋=降低营养价值

美味私房菜

腊肉生菜沙拉

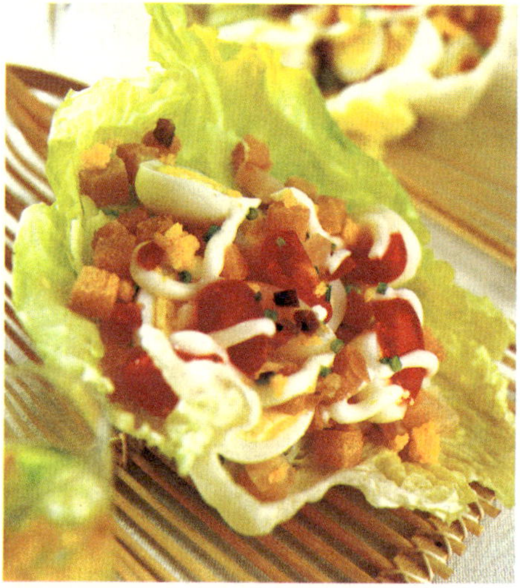

材料 生菜200克，鹌鹑蛋6个，腊肉50克，面包、香菜末各少许。

调料 奶酪1片，蛋黄酱2大匙，蒜蓉1大匙，盐适量。

做法 ❶生菜洗净，沥干水分；腊肉、面包分别切丁，先将腊肉放在锅里煸炒，去掉油分，再将面包炸脆；鹌鹑蛋煮熟，去壳切成两半；将所有调料混合均匀制成沙拉汁。

❷将处理好的材料混合均匀，放在生菜叶上，包着吃即可。

鸡蛋生菜玉米粥

材料 生菜150克，鸡蛋1个，玉米100克，粳米适量。

调料 盐、鸡汤各适量。

做法 ❶生菜洗净，切末；粳米淘洗干净，备用；玉米剥粒洗净。锅内加适量水，放入玉米、粳米、鸡汤煮粥。❷待粥八分熟时加入生菜末，再煮至粥熟，打入鸡蛋，加盐搅匀即可食用。

养生食疗方

生菜苦瓜沙拉

配方 生菜、小萝卜各100克，绿豆、苦瓜片、香油、盐、熟芝麻、白糖各适量。

做法及用法 将绿豆煮熟，把汁水倒入凉杯，趁热放入香油和盐拌匀，放置10分钟。将生菜（用手撕成片，吃起来会比刀切的脆）、苦瓜片、小萝卜混在一起，加白糖、熟芝麻即可食用。

功效 有助于皮肤补水，增加免疫细胞的活性，清除体内毒素，帮助排毒。

生菜苹果汁

配方 生菜50克，苹果1个，柠檬半个，白糖少许。

做法及用法 生菜洗净，切成片；苹果洗净，去皮，切成细条；柠檬洗净，去皮，切块；将生菜片、苹果条、柠檬块加入白糖、半杯纯净水一起放入榨汁机中打匀，滤渣取汁。饮用即可。

功效 此品可使皮肤变得有光泽。

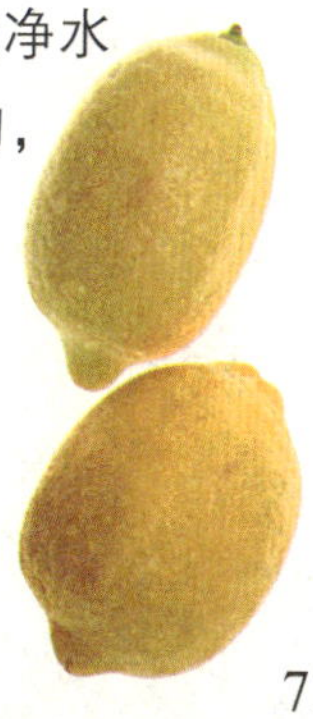

柠檬

空心菜

摄入量（每餐）
50克

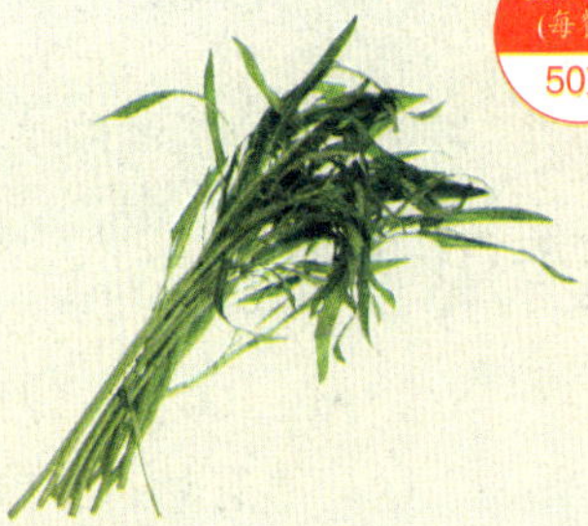

别名 蕹菜、无心菜、通心菜

性味归经 性寒，味甘、平；归肠、胃经

宜忌人群 一般人皆可食用

	名称（单位）	含量
	热量（千卡/100克）	23
	胆固醇（毫克/100克）	-
	膳食纤维（克/100克）	1.4
三大营养素	蛋白质（克/100克）	2.2
	脂肪（克/100克）	0.3
	碳水化合物（克/100克）	3.6
维生素	维生素A（微克/100克）	253
	维生素B_1（毫克/100克）	0.03
	维生素B_2（毫克/100克）	0.08
	维生素B_6（毫克/100克）	0.08
	维生素B_{12}（微克/100克）	-
	维生素C（毫克/100克）	25
	维生素D（微克/100克）	-
	维生素E（毫克/100克）	1.09
	烟酸（毫克/100克）	0.8
	叶酸（微克/100克）	78.9
	生物素（微克/100克）	4.6
矿物质	钾（毫克/100克）	243
	钠（毫克/100克）	94.3
	钙（毫克/100克）	99
	镁（毫克/100克）	29
	磷（毫克/100克）	38
	锌（毫克/100克）	0.39
	铜（毫克/100克）	0.1
	锰（毫克/100克）	0.67
	硒（微克/100克）	1.2
	铁（毫克/100克）	2.3

主要营养功效

◎**通便防癌**：空心菜中含的矿物质，可降低肠道的酸度，维持肠道内的酸碱平衡，有防止肠内菌群失调的功效，对防癌有一定的益处。

◎**降脂减肥**：空心菜含的烟酸、维生素C等能降低胆固醇、甘油三酯，具有降脂减肥的功效。含有的钾、氯等元素，有调节体液平衡的作用。

◎**防龋除口臭，预防血管硬化**：空心菜中的叶绿素可洁齿防龋、除口臭。另外，它富含粗纤维，具有促进肠蠕动、降低胆固醇、预防血管硬化的作用。

◎**降低血糖**：空心菜中含有胰岛素成分，能降低血糖，是糖尿病患者较好的食疗蔬菜。

选购或储存小妙招

◎选购空心菜时，以色正、鲜嫩、茎条均匀、无枯黄叶、无病斑、无须根者为优。失水萎蔫、软烂、长出根的为次等品，不宜购买。

◎空心菜不耐放，如想保存较长的时间，可选购带根的空心菜，放入冰箱中冷藏，可维持5～6天。

相宜相克速查

黄金搭配

- ✔ 空心菜+蛋=护眼，防癌，抗老
- ✔ 空心菜+橄榄油=防止老化
- ✔ 空心菜+鸡肉=降低胆固醇的吸收

禁忌搭配

- ✘ 空心菜+酸奶=影响钙质吸收

美味私房菜

空心菜腐乳炒文蛤

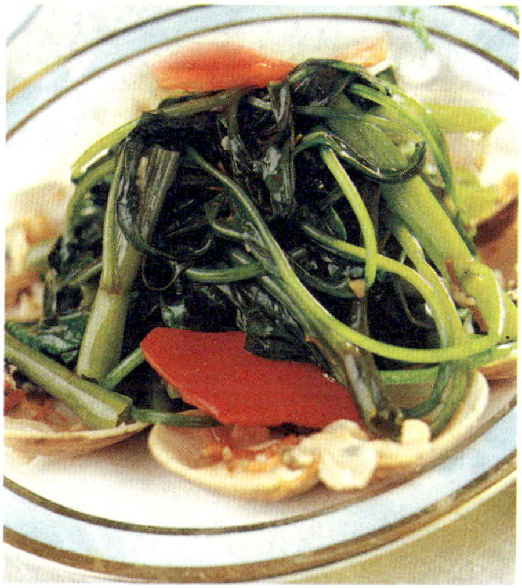

材料 空心菜 200 克，文蛤 500 克，蒜末、红辣椒片各适量。

调料 XO 酱、腐乳、盐各适量。

做法 ❶ 文蛤洗净，吐沙，再冲净，沥干水分；空心菜洗净，切成长段。❷ 起锅热油，先爆香蒜末、红辣椒片，再放入文蛤、空心菜段、腐乳及 XO 酱，以大火拌炒，文蛤开口时加盐调味即可起锅。

腐乳炒空心菜

材料 空心菜 300 克，白豆腐乳 50 克，大蒜 4 瓣。

调料 盐半小匙。

做法 ❶ 空心菜洗净，去老梗，撕成小段；大蒜去皮，拍碎。白豆腐乳放入碗中压成泥，加入 2 小匙水调匀。❷ 起锅热油，放大蒜碎爆香，加入空心菜段炒匀，再加入调匀的腐乳汁、盐炒熟，盛入盘中即可。

养生食疗方

空心菜蜂蜜饮

配方 空心菜 200 克，蜂蜜 250 克。

做法及用法 将空心菜洗净切碎捣汁。将菜汁放入锅中用大火烧开，再用小火煎煮浓缩，煎汁较稠厚时加入蜂蜜，再煎至稠黏如蜜时停火，待冷却后装瓶备用。每次 1 汤匙，以温水冲化饮用。

功效 可有效缓解大便便血、小便便血等症。

空心菜鸡蛋汤

配方 鸡蛋 2 个，连根空心菜 250 克，鲜木槿花 60 克，盐适量。

做法及用法 鸡蛋用油煎熟，连根空心菜用水煮熟后捞起，放鲜木槿花一同煮沸即可，可酌加盐调味。佐餐食用。

功效 此汤具有清热解毒、利尿除湿化浊的功效。适用于小儿夏季低热不退、食欲缺乏、女性带下等症。

食物小百科

便秘是一种常见的消化系统疾病，可对患者身体造成一系列伤害。对于便秘患者来说，空心菜是一道通便排毒的好菜，长期食用可有效缓解便秘。

竹笋

摄入量
(每餐)
25克

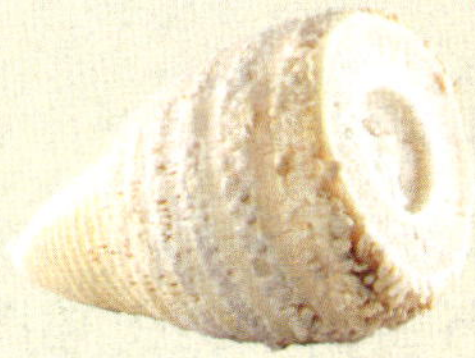

别名 竹肉、竹胎、玉兰片、竹萌

性味归经 性微寒，味甘；归胃、大肠经

宜忌人群 一般人均可食用

	名称（单位）	含量
	热量（千卡 / 100克）	23
	胆固醇（毫克 / 100克）	-
	膳食纤维（克 / 100克）	1.8
三大营养素	蛋白质（克 / 100克）	2.6
	脂肪（克 / 100克）	0.2
	碳水化合物（克 / 100克）	3.6
维生素	维生素A（微克 / 100克）	-
	维生素B_1（毫克 / 100克）	0.08
	维生素B_2（毫克 / 100克）	0.08
	维生素B_6（毫克 / 100克）	-
	维生素B_{12}（微克 / 100克）	-
	维生素C（毫克 / 100克）	5
	维生素D（微克 / 100克）	-
	维生素E（毫克 / 100克）	0.05
	烟酸（毫克 / 100克）	0.6
	叶酸（微克 / 100克）	2.9
	生物素（微克 / 100克）	-
矿物质	钾（毫克 / 100克）	389
	钠（毫克 / 100克）	0.4
	钙（毫克 / 100克）	9
	镁（毫克 / 100克）	1
	磷（毫克 / 100克）	64
	锌（毫克 / 100克）	0.33
	铜（毫克 / 100克）	0.09
	锰（毫克 / 100克）	1.14
	硒（微克 / 100克）	0.04
	铁（毫克 / 100克）	0.5

主要营养功效

◎**预防便秘和肠癌**：竹笋因纤维素含量较高，蛋白质的类型良好，脂肪含量低，能促进肠道蠕动、帮助消化、消除积食，因而是防治便秘、预防肠癌的佳蔬。

◎**辅助治疗肥胖症**：竹笋富含B族维生素等营养素，具有低脂肪、低糖、多纤维的特点，本身可吸附大量的油脂。所以肥胖的人如果经常吃竹笋，可以达到减肥目的，同时还能减少患上与高脂有关的疾病。

◎**预防癌症**：竹笋含镁丰富，对其他癌症也颇具预防功效。

选购或储存小妙招

◎优质的竹笋壳呈黄色，肉嫩。笋肉以白色最好，黄色次之，绿色最差。新鲜的竹笋节与节之间距离越短，则笋肉越嫩厚。另外，新鲜竹笋的竹皮紧贴，外表平滑，底部切口较白；若底部切口呈深黄色，黄中泛青，则较老，口感也差。

◎放竹笋时不要剥皮，否则就会失去清香味。

相宜相克速查

黄金搭配

- ✔ 竹笋+猪腰=补肾利尿
- ✔ 竹笋+鸡肉=低脂低糖，适合肥胖者
- ✔ 竹笋+猪肉=降低血糖
- ✔ 竹笋+蛋=维持皮肤、消化系统健康

禁忌搭配

- ✘ 竹笋+羊肝=营养价值降低
- ✘ 竹笋+红糖=易形成有害物质
- ✘ 竹笋+墨鱼=降低钙的吸收

美味私房菜

笋香双菇

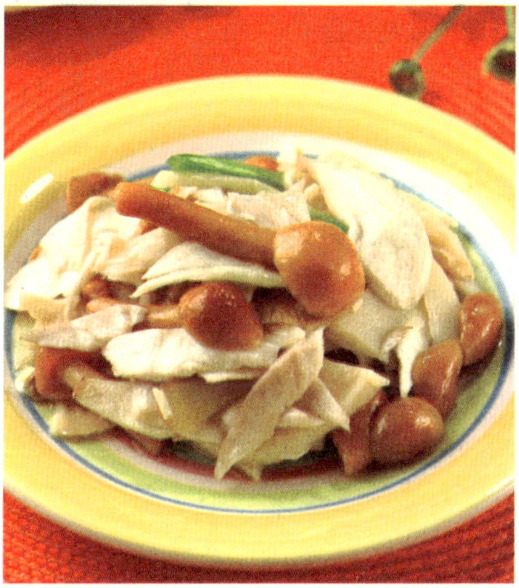

材料 竹笋200克，口蘑150克，滑子菇100克，葱、姜、蒜各适量。

调料 盐、味精、酱油、香油各适量。

做法 ❶ 竹笋、口蘑洗净，切片；滑子菇洗净。

❷ 将竹笋片、口蘑片、滑子菇放入沸水中氽烫，然后沥干。

❸ 油锅烧热，下葱、姜、蒜爆香，放入竹笋片、口蘑片、滑子菇，调入酱油、盐、味精，迅速翻炒均匀，淋香油，装盘即可。

冬笋炒鲜鱿

材料 鲜鱿鱼1条，黑木耳50克，冬笋100克，青椒1个，泡椒2个，姜1块，蒜2瓣，葱1根。

调料 水淀粉半小碗，料酒、胡椒粉、鸡精、盐各适量。

做法 ❶ 鲜鱿鱼去皮、骨，顺切成两片，逐片顺着肉纹切小片；黑木耳、冬笋、青椒洗净，分别切小片；泡椒洗净后切块；姜、蒜均切片；葱切段。

❷ 所有调料调匀成味汁。

❸ 锅内放油烧至六成热，放入鱿鱼片和青椒片炒熟，捞起，沥干油分。再将油锅烧热后，放入姜片、蒜片、葱段和泡椒块略炒，放入鱿鱼片、黑木耳片、冬笋片炒匀，烹入调好的味汁即可。

养生食疗方

红小豆竹笋汤

配方 红小豆、绿豆各100克，竹笋30克。

做法及用法 将红小豆、绿豆、竹笋分别洗净，放入锅中，加清水500毫升，大火煮开3分钟，转小火煮20分钟。分2次食用，连续服食1周。

功效 适合关节脱位复位后早期、局部肿胀明显、淤块不退者食用。

竹笋米粥

配方 鲜竹笋1个，粳米100克。

做法及用法 将鲜竹笋脱皮洗净、切成笋片或笋丁，与粳米小火煮成粥。早晚温热食用。

功效 具有清肺除热、利湿的功效。适用于糖尿病及久泻、久痢、脱肛等症。

莲藕

摄入量（每餐）200克

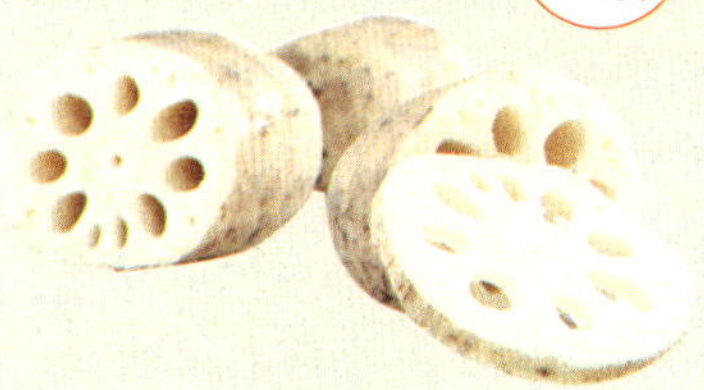

别名 藕、莲、荷梗、灵根

性味归经 性偏凉，味甘、涩；归心、肺、脾、胃经

宜忌人群 一般人都可食用

	名称（单位）	含量
	热量（千卡/100克）	73
	胆固醇（毫克/100克）	-
	膳食纤维（克/100克）	1.2
三大营养素	蛋白质（克/100克）	1.9
	脂肪（克/100克）	0.2
	碳水化合物（克/100克）	16.4
维生素	维生素A（微克/100克）	3
	维生素B_1（毫克/100克）	0.09
	维生素B_2（毫克/100克）	0.03
	维生素B_6（毫克/100克）	0.05
	维生素B_{12}（微克/100克）	-
	维生素C（毫克/100克）	44
	维生素D（微克/100克）	-
	维生素E（毫克/100克）	0.73
	烟酸（毫克/100克）	0.3
	叶酸（微克/100克）	30.7
	生物素（微克/100克）	2.6
矿物质	钾（毫克/100克）	243
	钠（毫克/100克）	44.2
	钙（毫克/100克）	39
	镁（毫克/100克）	19
	磷（毫克/100克）	58
	锌（毫克/100克）	0.23
	铜（毫克/100克）	0.11
	锰（毫克/100克）	1.3
	硒（微克/100克）	0.39
	铁（毫克/100克）	1.4

主要营养功效

◎**辅疗热性病症**：莲藕生用性寒，有清热凉血作用，可用来辅疗各种热性病症。

◎**减肥的佳品**：莲藕的粗纤维很容易使人产生饱腹感。同时，莲藕的脂肪含量少，不容易使人肥胖，是非常好的减肥食物。

◎**预防和改善缺铁性贫血**：在块茎类食物中，莲藕含铁量较高，故对缺铁性贫血患者颇为适宜。

◎**补血，止血**：莲藕中有丰富的维生素K，具有止血的作用，对于淤血、吐血、流鼻血、尿血、便血的人以及产妇极为适合。

◎**补心益胃**：莲藕能养阴补脏、调中开胃、健脾止泻，鲜藕与红糖等煮成鲜藕汤，有健脾、开胃、止泻的作用，并能消暑除烦、益血生肌，适用于中老年人、食欲缺乏、口干舌燥等症者食用。

选购或储存小妙招

◎选购莲藕要挑选外皮呈黄褐色、肉肥厚而白的，注意要无损伤、无腐烂、无锈斑、不断节、不干缩、未变色，顶端的“鹦哥头”越小越好。如果藕发黑，有异味，则不宜食用。

◎将洗净的莲藕放入清水缸内保存，每星期换一次水，可使莲藕2个月后仍能保持鲜脆。

相宜相克速查

黄金搭配

- 莲藕+糯米=补中益气，养血
- 莲藕+百合=润肺止咳，清心安神
- 莲藕+芹菜=消除疲劳

美味私房菜

翡翠莲藕

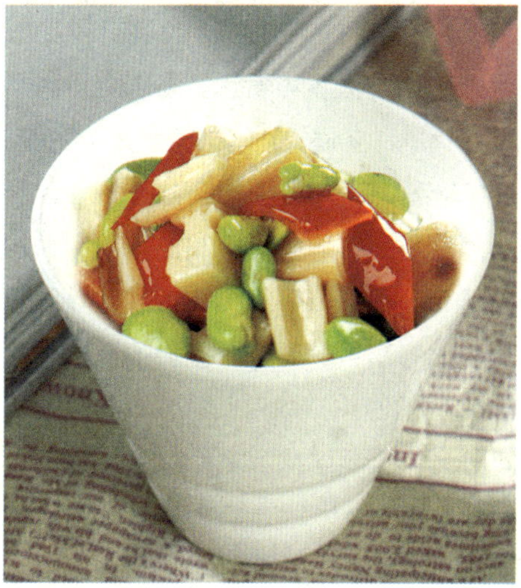

材料 莲藕300克，红椒150克，蚕豆10粒，葱片、姜片各少许。

调料 盐、胡椒粉、香油各1小匙，味精半小匙，醋半大匙。

做法 ❶ 莲藕洗净，去皮，切成块，泡在水里；红椒洗净取肉，切成菱形片；蚕豆用沸水汆烫一下。

❷ 油烧至四成热，下入葱片、姜片略煸炒，再放入莲藕块，炒至断生。

❸ 放入红椒片、蚕豆继续炒，待红椒片变色时放盐、醋、胡椒粉炒匀，再放入香油、味精继续炒匀即可。

养生食疗方

百合枇杷藕羹

配方 鲜百合、枇杷、鲜藕各30克，淀粉适量，冰糖少许。

做法及用法 鲜百合洗净撕片；枇杷去核去皮；鲜藕洗净切片；上面3种食材同煮，将熟时加入淀粉和冰糖，调匀成羹即成。佐餐食用。

功效 润肺滋阴，生津清热。适用于肺癌手术后或放疗后的滋补。

酸梅藕

配方 嫩藕500克，乌梅100克，白糖适量。

做法及用法 嫩藕洗净后去皮，切成薄片，浸于冷开水中，另取乌梅去核，用水煮得浓缩汁半碗，趁热加入白糖，搅溶成稠状，把藕片从冷开水中捞起，拌入酸梅浓汁，即可食用。

功效 此属凉拌吃法，有脆爽、清新特点，对便血、尿血等热病有很好疗效。

鲜藕姜汁

配方 鲜藕500克，生姜50克。

做法及用法 将鲜藕及生姜洗净，剁碎，以洁净纱布绞取汁液。一日内分数次服完。

功效 可用于夏季胃肠型感冒及肠炎、发热、呕吐、腹痛、泄泻等症。

食物小百科

加工鲜藕时不要用生铁锅；切开后的藕放在稀醋水中浸泡5分钟后捞起擦干，就可使其保持玉白水嫩不变色。

山药

摄入量（每餐）85克

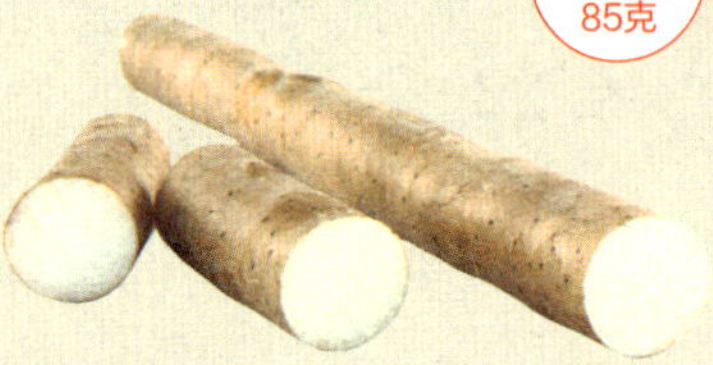

别名 薯蓣、土薯、山薯蓣、白山药

性味归经 性平，味甘；归脾、肺、肾经

宜忌人群 老幼皆可食用

	名称（单位）	含量
	热量（千卡 / 100克）	57
	胆固醇（毫克 / 100克）	-
	膳食纤维（克 / 100克）	0.8
三大营养素	蛋白质（克 / 100克）	1.9
	脂肪（克 / 100克）	0.2
	碳水化合物（克 / 100克）	12.4
维生素	维生素A（微克 / 100克）	3
	维生素B_1（毫克 / 100克）	0.05
	维生素B_2（毫克 / 100克）	0.02
	维生素B_6（毫克 / 100克）	-
	维生素B_{12}（微克 / 100克）	-
	维生素C（毫克 / 100克）	5
	维生素D（微克 / 100克）	-
	维生素E（毫克 / 100克）	0.24
	烟酸（毫克 / 100克）	0.3
	叶酸（微克 / 100克）	-
	生物素（微克 / 100克）	-
矿物质	钾（毫克 / 100克）	213
	钠（毫克 / 100克）	18.6
	钙（毫克 / 100克）	16
	镁（毫克 / 100克）	20
	磷（毫克 / 100克）	34
	锌（毫克 / 100克）	0.27
	铜（毫克 / 100克）	0.24
	锰（毫克 / 100克）	0.12
	硒（微克 / 100克）	0.55
	铁（毫克 / 100克）	0.3

主要营养功效

◎**健胃，助消化**：山药含有淀粉酶、多酚氧化酶等物质，有利于脾胃消化吸收功能，是一味平补脾胃的药食两用之品。不论脾阳亏或胃阴虚者皆可食用。临床上常用于辅助治疗脾胃虚弱、食少体倦、泄泻等病症。

◎**滋肾益精，益肺止咳**：山药含有多种营养素，有强健机体、滋肾益精的作用，大凡肾亏遗精、女性白带多、小便频数等症，皆可服之；山药含有皂苷、黏液质，有润滑、滋润的作用，故可益肺气、养肺阴、辅助治疗肺虚痰嗽久咳之症。

◎**降低血糖**：山药含有黏液蛋白，有降低血糖的作用，可用于缓解及改善糖尿病，是糖尿病患者的食疗佳品。

选购或储存小妙招

◎购买山药时以表皮无伤痕、无异常斑点、颜色均匀有光泽、形状完整的为佳。

◎新鲜山药跟空气中的氧或金属接触容易变成褐色，虽然不影响营养价值，但为了美观，切山药时最好用竹刀或塑料刀。没用完的生山药切口处容易氧化，可以先在酒中浸一下，然后用吹风机吹干，再用餐巾纸包好，外围包几层报纸，放在阴凉墙角处存放即可。

相宜相克速查

黄金搭配

- 山药+羊肚=缓解和改善胃虚，消渴
- 山药+鸭肉=健脾养胃，固肾
- 山药+蜂蜜=补中益气，提神醒脑

美味私房菜

甜椒炒山药

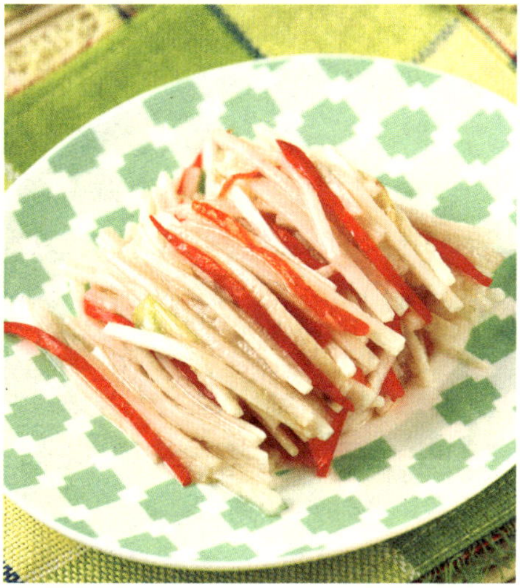

材料 山药半根，红甜椒半个，葱丝、姜丝各适量。

调料 高汤1大匙，白糖、盐、白醋、鸡精各适量。

做法 ❶ 山药去皮，洗净，切丝；红甜椒洗净，切丝；将山药丝、红甜椒丝放入沸水中汆烫一下，捞出，备用。❷ 油锅加热，放入葱丝、姜丝炒香，下山药丝和红甜椒丝翻炒；加入高汤、白糖、盐、白醋、鸡精炒熟即可。

养生食疗方

芝麻山药泥

配方 山药100克，熟黑芝麻20克白糖（蜂蜜）适量。

做法及用法 将山药洗净、去皮、切块，蒸熟后捣成泥，然后把熟黑芝麻捣碎，再把山药泥和熟黑芝麻碎混合在一起，调入白糖（蜂蜜）食用。

功效 具有补钙作用。

一品山药

配方 山药500克，面粉150克，白糖100克，蜂蜜1小匙，核桃仁、什锦果料、猪油、水淀粉各少许。

做法及用法 山药洗净，蒸熟，剥去皮，放在大碗中，加面粉揉成面团，再放在平盘中按成圆饼状，上面摆核桃仁和什锦果料，上蒸锅蒸20分钟，最后在圆饼上浇一层糖蜜汁即可（糖蜜汁由蜂蜜、白糖、猪油、水淀粉加热而成）。

功效 具有滋肾养阴之功效。

沙参山药汤

配方 北沙参、生山药各15克。

做法及用法 将上述两味药置于药罐中，加清水浸泡30分钟后用大火煎沸，改小火再煎20分钟，每剂煎3次。将煎取的药液混匀，于当日内分3次温服。

功效 养胃补脾。对脾胃气阴不足之慢性胃炎有辅疗效果。

食物小百科

山药含大量的淀粉、蛋白质、黏液质，会有黏的感觉。水烧开后放一点盐，滴几滴醋，把山药放入开水汆烫，50秒迅速取出，再往凉水中一浸。这样山药就不会黏了。

土豆

摄入量
(每日)
130克

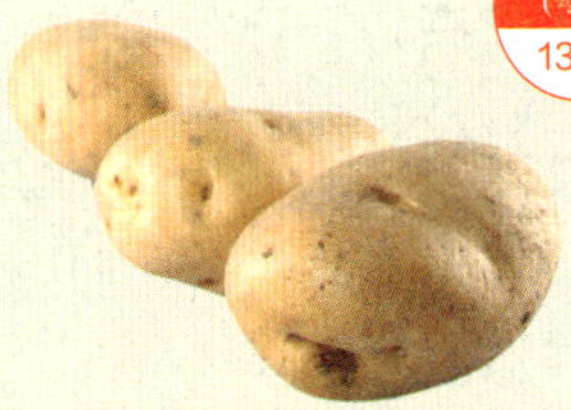

别名 马铃薯、洋芋、洋番薯

性味归经 性平，味甘；归胃、大肠经

宜忌人群 一般人均可食用，尤其适合减肥的人

	名称（单位）	含量
	热量（千卡／100克）	77
	胆固醇（毫克／100克）	-
	膳食纤维（克／100克）	0.7
三大营养素	蛋白质（克／100克）	2
	脂肪（克／100克）	0.2
	碳水化合物（克／100克）	17.2
维生素	维生素A（微克／100克）	5
	维生素B_1（毫克／100克）	0.08
	维生素B_2（毫克／100克）	0.04
	维生素B_6（毫克／100克）	-
	维生素B_{12}（微克／100克）	-
	维生素C（毫克／100克）	27
	维生素D（微克／100克）	-
	维生素E（毫克／100克）	0.34
	烟酸（毫克／100克）	1.1
	叶酸（微克／100克）	15.7
	生物素（微克／100克）	-
矿物质	钾（毫克／100克）	342
	钠（毫克／100克）	2.7
	钙（毫克／100克）	8
	镁（毫克／100克）	23
	磷（毫克／100克）	40
	锌（毫克／100克）	0.37
	铜（毫克／100克）	0.12
	锰（毫克／100克）	0.14
	硒（微克／100克）	0.78
	铁（毫克／100克）	0.8

主要营养功效

◎**保持血管的弹性，美容养颜**：土豆能供给人体大量有特殊保护作用的黏液蛋白。能维持消化道、呼吸道以及关节腔、浆膜腔的润滑，预防心血管系统的脂肪沉积，保持血管的弹性，有利于预防动脉粥样硬化的发生。土豆同时又是一种碱性蔬菜，有利于调节体内酸碱平衡，中和体内代谢后产生的酸性物质，从而起到一定的美容、抗衰老作用。

◎**补充营养，利水消肿**：土豆含有丰富的维生素及钙、钾等元素，且易于消化吸收，有利于肾炎水肿患者的康复。

◎**宽肠通便**：土豆含有大量膳食纤维，能宽肠通便，帮助机体及时排泄代谢毒素，预防便秘及肠道疾病的发生。

选购或储存小妙招

◎土豆以形状丰满、表面无伤痕或皱纹者为佳，不可挑选外皮呈现绿色或发芽的土豆。

◎土豆常温保存即可，存放时间过长，则容易发芽。可把它与苹果摆放在一起，苹果会释放乙烯气体，可抑制土豆发芽。

相宜相克速查

黄金搭配

- ✔ 土豆+牛肉=保护胃黏膜
- ✔ 土豆+芹菜=健脾除湿，降血压
- ✔ 土豆+南瓜=益肺补气，健脾补血，强肾

禁忌搭配

- ✘ 土豆+柿子=消化不良，易形成胃结石
- ✘ 土豆+香蕉=导致面部生斑

美味私房菜

酱爆土豆丁

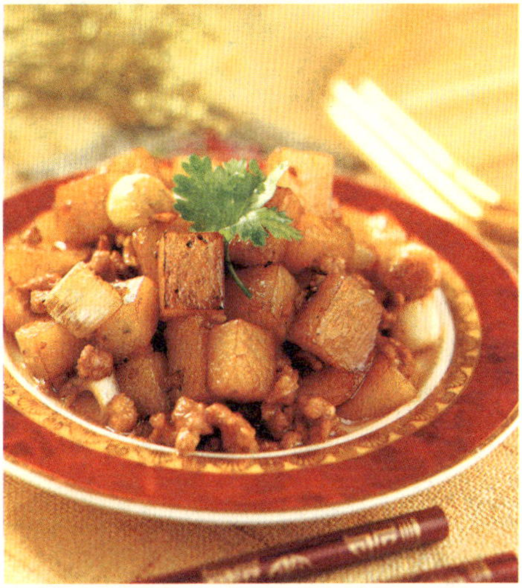

材料 猪肉末350克，土豆2个，葱白1根，姜末、蒜片、香菜叶各少许。

调料 黄酱、料酒各1大匙，花椒粉半小匙，香油、水淀粉各适量。

做法 ❶ 土豆去皮洗净，切丁；葱白切小段；将油烧至七成热，放入土豆丁，炸成金黄色捞出，沥净油备用。

❷ 锅留底油，用葱白段、姜末、蒜末、花椒粉炝锅，再放入猪肉末煸炒变色，烹入料酒，加入黄酱；待炒出香味时，放入炸好的土豆丁，翻拌均匀，用水淀粉勾芡，撒上香菜叶，淋香油即可。

养生食疗方

土豆苹果汁

配方 土豆150克，樱桃、苹果各50克。

做法及用法 先将土豆洗净，去皮，再加入樱桃、苹果共同榨汁饮用即可。

功效 对因贫血所引起的头晕目眩、四肢乏力、手足冰冷等症有明显的改善功效。

土豆蜜膏

配方 鲜土豆100克，蜂蜜适量。

做法及用法 鲜土豆洗净，切成细丝，捣烂，以洁净纱布绞汁；将土豆汁放在锅中先以大火，后以小火煎熬至黏稠时，加入等量蜂蜜，再煎至黏稠如蜜时停火，待凉装瓶备用。每次食1匙，每日2次，空腹食用。

功效 适用于十二指肠溃疡及习惯性便秘等症。

土豆姜橘汁

配方 土豆100克，生姜8克，橘子肉15克。

做法及用法 将土豆洗净去皮、生姜洗净，与橘子肉共榨汁，去渣饮用即可。

功效 对于胃神经官能症之食欲缺乏、呕吐反胃患者有良好的辅助治疗效果。

食物小百科

新土豆皮较薄且软，用刀削或刮皮既费时，又会将土豆肉一起削去。较简便的方法是：将土豆放入一个棉质布袋中扎紧口，像洗衣服一样用手揉搓，就可将土豆皮去净了。

西葫芦

摄入量（每餐）80克

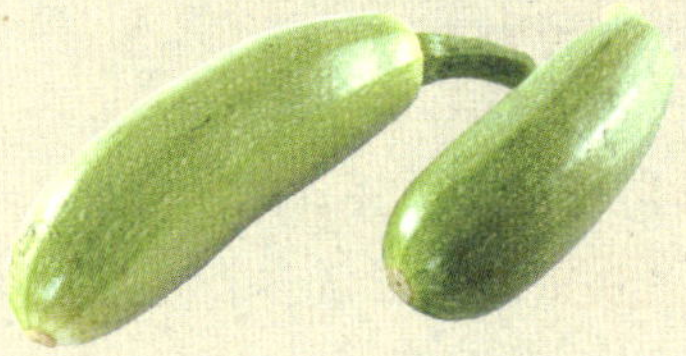

别名 美洲南瓜、茭瓜、角瓜、珠瓜

性味归经 性寒，味甘；入脾、胃、肾经

宜忌人群 一般人都可以食用

	名称（单位）	含量
	热量（千卡／100克）	19
	胆固醇（毫克／100克）	-
	膳食纤维（克／100克）	0.6
三大营养素	蛋白质（克／100克）	0.8
	脂肪（克／100克）	0.2
	碳水化合物（克／100克）	3.8
维生素	维生素A（微克／100克）	5
	维生素B_1（毫克／100克）	0.01
	维生素B_2（毫克／100克）	0.03
	维生素B_6（毫克／100克）	0.05
	维生素B_{12}（微克／100克）	-
	维生素C（毫克／100克）	6
	维生素D（微克／100克）	-
	维生素E（毫克／100克）	0.34
	烟酸（毫克／100克）	0.2
	叶酸（微克／100克）	7.2
	生物素（微克／100克）	2.2
矿物质	钾（毫克／100克）	92
	钠（毫克／100克）	5
	钙（毫克／100克）	15
	镁（毫克／100克）	9
	磷（毫克／100克）	17
	锌（毫克／100克）	0.12
	铜（毫克／100克）	0.03
	锰（毫克／100克）	0.04
	硒（微克／100克）	0.28
	铁（毫克／100克）	0.3

主要营养功效

◎**润泽肌肤**：西葫芦富含水分，有润泽肌肤的作用。

◎**减肥，抗癌防癌**：西葫芦可调节人体代谢，具有减肥功效。此外，西葫芦还含有一种干扰素的诱生剂，可刺激机体产生干扰素，提高免疫力，发挥抗病毒和癌症的作用。

◎**清热利尿，除烦止渴，润肺止咳，消肿散结**：西葫芦具有清热利尿、除烦止渴、润肺止咳、消肿散结的功能。可用于辅助治疗水肿腹胀、烦渴、疮毒以及肾炎、肝硬化腹水等症。

◎**预防糖尿病**：西葫芦所含的葫芦巴碱具有促进人体胰岛素分泌的作用，可有效地预防和改善糖尿病。

◎**增强肝肾功能**：西葫芦可预防肝、肾等器官的病变，经常食用有助于增强肝肾功能及其细胞活力。

选购或储存小妙招

◎应选购色鲜质嫩、瓜体周正、表面光滑无疙瘩、不伤不烂、脆嫩、单个重量在1千克以上的西葫芦。

◎西葫芦适宜在冰箱中存放，完整的嫩西葫芦可保存3～7天；切成块的西葫芦用保鲜膜包好可保存1～2天。

相宜相克速查

黄金搭配

- ✔ 西葫芦+鸡蛋=营养更加丰富
- ✔ 西葫芦+韭菜=祛风解表

香菜

摄入量（每餐）3~10克

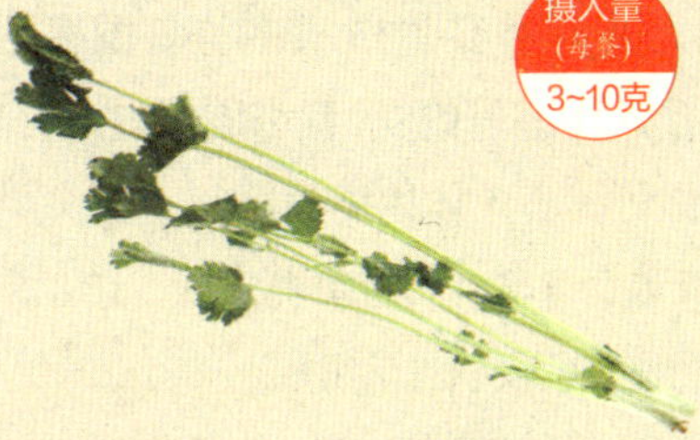

别名 芫荽、原荽、胡荽、满天星

性味归经 性温，味辛；归肺、脾经

宜忌人群 一般人群均可食用

名称（单位）		含量
	热量（千卡/100克）	33
	胆固醇（毫克/100克）	-
	膳食纤维（克/100克）	1.2
三大营养素	蛋白质（克/100克）	1.8
	脂肪（克/100克）	0.4
	碳水化合物（克/100克）	6.2
维生素	维生素A（微克/100克）	193
	维生素B_1（毫克/100克）	0.04
	维生素B_2（毫克/100克）	0.14
	维生素B_6（毫克/100克）	0.07
	维生素B_{12}（微克/100克）	-
	维生素C（毫克/100克）	48
	维生素D（微克/100克）	-
	维生素E（毫克/100克）	0.8
	烟酸（毫克/100克）	2.2
	叶酸（微克/100克）	41.9
	生物素（微克/100克）	-
矿物质	钾（毫克/100克）	272
	钠（毫克/100克）	48.5
	钙（毫克/100克）	101
	镁（毫克/100克）	33
	磷（毫克/100克）	49
	锌（毫克/100克）	0.45
	铜（毫克/100克）	0.21
	锰（毫克/100克）	0.28
	硒（微克/100克）	0.53
	铁（毫克/100克）	2.9

主要营养功效

◎**祛腥膻，增味道**：香菜中含有许多挥发油，其特殊的香气就是挥发油散发出来的。它能祛除肉类的腥膻味，因此在一些菜肴中加些香菜，能起到祛腥膻、增味道的独特功效。

◎**促使机体发汗，透疹**：香菜提取液具有显著的发汗、清热、透疹的功能，其特殊香味能刺激汗腺分泌，促使机体发汗，透疹。

◎**和胃调中**：香菜辛香升散，能促进胃肠蠕动，具有开胃醒脾、调和中焦的功效，适用于各种胃凉、胃酸、消化不良等症。

◎**祛风解毒，促进伤口愈合等**：利用香菜内通心脾、小肠，外达体表四肢、散风祛寒的作用，可以消除一切不正之气。香菜对于发热头疼者可减轻症状；对因谷类食物引起的积食停滞，可以帮助消化。误食毒蘑菇中毒，服香菜子有解毒作用。

选购或储存小妙招

◎购买香菜时，宜选择颜色碧绿、具有浓郁香味、菜叶没有腐烂的。

◎如果想长时间保存香菜，可以将香菜的根部切除，摘去烂叶、黄叶，摊开晾晒1~2天，然后编织成长辫，挂在阴凉处风干，想吃时用温水泡发即可。

相宜相克速查

黄金搭配

- ✔ 香菜+牛肉=补脾健胃，通大小肠积气
- ✔ 香菜+鳝鱼=促进营养物质消化吸收
- ✔ 香菜+鳖肉=改善人体造血机能

香菇

摄入量（每餐）4~6朵

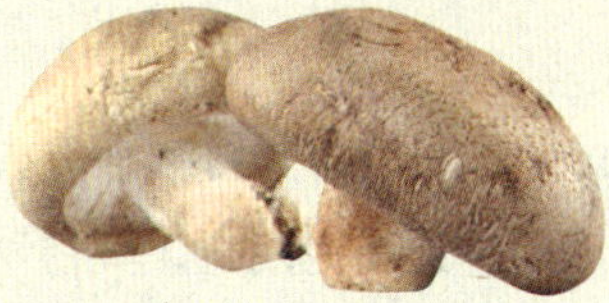

别名 冬菰、菊花菇、花蕈

性味归经 性平，味甘；归肝、胃经

宜忌人群 一般人均可食用

	名称（单位）	含量
	热量（千卡 / 100克）	26
	胆固醇（毫克 / 100克）	-
	膳食纤维（克 / 100克）	3.3
三大营养素	蛋白质（克 / 100克）	2.2
	脂肪（克 / 100克）	0.3
	碳水化合物（克 / 100克）	5.2
维生素	维生素A（微克 / 100克）	-
	维生素B_1（毫克 / 100克）	-
	维生素B_2（毫克 / 100克）	0.08
	维生素B_6（毫克 / 100克）	-
	维生素B_{12}（微克 / 100克）	-
	维生素C（毫克 / 100克）	1
	维生素D（微克 / 100克）	-
	维生素E（毫克 / 100克）	-
	烟酸（毫克 / 100克）	2
	叶酸（微克 / 100克）	-
	生物素（微克 / 100克）	-
矿物质	钾（毫克 / 100克）	20
	钠（毫克 / 100克）	1.4
	钙（毫克 / 100克）	2
	镁（毫克 / 100克）	11
	磷（毫克 / 100克）	53
	锌（毫克 / 100克）	0.66
	铜（毫克 / 100克）	0.12
	锰（毫克 / 100克）	0.25
	硒（微克 / 100克）	2.58
	铁（毫克 / 100克）	0.3

主要营养功效

◎**提高免疫功能**：香菇富含B族维生素、维生素D原（经日晒后转成维生素D）、铁、钾；而且香菇蛋白质中氨基酸多达18种，含人体必需的8种氨基酸中的7种，经常食用可提高人体免疫功能。

◎**延缓衰老**：常食香菇可滋养皮肤，防止皮肤干涩粗糙，使皮肤光洁细腻。

◎**防癌抗癌**：香菇菌盖部分含有双链结构的核糖核酸，进入人体后，会产生具有抗癌作用的干扰素。

◎**降血压，降血脂，降胆固醇**：香菇中含有嘌呤、胆碱、酪氨酸、氧化酶以及某些核酸物质，能起到降低血压、降低胆固醇、降血脂的作用。

选购或储存小妙招

◎新鲜香菇呈白色或近白色，肉厚，柄与菌盖同色，近似圆柱形，内部松软、充实，质地细嫩，清香味鲜。

◎新鲜香菇可用透气膜包装后，置于冰箱冷藏，可保鲜一星期左右，也可直接冷冻保存。干香菇则应密封保存。

相宜相克速查

黄金搭配

✔ 香菇+油菜=益智健脑，润肠通便，预防癌症

✔ 香菇+毛豆=预防心血管疾病

✔ 香菇+豆腐=降血压

禁忌搭配

✘ 香菇+驴肉=易诱发心绞痛

香菇冬笋炖冬瓜

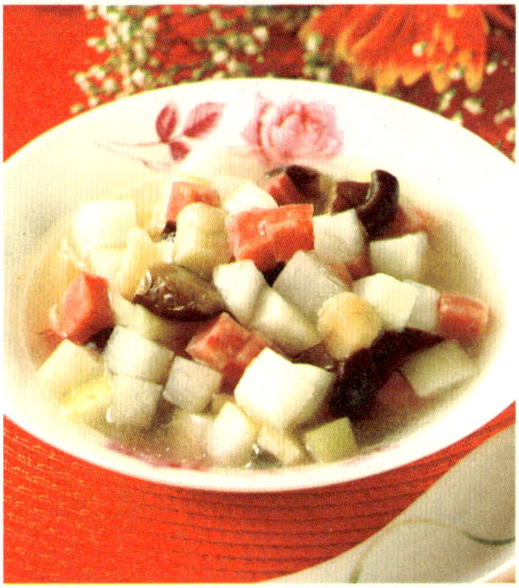

材料 冬瓜300克，干贝、香菇、冬笋、火腿各25克，葱花、姜末各适量。

调料 鲜汤、水淀粉、盐、味精、白胡椒粉、料酒、香油各适量。

做法 ❶冬瓜去皮洗净，切成小方丁；香菇、冬笋洗净，与火腿一起切成同样的小方丁；干贝洗净，撕成丝。

❷将切好的冬瓜丁、香菇丁、冬笋丁、火腿丁放入开水中氽烫一下，再捞出沥干水分。

❸锅内倒油烧热，放入葱花、姜末爆香，加入鲜汤、盐、味精、白胡椒粉、料酒煮开，放入氽烫好的各种丁和干贝丝烧开，用水淀粉勾芡，淋入香油即可。

功效 香菇富含各种营养，对增强人体的抗病能力有良好功效。多吃香菇可预防感冒等疾病。

贞芪虫草香菇鸭

配方 女贞子、香菇各30克，生黄芪50克，冬虫夏草20克，鸭2只，葱、姜、胡椒粉、料酒、盐、味精各适量。

做法及用法 将女贞子、生黄芪、冬虫夏草洗去浮灰，装入纱布袋；香菇用温水泡发；葱、姜切成片；鸭宰杀后去毛及内脏，洗净，放入沙锅内，加水适量，加入香菇、纱布袋、葱片、姜片、盐、料酒，用大火烧开后，改用小火炖至鸭肉熟烂，取出纱布袋，拣出葱、姜，加胡椒粉、味精即成。佐餐食。

功效 可益气养血，调补阴阳。可用于久病不愈、癌症晚期等。健康人服用可防病抗癌，强身健体。

参花香菇鸡

配方 母鸡肉100克，党参、香菇各30克，黄花45克，生姜、料酒、盐各适量。

做法及用法 将母鸡肉切小块；党参、黄花均切段；香菇、生姜均切薄片；然后将母鸡肉块、党参、香菇、生姜、黄花、料酒和盐拌匀约10分钟后，放入小盆，加水盖好，于锅中蒸1小时即可。每日中、晚餐均可作为菜食用。

功效 补中益气，和脾胃，固表止汗，降脂。适用于老年人脾胃虚、体弱消瘦、体虚自汗等症。

金针菇

摄入量（每次）20~30克

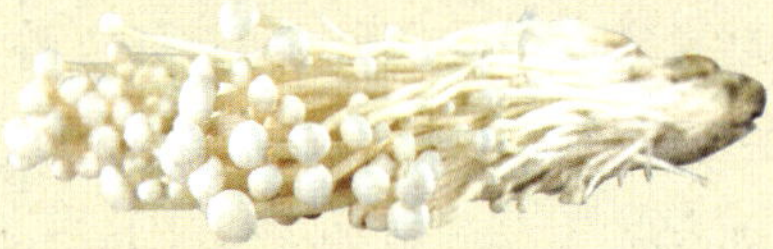

别名 金菇、朴菇、冬菇

性味归经 性平，味甘；归肝、胃经

宜忌人群 一般人都可食用

	名称（单位）	含量
	热量（千卡 / 100克）	32
	胆固醇（毫克 / 100克）	-
	膳食纤维（克 / 100克）	2.7
三大营养素	蛋白质（克 / 100克）	2.4
	脂肪（克 / 100克）	0.4
	碳水化合物（克 / 100克）	6
维生素	维生素A（微克 / 100克）	5
	维生素B_1（毫克 / 100克）	0.15
	维生素B_2（毫克 / 100克）	0.19
	维生素B_6（毫克 / 100克）	-
	维生素B_{12}（微克 / 100克）	-
	维生素C（毫克 / 100克）	2
	维生素D（微克 / 100克）	-
	维生素E（毫克 / 100克）	1.14
	烟酸（毫克 / 100克）	4.1
	叶酸（微克 / 100克）	-
	生物素（微克 / 100克）	-
矿物质	钾（毫克 / 100克）	195
	钠（毫克 / 100克）	4.3
	钙（毫克 / 100克）	-
	镁（毫克 / 100克）	17
	磷（毫克 / 100克）	97
	锌（毫克 / 100克）	0.39
	铜（毫克 / 100克）	0.14
	锰（毫克 / 100克）	0.1
	硒（微克 / 100克）	0.28
	铁（毫克 / 100克）	1.4

主要营养功效

◎**促进身高和智力发育**：金针菇含有多种人体必需氨基酸，其中赖氨酸和精氨酸含量尤其丰富，且含锌量比较高，对智力发育。

◎**增强机体对癌细胞的抗御能力**：金针菇中还含有一种叫朴菇素的物质，可增强机体对癌细胞的抗御能力。

◎**防治心脑血管等多种疾病**：金针菇可抑制血脂升高，降低胆固醇，防治心脑血管疾病；常食金针菇还能预防肝脏疾病和胃肠道溃疡，增强机体正气，防病健身。

◎**抵抗疲劳，抗菌消炎**：金针菇具有抵抗疲劳，抗菌消炎、清除重金属物质、抗肿瘤的作用。

选购或储存小妙招

◎金针菇呈现未开伞状，以颜色洁白、均匀整齐、菌柄挺直、根部不呈现褐色者为佳。

◎买回时如包装还是真空状态，直接放入冰箱冷藏保存即可；如买回的是散装金针菇，宜先将其放在纸巾上吸掉多余水分，再用保鲜膜包裹后放入密实袋密封，冷藏。

相宜相克速查

黄金搭配

- ✔ 金针菇+鸡肉=益气补血
- ✔ 金针菇+豆腐=益智强体，降血糖
- ✔ 金针菇+西蓝花=增强肝脏解毒能力，提高机体免疫力

禁忌搭配

- ✘ 金针菇+牛奶=可引发心绞痛
- ✘ 金针菇+驴肉=腹痛、腹泻

美味私房菜

什锦金针菇

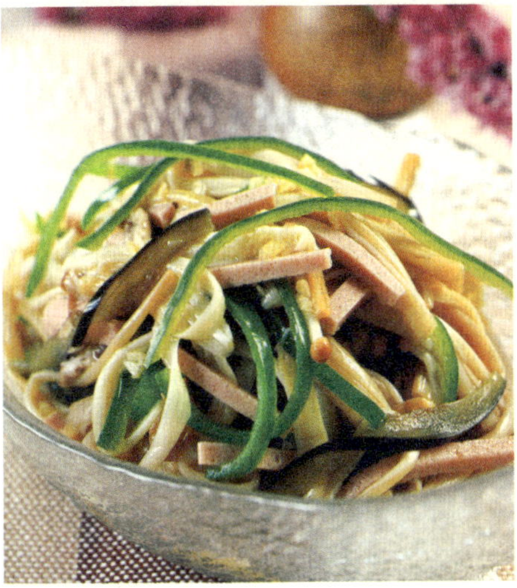

材料 火腿肠、金针菇各50克，青椒丝、姜末、香菇丝各少许。

调料 料酒、酱油、盐、鸡精、胡椒粉、香油、醋各适量。

做法 ❶ 青椒丝、香菇丝分别用沸水氽烫一下；火腿肠切成细丝。

❷ 金针菇用水煮熟（一定要熟），捞出，把火腿肠丝、香菇丝、金针菇、青椒丝、姜末放在盘子里，加入鸡精、料酒、盐搅拌均匀。

❸ 将其他调料搅匀倒盘里即可。

养生食疗方

金针菇豆腐煲

配方 金针菇、松蘑各100克，豆腐1块，酸菜、粉丝各80克，香菜末、盐各适量。

做法及用法 将豆腐切成小块，用沸水氽烫，再用冷水过凉；金针菇、松蘑浸水泡软，去蒂；粉丝浸水泡软，切成20厘米长的段；酸菜切成细丝；将松蘑码进沙锅铺底，上铺粉丝、酸菜，再码上一层豆腐块，最后用金针菇封顶；将浸泡金针菇蘑和松蘑的水倒进沙锅内，用大火烧沸，加入盐、油，盖上盖子用小火炖至香菇成熟，出锅后撒上香菜末即可。佐餐食用。

功效 可降低胆固醇。

豆芽凉拌金针菇

配方 水发金针菇250克，绿豆芽200克，姜片、葱花各5克，酱油、盐、味精、醋、胡椒粉、香油各适量。

做法及用法 将水发金针菇洗净，绿豆芽去杂质，洗净，分别在沸水锅中氽烫一下，放碗内，加入姜片、葱花、酱油、味精、盐、醋、胡椒粉，淋上香油即可。佐餐食用。

功效 具有清热消肿的功效。

食物小百科

金针菇一定要煮熟再吃，否则容易引起中毒。因为新鲜的金针菇中含有秋水仙碱，食用后容易中毒。但秋水仙碱易溶于水，充分加热后即可破坏，所以，食用鲜金针菇前，应将其在冷水中浸泡2小时，烹饪时要把金针菇煮软煮熟，以便使秋水仙碱遇热分解。

银耳

摄入量（每餐）15克

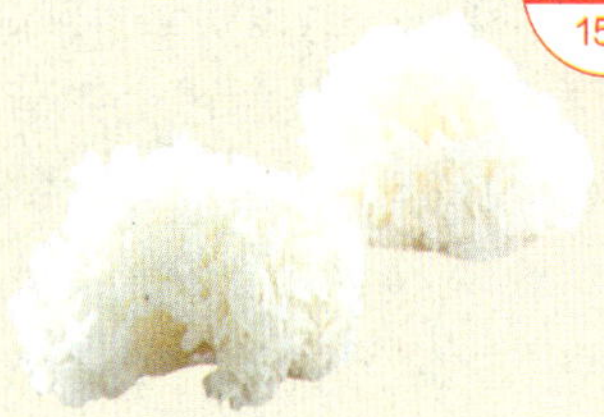

别名 白木耳

性味归经 性平，味甘；归肺、胃、肾经

宜忌人群 一般人都可食用

	名称（单位）	含量
	热量（千卡/100克）	261
	胆固醇（毫克/100克）	-
	膳食纤维（克/100克）	30.4
三大营养素	蛋白质（克/100克）	10
	脂肪（克/100克）	1.4
	碳水化合物（克/100克）	67.3
维生素	维生素A（微克/100克）	8
	维生素B_1（毫克/100克）	0.05
	维生素B_2（毫克/100克）	0.25
	维生素B_6（毫克/100克）	-
	维生素B_{12}（微克/100克）	-
	维生素C（毫克/100克）	-
	维生素D（微克/100克）	-
	维生素E（毫克/100克）	1.26
	烟酸（毫克/100克）	5.3
	叶酸（微克/100克）	-
	生物素（微克/100克）	-
矿物质	钾（毫克/100克）	1588
	钠（毫克/100克）	82.1
	钙（毫克/100克）	36
	镁（毫克/100克）	54
	磷（毫克/100克）	369
	锌（毫克/100克）	3.03
	铜（毫克/100克）	0.08
	锰（毫克/100克）	0.17
	硒（微克/100克）	2.95
	铁（毫克/100克）	4.1

主要营养功效

◎**润肤，祛除脸部雀斑**：银耳富有天然植物性胶质，加上滋阴作用，长期服用可以润肤，并有祛除脸部黄褐斑、雀斑的功效。

◎**减肥**：银耳中的膳食纤维可有助于胃肠蠕动，减少脂肪吸收，从而达到减肥的效果。

◎**增强免疫力**：银耳中的有效成分酸性多糖类物质，具有增强人体免疫力，调动淋巴细胞，加强白细胞的吞噬能力，兴奋骨髓造血功能。另外，银耳富含维生素D，能防止钙的流失，对促进儿童的生长发育十分有益。

◎**防癌抗癌**：银耳中的酸性多糖类物质能增强人体的免疫力，控制恶性肿瘤。动物实验表明，银耳多糖可以明显促进肝脏蛋白质及核酸合成，减轻放疗、化疗反应，使病人造血系统恢复功能，减少癌症患者的放射病死亡率。

◎**保肝护肝**：银耳含有的砷元素还具有提高肝脏解毒的能力，可有效保护肝脏功能。

选购或储存小妙招

◎选购银耳时，以淡黄色、根部颜色略深的为佳品，雪白、漂亮的千万不要购买。

◎将银耳存放于干燥、通风处即可。

相宜相克速查

黄金搭配

- 银耳+莲子=减肥祛斑
- 银耳+鱿鱼=活化细胞，抗衰老
- 银耳+冰糖=促进血液微循环，润肤养颜
- 银耳+菊花=镇静解毒，益气强身

美味私房菜

肉片银耳汤

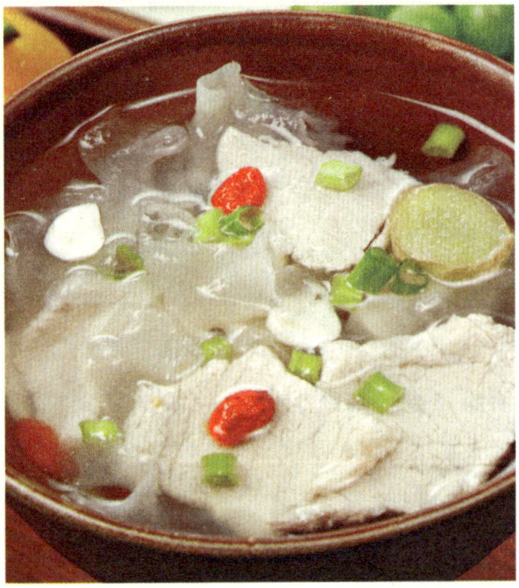

材料 猪肉片150克，银耳30克，枸杞子1大匙，杏仁1小匙，姜1片，葱花少许。

调料 A：料酒1小匙；B：鸡精1小匙，盐、白胡椒粉各少许。

做法 ❶ 银耳用水泡开后剪除底部硬块，并剪成小朵状。

❷ 用调料A触香锅后加入水、银耳、枸杞子、杏仁、姜片后烧开，并以小火煮10分钟。

❸ 放入调料B煮2分钟，再加入猪肉片，待重新烧开，撒上葱花即可。

养生食疗方

银耳茉莉花条

配方 银耳25克，茉莉花10朵，茶水1杯，冰糖适量。

做法及用法 银耳泡发，择洗后撕成小朵，与茶水、茉莉花同入锅中，加少量水、冰糖，煮半小时即成。每日1次。

功效 长期食用可美白肌肤。

银耳煎双草

配方 银耳15克，紫珠草10克，旱莲草12克。

做法及用法 取以上三味用水煎服，每日2次。

功效 此方可调理女性月经量多、烦躁不眠等症。

莲子红枣银耳粥

配方 米饭1碗，银耳25克，莲子、枸杞子、冰糖各适量，红枣2颗。

做法及用法 银耳用温水泡软，洗净；红枣洗净，泡软去核；莲子、枸杞子分别洗净，泡软；米饭放入开水锅中搅匀，下入银耳、红枣、莲子、枸杞子，煮至黏稠时，加冰糖即可佐餐食用。

功效 此粥可养阴润肺，清心安神，益胃生津。

食物小百科

银耳含有较多的硝酸盐类，隔夜的银耳汤在细菌的分解作用下，其中的硝酸盐会被还原成亚硝酸盐。食用后，亚硝酸盐会进入血液循环，使人体中正常的血红蛋白被氧化，出现不适症状。

黑木耳

摄入量（每餐）15克

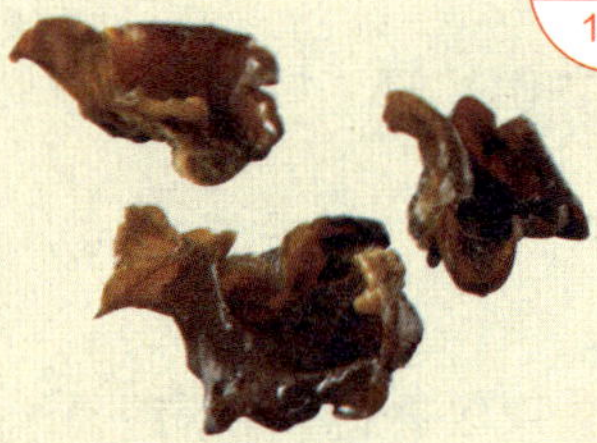

别名 木耳、桑耳、松耳

性味归经 性平，味甘；归胃、大肠经

宜忌人群 一般人都可食用

	名称（单位）	含量
	热量（千卡 / 100克）	27
	胆固醇（毫克 / 100克）	-
	膳食纤维（克 / 100克）	2.6
三大营养素	蛋白质（克 / 100克）	1.5
	脂肪（克 / 100克）	0.2
	碳水化合物（克 / 100克）	6
维生素	维生素A（微克 / 100克）	3
	维生素B_1（毫克 / 100克）	0.01
	维生素B_2（毫克 / 100克）	0.05
	维生素B_6（毫克 / 100克）	-
	维生素B_{12}（微克 / 100克）	-
	维生素C（毫克 / 100克）	1
	维生素D（微克 / 100克）	-
	维生素E（毫克 / 100克）	7.51
	烟酸（毫克 / 100克）	0.2
	叶酸（微克 / 100克）	-
	生物素（微克 / 100克）	-
矿物质	钾（毫克 / 100克）	52
	钠（毫克 / 100克）	8.5
	钙（毫克 / 100克）	34
	镁（毫克 / 100克）	57
	磷（毫克 / 100克）	12
	锌（毫克 / 100克）	0.53
	铜（毫克 / 100克）	0.04
	锰（毫克 / 100克）	0.97
	硒（微克 / 100克）	0.46
	铁（毫克 / 100克）	5.5

主要营养功效

◎**美容养颜，预防和改善缺铁性贫血**：黑木耳中铁的含量极为丰富，常吃黑木耳能养血驻颜，令人肌肤红润，容光焕发，并可预防和改善缺铁性贫血。

◎**清胃涤肠**：黑木耳中的胶质可吸附残留在胃肠道的灰尘、杂质，通过粪便排出体外，从而起到清胃涤肠、防止便秘的作用。

◎**预防和化解结石**：黑木耳对胆结石、肾结石等内源性异物也有比较显著的化解功能。

◎**预防血栓，防癌抗癌**：黑木耳含维生素K，能减少血液凝块，预防血栓的形成，有防治动脉粥样硬化和冠心病的作用。此外，黑木耳还含有抗肿瘤活性物质，能增强机体免疫力，经常食用可防癌抗癌。

选购或储存小妙招

◎优质的黑木耳干制前耳大肉厚，耳面乌黑光亮，耳背稍呈现灰暗，长势坚挺有弹性。干制后整耳收缩均匀，干薄完整，手感轻盈，拗折脆断，互不黏结。

◎黑木耳在储存中应减少翻动，轻拿轻放，不要用重物压。

相宜相克速查

黄金搭配

✔ 黑木耳+银耳=润肺补血

✔ 黑木耳+红糖=促进血液循环

禁忌搭配

✘ 黑木耳+田螺=有可能中毒

✘ 黑木耳+麦冬=引起胸闷

✘ 黑木耳+茶=降低人体对铁的吸收

美味私房菜

黑木耳炒荸荠

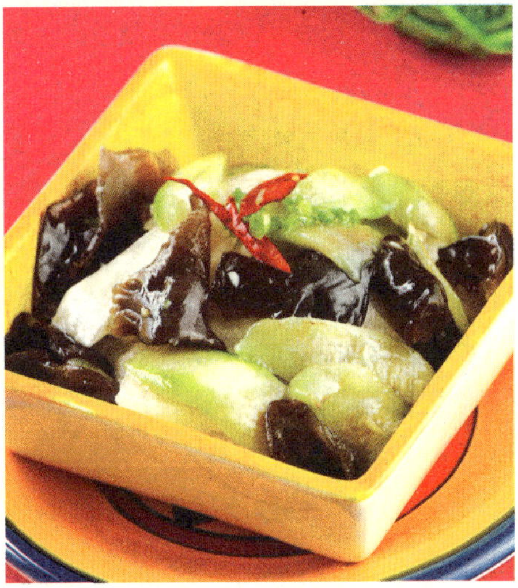

材料 黑木耳3朵，荸荠6个，丝瓜1根，葱少许。

调料 盐适量，干辣椒丝少许。

做法 ❶ 黑木耳用清水泡发，择洗干净，撕成小朵；荸荠去皮洗净，切成片；丝瓜去皮去瓤，洗净切成片；葱切末。

❷ 锅内放油，烧热后下葱末爆香。

❸ 下丝瓜片、干辣椒丝翻炒，再放入荸荠片和黑木耳，加盐调味即可。

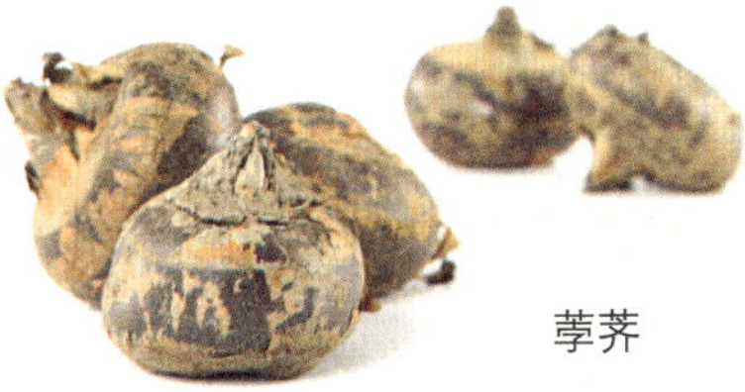

荸荠

养生食疗方

黑木耳扁豆粉

配方 黑木耳、扁豆各50克。

做法及用法 将黑木耳（干品）、扁豆同研成细粉。每次服用9克，每日2～3次。

功效 益气、清热、祛湿。适用于糖尿病患者。

双黑茶

配方 黑木耳、黑芝麻各60克。

做法及用法 将黑木耳和黑芝麻焙干研细末，各分2份。一份炒熟，一份生用，然后生熟混合。每日1～2次，每次取生熟混合之药15克，以沸水冲泡，闷15分钟，代茶频饮。

功效 可有效缓解内痔。

白术鲈鱼煲

配方 黑木耳30克，白术10克，鲈鱼1条（约500克），盐、料酒、陈皮各适量。

做法及用法 黑木耳泡发；白术、陈皮分别洗净；鲈鱼处理干净，切段，用料酒、盐稍加腌渍；沙锅内放清水及所有的材料煮汤，即可食用。

功效 此方具有益气补虚、健脾和胃的功效。

食物小百科

泡发干黑木耳最重要的一点是用冷水。温热水泡后的黑木耳不仅不易充分发开，口感还会绵软发黏，不少营养成分也都被溶解掉了。

海带

摄入量（每餐）15~20克

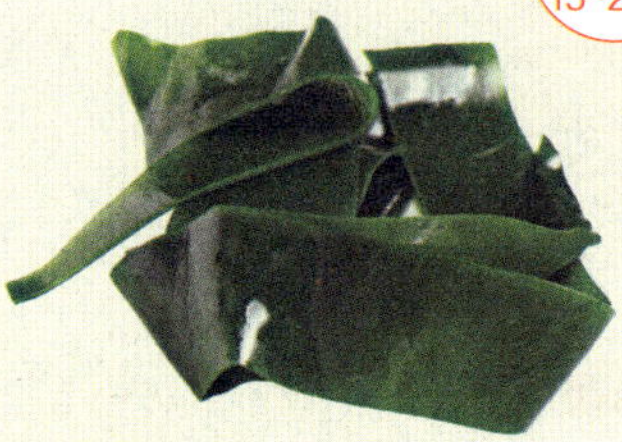

别名 昆布、海带菜、江白菜、海带草

性味归经 性寒，味咸；归肺经

宜忌人群 一般人都可食用

	名称（单位）	含量
	热量（千卡/100克）	16
	胆固醇（毫克/100克）	-
	膳食纤维（克/100克）	0.9
三大营养素	蛋白质（克/100克）	1.1
	脂肪（克/100克）	0.1
	碳水化合物（克/100克）	3
维生素	维生素A（微克/100克）	52
	维生素B_1（毫克/100克）	0.02
	维生素B_2（毫克/100克）	0.1
	维生素B_6（毫克/100克）	-
	维生素B_{12}（微克/100克）	-
	维生素C（毫克/100克）	-
	维生素D（微克/100克）	-
	维生素E（毫克/100克）	-
	烟酸（毫克/100克）	0.9
	叶酸（微克/100克）	-
	生物素（微克/100克）	-
矿物质	钾（毫克/100克）	222
	钠（毫克/100克）	107.6
	钙（毫克/100克）	241
	镁（毫克/100克）	61
	磷（毫克/100克）	29
	锌（毫克/100克）	0.66
	铜（毫克/100克）	0.03
	锰（毫克/100克）	1.47
	硒（微克/100克）	4.9
	铁（毫克/100克）	3.3

主要营养功效

◎**预防甲亢**：海带中含有大量的碘，碘是合成甲状腺的主要物质，如果人体缺碘，就会患“大脖子病”，即甲状腺机能减退症，所以它是甲状腺机能低下者的最佳食品。

◎**清热利水，利尿消肿**：海带中还含有大量的甘露醇，而甘露醇具有利尿消肿的作用，可防治肾衰竭、老年性水肿、药物中毒等病症。同时，甘露醇与碘、钾、烟酸等元素协同作用，对防治动脉硬化、高血压、慢性气管炎、慢性肝炎、贫血、水肿等疾病有较好的食疗效果。

◎**抗辐射**：海带中的胶质能促使体内的放射性物质随同大便排出体外，从而减少放射性物质在人体内的积聚。

◎**抗癌**：海带能选择性清除体内锶等致癌物。它所含的纤维素在人的肠道里犹如“清道夫”，能增强肠蠕动，增加大便量，加速排泄肠道中的有害物质，防止大肠癌的发生。海带的脂溶性提取物，可抑制某些致癌物的诱变作用，提高机体免疫力。

选购或储存小妙招

熬煮海带汤，应挑选肉厚、颜色乌黑的海带。

相宜相克速查

黄金搭配

✔ 海带+黑木耳=排毒，促进营养物质吸收

✔ 海带+猪肉=除湿，易消化吸收

禁忌搭配

✘ 海带+白酒=造成消化不良

美味私房菜

海带香菇腔骨汤

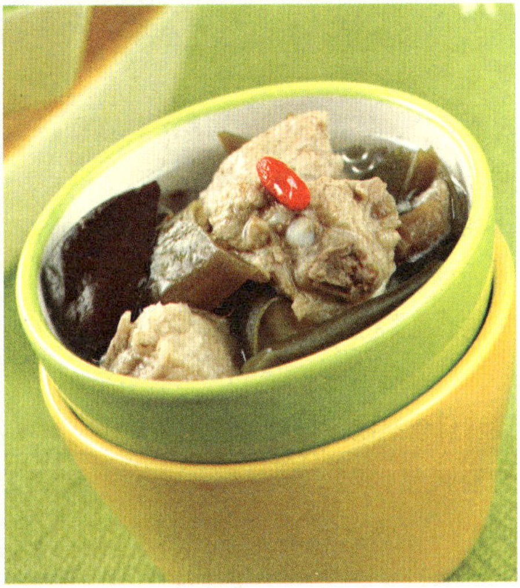

材料 腔骨 500 克，水发海带 150 克，红枣 10 颗，枸杞子少许，香菇 3 朵，姜片适量。

调料 盐适量，料酒 1 大匙，醋少许。

做法 ❶ 将腔骨洗净切块，氽烫一下，捞出；水发海带洗干净，切段；香菇泡软，去蒂，切片；红枣泡发洗净。❷ 锅中倒入适量清水，将各种材料及料酒、醋一起放入，炖煮至熟，出锅前放入枸杞子、盐即可。

功效 有强筋壮骨、补血行气之功效。适用于骨质疏松的人。

养生食疗方

川贝海带粥

配方 川贝、海带末、丹参各 15 克，薏米 30 克，冬瓜 60 克，红糖适量。

做法及用法 川贝、丹参煎汤后去渣，留药汁；冬瓜洗净，切小块，再加入薏米、海带末、红糖和药汁一同煮粥。可随时食用。

功效 清热消肿、润肺退火。适用于颈部肿大、恶心、便溏症。

海带汁

配方 海带适量。

做法及用法 将海带放入杯中，再倒入 100 毫升水，充分搅拌后，将其放置在阴凉处 1 个晚上。饮汤吃海带，早饭前饮用。

功效 海带中的矿物质及其他营养成分可以被有效吸收，可以有效缓和更年期综合征的诸多症状。

草决明海带汤

配方 海带 20 克，草决明 10 克。

做法及用法 海带洗净切丝，草决明洗净去杂；在它们中加清水 2 碗，煎至 1 碗即成。佐餐饮用。

功效 此汤具有清肝、明目、化痰的功效。可辅助治疗高血压、眼结膜炎。

食物小百科

海带中含大量的维生素及矿物质，尤其是碘、钙、镁、铁、钾、钠等矿物质，对于想甩掉身上的赘肉及改善下半身曲线的女性朋友们来说，是非常有益的食品。

紫菜

摄入量（每次）15克

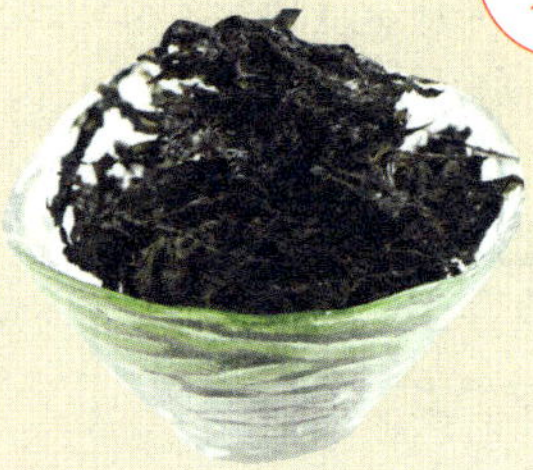

别名 索菜、子菜、紫英

性味归经 性寒，味甘、咸；归肺经

宜忌人群 一般人均可食用

名称（单位）		含量
	热量（千卡/100克）	250
	胆固醇（毫克/100克）	-
	膳食纤维（克/100克）	21.6
三大营养素	蛋白质（克/100克）	26.7
	脂肪（克/100克）	1.1
	碳水化合物（克/100克）	44.1
维生素	维生素A（微克/100克）	228
	维生素B_1（毫克/100克）	0.27
	维生素B_2（毫克/100克）	1.02
	维生素B_6（毫克/100克）	-
	维生素B_{12}（微克/100克）	-
	维生素C（毫克/100克）	2
	维生素D（微克/100克）	-
	维生素E（毫克/100克）	1.82
	烟酸（毫克/100克）	7.3
	叶酸（微克/100克）	116.7
	生物素（微克/100克）	-
矿物质	钾（毫克/100克）	1796
	钠（毫克/100克）	710.5
	钙（毫克/100克）	264
	镁（毫克/100克）	105
	磷（毫克/100克）	350
	锌（毫克/100克）	2.47
	铜（毫克/100克）	1.68
	锰（毫克/100克）	4.32
	硒（微克/100克）	7.22
	铁（毫克/100克）	54.9

主要营养功效

◎**补心养血，促进骨骼、牙齿生长**：紫菜中含丰富的钙、铁元素，不仅能改善女性、儿童贫血，而且还可以促进儿童的骨骼、牙齿生长。

◎**清热利尿**：紫菜含有一定量的甘露醇，有清热利尿的功效，可辅助治疗水肿。

◎**降低胆固醇，辅疗甲状腺肿大等多种病症**：根据药理研究证明，紫菜能够有效地降低血浆中的胆固醇含量，并可用于辅助治疗甲状腺肿大、淋巴结核、脚气等多种病症。

◎**缓解胃病症状，预防胃癌，防老化**：紫菜中含有大量的碘、钙、锌、锰等物质以及大量的维生素，被誉为“藻类之冠”，具有防老化、防贫血、缓解夜盲症等功效，是缓解胃溃疡的最佳食品。紫菜富含抗癌物质维生素U，经常食用，可防胃癌。

◎**调节内分泌**：碘直接作用于甲状腺、激素的生成过程，能起到调解生理基础代谢和促进身心健康的作用，对减轻女性更年期综合征和男性阳痿也有一定疗效。

选购或储存小妙招

紫菜很容易因受潮而变质，储存紫菜时须放入密封的罐子或袋子中，并且置于低温干燥处。

相宜相克速查

黄金搭配

✔ 紫菜+鸡蛋=补充维生素B_{12}和钙质

✔ 紫菜+甘蓝=更好发挥功效

禁忌搭配

✘ 紫菜+柿子=影响钙质的吸收

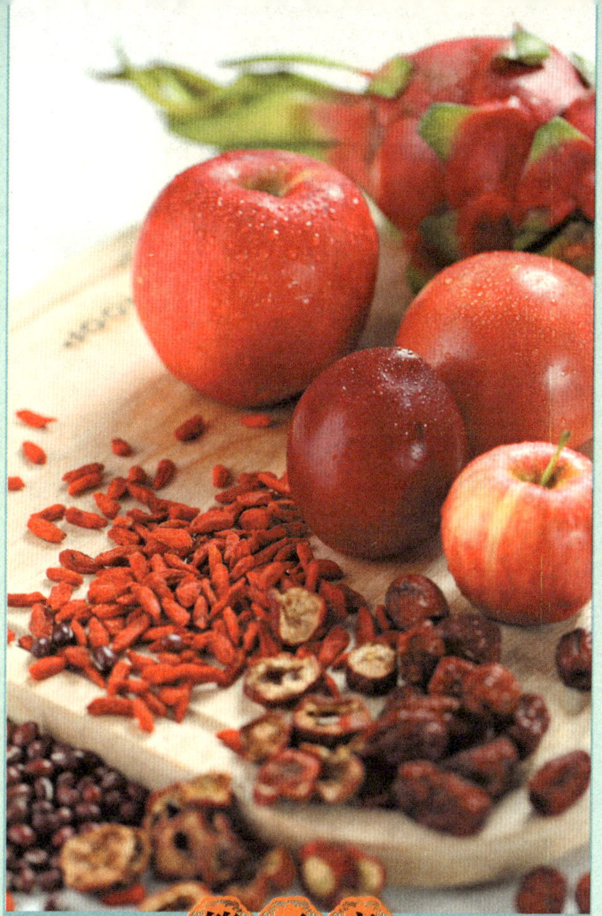

第三章

水果干果养生全扫描

水果种类繁多，并含有多种其他食物所没有的营养成分，且多富含水分，可以帮助调节体内代谢，有助于预防多种疾病。干果可以提供丰富的卵磷脂和植物蛋白，且风味独特，是很受欢迎的『零食』。

苹果

摄入量（每日）2~3个

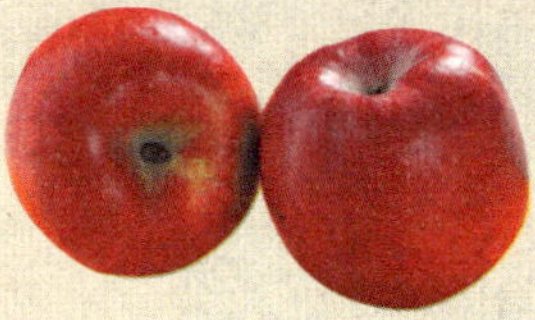

别名 柰、滔婆

性味归经 性凉，味甘、酸；归脾、肺经

宜忌人群 老少皆宜

名称（单位）		含量
	热量（千卡／100克）	54
	胆固醇（毫克／100克）	-
	膳食纤维（克／100克）	1.2
三大营养素	蛋白质（克／100克）	0.2
	脂肪（克／100克）	0.2
	碳水化合物（克／100克）	13.5
维生素	维生素A（微克／100克）	3
	维生素B_1（毫克／100克）	0.06
	维生素B_2（毫克／100克）	0.02
	维生素B_6（毫克／100克）	-
	维生素B_{12}（微克／100克）	-
	维生素C（毫克／100克）	4
	维生素D（微克／100克）	-
	维生素E（毫克／100克）	2.12
	烟酸（毫克／100克）	0.2
	叶酸（微克／100克）	6.3
	生物素（微克／100克）	-
矿物质	钾（毫克／100克）	119
	钠（毫克／100克）	1.6
	钙（毫克／100克）	4
	镁（毫克／100克）	4
	磷（毫克／100克）	12
	锌（毫克／100克）	0.19
	铜（毫克／100克）	0.06
	锰（毫克／100克）	0.03
	硒（微克／100克）	0.12
	铁（毫克／100克）	0.6

主要营养功效

◎**调节酸碱平衡：**苹果是碱性食物，吃苹果可以迅速中和体内过多的酸性物质，增强体力和抗病能力。

◎**稳定血糖，缓解便秘：**苹果含有苹果酸，苹果酸可以稳定血糖，预防老年性糖尿病；另外苹果中的可溶性纤维果胶能促进胃肠道中铅、贡、锰的排除，调节机体血糖水平，预防血糖的骤升骤降，还能缓解便秘，降低胆固醇。

◎**防治骨质疏松：**苹果含微量元素硼，硼可以大幅度增加血液中的雌激素和其他化合物的浓度，这些物质能够有效预防钙质流失，有助于保持骨密度，预防和缓解骨质疏松。

选购或储存小妙招

◎选购苹果时，应挑选个大适中、果皮光洁、颜色艳丽、软硬适中、果皮无虫眼和损伤、肉质细密、气味芳香者。

◎苹果带回家后应从塑料袋中取出，置于阴凉通风处保存。

相宜相克速查

黄金搭配

- 苹果+猪肉=消除疲劳
- 苹果+黄豆=预防慢性病
- 苹果+牛奶=清凉解渴，生津除热，防癌抗癌

禁忌搭配

- 苹果+绿豆=对身体不利
- 苹果+萝卜=诱发甲状腺肿大

苹果鲜蔬汤

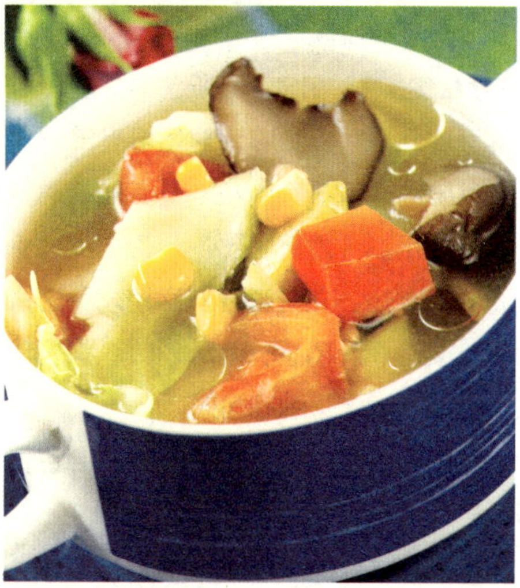

材料 苹果、甜玉米粒、西红柿、圆白菜、胡萝卜各50克，鲜香菇3朵，姜丝适量，芹菜少许。

调料 胡椒粉、盐各适量。

做法 ❶ 苹果去皮、去核切厚片；胡萝卜去皮切厚片；西红柿洗净后切小块；圆白菜洗净，用手撕成小块备用；香菇洗净，切片；芹菜去老筋后切段备用。

❷ 油锅烧热，爆香姜丝，放入胡萝卜片、香菇片炒香，然后加入适量清水，大火煮开。

❸ 将甜玉米粒和已经准备好的其他材料放入锅中同煮；煮至胡萝卜熟软，放入盐、胡椒粉即可。

功效 该汤味酸甜，有健胃、安神、润肺的作用。

川贝苹果汤

配方 苹果1个，川贝末10克，蜂蜜适量。

做法及用法 将苹果切盖，挖成空心，放入川贝末、蜂蜜，将切下的苹果盖盖好，用牙签固定，隔水炖2小时。汤渣同吃。

功效 可以润肺止咳。用于防治咳嗽痰多、咽干口渴。

苹果茶

配方 苹果100克。

做法及用法 将苹果切成小块，放入榨汁机榨汁，加热即可。代茶频饮，不限时。

功效 具有健脾益胃、生津止渴的功效。适用于小儿泄泻。

苹果枸杞叶蜂蜜饮

配方 苹果500克，枸杞叶100克，胡萝卜300克，蜂蜜适量。

做法及用法 将以上三味一起洗净，放入榨汁机内榨取汁液，再加冷开水与适量蜂蜜调味即成。代茶饮用。

功效 具有补肺滋阴、清热止咳的功效。

食物小百科

苹果酒有滋养肌肤、美丽容颜、瘦身的功效。

梨

摄入量（每日）
1个

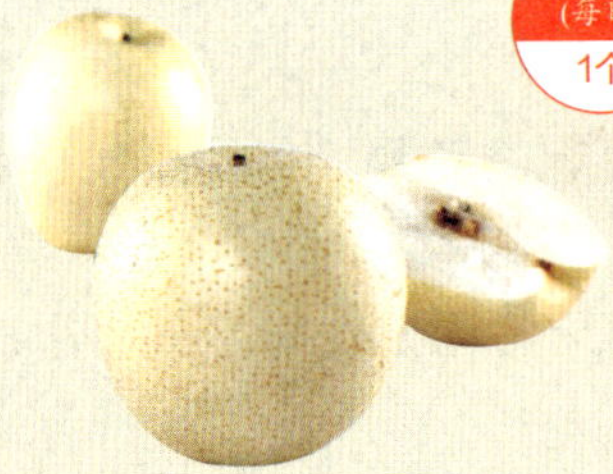

别名 快果、玉乳

性味归经 性凉，味甘、微酸；归肺、胃经

宜忌人群 一般人都可食用

	名称（单位）	含量
	热量（千卡／100克）	50
	胆固醇（毫克／100克）	-
	膳食纤维（克／100克）	3.1
三大营养素	蛋白质（克／100克）	0.4
	脂肪（克／100克）	0.2
	碳水化合物（克／100克）	13.3
维生素	维生素A（微克／100克）	6
	维生素B_1（毫克／100克）	0.03
	维生素B_2（毫克／100克）	0.06
	维生素B_6（毫克／100克）	-
	维生素B_{12}（微克／100克）	-
	维生素C（毫克／100克）	6
	维生素D（微克／100克）	-
	维生素E（毫克／100克）	1.34
	烟酸（毫克／100克）	0.3
	叶酸（微克／100克）	8.8
	生物素（微克／100克）	-
矿物质	钾（毫克／100克）	92
	钠（毫克／100克）	2.1
	钙（毫克／100克）	9
	镁（毫克／100克）	8
	磷（毫克／100克）	14
	锌（毫克／100克）	0.46
	铜（毫克／100克）	0.62
	锰（毫克／100克）	0.07
	硒（微克／100克）	1.14
	铁（毫克／100克）	0.5

主要营养功效

◎**保护心脏，降低血压**：梨中含丰富的B族维生素，能保护心脏，减轻疲劳，增强心肌活力，降低血压。

◎**止咳祛痰，养护咽喉**：梨所含的配糖体及鞣酸等成分能祛痰止咳，对咽喉有养护作用，对肺结核所导致的咳嗽具有较好的辅助治疗作用。《本草备要》也说，梨“生者清六腑之热，熟者滋五脏之阴。”这都说明，梨有润肺清胃，凉心消热，熄风化火，消痈疽，止烦渴等功效。

◎**促进消化，排毒瘦身**：梨中的果胶含量很高，有助于消化，通利排便，排毒瘦身。

◎**预防骨质疏松**：梨含有微量元素硼，其可以预防骨质疏松症；硼充足时，记忆力、注意力、心智敏锐度会提高。

选购或储存小妙招

◎挑选梨时，宜选果型饱满、皮薄、无斑疤、无变色、无虫蛀、无破皮、香味浓郁者。

◎梨比较容易腐烂，在保存的时候，可用2～3层软纸先将梨单个包好，然后装入纸盒，放进冰箱冷藏室内。一周后去掉包装纸装入塑料袋，不扎口，再放入冰箱冷藏室，将冰箱温度调到0℃左右，一般可存放1～2个月。

相宜相克速查

黄金搭配

- 梨+橙子=美容养颜
- 梨+银耳=预防慢性病
- 梨+牛奶=预防慢性病

美味私房菜

美颜雪梨猪蹄汤

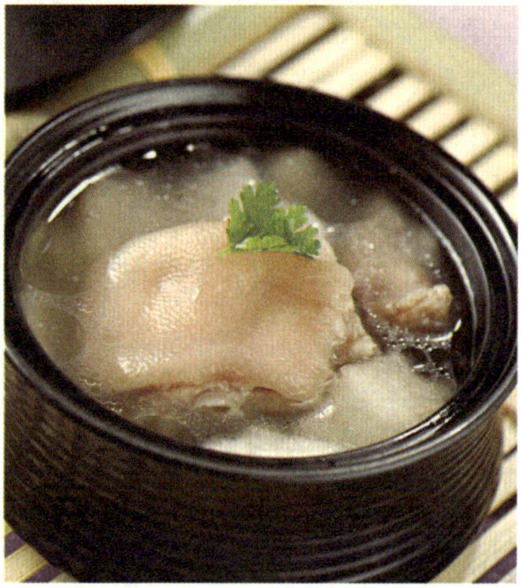

材料 猪蹄1只，雪梨200克，香菜叶少许。

调料 盐1小匙，味精少许，老汤1碗。

做法 ❶ 猪蹄去毛，洗净，剁块；雪梨切块，备用。

❷ 猪蹄块入锅煮35分钟后加雪梨块和调料，煮5分钟，撒香菜叶即成。

功效 猪蹄中含大量胶原蛋白，有减少皱纹、润泽肌肤、延缓老化的功效。

养生食疗方

枸杞子杏仁雪梨汤

配方 雪梨300克，菠萝100克，杏仁25克，枸杞子、冰糖、蜂蜜各适量，盐少许。

做法及用法 雪梨洗净，去皮、去核，切块；菠萝去皮，切小块，放淡盐水中浸泡一会儿；枸杞子洗净；锅置火上，倒入适量水烧开，放入雪梨块、杏仁再煮沸，再放入菠萝块、枸杞子同煮至雪梨块软后，加冰糖、盐调味，关火后稍放凉，加入蜂蜜即可代茶饮。

功效 化痰止咳。

蒸梨杏仁蜜

配方 梨1个，杏仁3克，蜂蜜适量。

做法及用法 将梨洗净，切半去核后，加水淹过梨的一半，放入杏仁、蜂蜜，再用电蒸锅蒸10分钟即可。可经常食用。

功效 可缓解高烧症状。

梨皮美白汁

配方 梨皮20克，西瓜皮30克，冰糖适量。

做法及用法 将梨皮和西瓜皮分别洗净，无需刨去老皮，切碎后放入锅内煎水，煎好后去渣，加入冰糖代茶饮。每日1剂，连续服用5～7天。

功效 可美白肌肤。

食物小百科

饭后吃鲜梨，咀嚼能当“护牙剂”。梨中的清脆的颗粒可有效清除牙缝里的菌斑，预防和缓解牙石引起的牙龈充血、萎缩，对胃火上炎引起的牙龈红肿和风火牙痛有辅助治疗作用。

桃

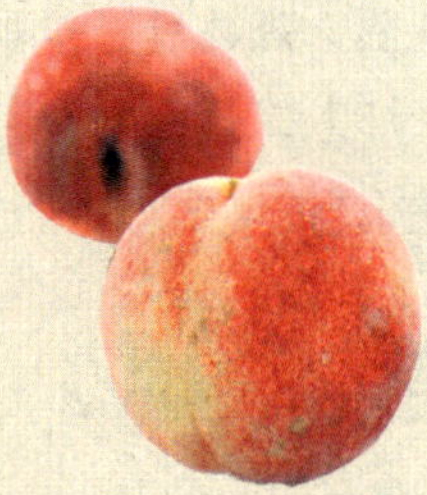

摄入量（每次）1个

别名 桃实、毛桃、蜜桃、白桃、红桃

性味归经 性温，味甘、酸；归肝、大肠经

宜忌人群 一般人群均可食用

	名称（单位）	含量
	热量（千卡／100克）	51
	胆固醇（毫克／100克）	-
	膳食纤维（克／100克）	1.3
三大营养素	蛋白质（克／100克）	0.9
	脂肪（克／100克）	0.1
	碳水化合物（克／100克）	12.2
维生素	维生素A（微克／100克）	3
	维生素B_1（毫克／100克）	0.01
	维生素B_2（毫克／100克）	0.03
	维生素B_6（毫克／100克）	-
	维生素B_{12}（微克／100克）	-
	维生素C（毫克／100克）	7
	维生素D（微克／100克）	-
	维生素E（毫克／100克）	1.54
	烟酸（毫克／100克）	0.7
	叶酸（微克／100克）	3
	生物素（微克／100克）	-
矿物质	钾（毫克／100克）	166
	钠（毫克／100克）	5.7
	钙（毫克／100克）	6
	镁（毫克／100克）	7
	磷（毫克／100克）	20
	锌（毫克／100克）	0.34
	铜（毫克／100克）	0.05
	锰（毫克／100克）	0.07
	硒（微克／100克）	0.24
	铁（毫克／100克）	0.8

主要营养功效

◎**清理肠道，预防便秘**：桃中富含果胶与纤维，这类物质到大肠中能吸收大量的水分，有助于促进肠胃蠕动，清理肠道废物，达到预防便秘的功效。

◎**促进伤口愈合**：一个鲜桃含的维生素C几乎可以满足成年人一天的需求，因此十分适合当做日常水果。维生素C不仅有助于身体吸收铁和维护免疫系统，对合成皮肤的重要组成部分——胶原也至关重要，能促进伤口愈合。

◎**缓解贫血与水肿**：桃中含铁丰富，是缺铁性贫血患者的理想食疗佳果。此外，桃含钾量多，含钠量少，非常适合水肿患者食用。

◎**醒酒**：桃含有烟碱酸，能有效促进血液循环，可以解酒并改善宿醉。

选购或储存小妙招

◎选购时以果体大、形状端正、外皮无伤、有桃毛、果色鲜亮者为佳。

◎桃如果过度冷藏会有损美味，所以冷藏于冰箱约1～2个小时即可。如果要长时间冷藏的话，应先用纸将桃子一个个地包好，避免直接接触冷气。

相宜相克速查

黄金搭配

✔ 桃+酸奶=促进儿童成长

✔ 桃+莴笋=预防慢性病

禁忌搭配

✘ 桃+萝卜=诱发甲状腺肿大

✘ 桃+蟹=腹痛、腹泻

美味私房菜

桃子干贝冬瓜汤

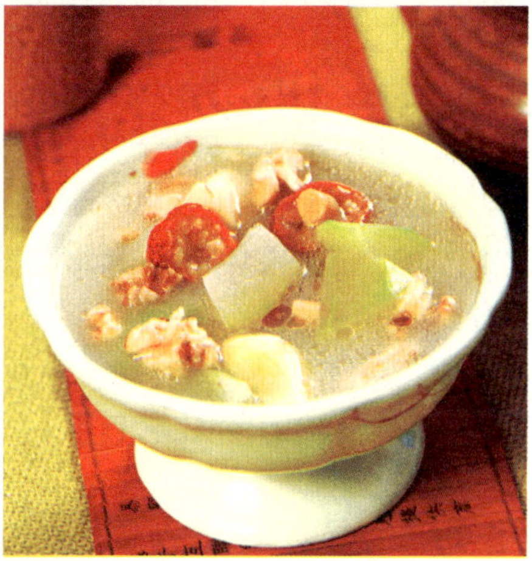

材料 冬瓜400克，干贝80克，桃1个，山楂30克，大蒜适量。

调料 葡萄酒、盐、味精各适量。

做法 ❶ 将干贝洗净，放入碗内，加入葡萄酒、大蒜，放入蒸笼中，蒸约1小时。

❷ 冬瓜去皮瓤，切块；桃去皮，切块；山楂洗净用清水浸泡半天。

❸ 将干贝、冬瓜块、桃块、山楂一同放入锅中，加足量的水，投入盐、味精炖熟即可。

功效 干贝富含蛋白质、碳水化合物以及钙、磷、铁等多种人体必需的矿物质，具有软化血管、降血压、降胆固醇的功效。冬瓜可以有效祛脂减肥，山楂可以健脾益胃，该汤具有明显的降血脂、预防冠心病及动脉粥样硬化的作用，同时还可预防血栓。

养生食疗方

桃仁黑芝麻糊

配方 桃仁10克，黑芝麻25克，白面适量。

做法及用法 先将白面加油炒熟，再加入桃仁、黑芝麻炒焦，服用时用沸水冲调成糊状即可。每次食用2～3汤匙，每日1～2次。

功效 此方具有健脑、养心、止烦热的功效。

桃仁粥

配方 桃仁15克，粳米30克。

做法及用法 将桃仁去皮打碎；粳米淘洗干净，除去杂质，备用；取锅，放入桃仁，再往锅内倒入300毫升水，煮至剩150毫升水时，取汁，入米煮粥。每日1～2次，早晚服用。

功效 祛淤活血，润肠通便。适用于高血压、冠心病、产后疼痛不欲食、心腹痛、痛经、闭经、便秘等症。

食物小百科

桃虽然很美味，但是桃毛很令人头疼，因为很难去除干净。去桃毛有个小诀窍：吃前可以用盐直接搓桃子的表皮，然后再用水冲洗，就能较干净地去除桃毛了。桃通常可连皮一起食用，因为表皮中营养也很丰富，但是一定要冲洗干净。

李子

摄入量（每次）60克

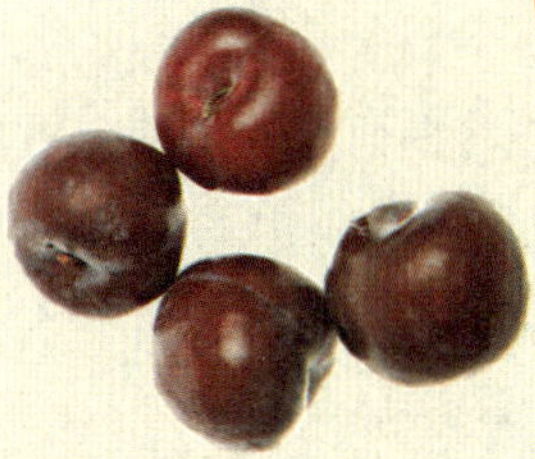

别名 嘉庆子、嘉应子

性味归经 性平，味甘、酸；归肝、脾、胃经

宜忌人群 一般人都能食用

	名称（单位）	含量
	热量（千卡/100克）	38
	胆固醇（毫克/100克）	-
	膳食纤维（克/100克）	0.9
三大营养素	蛋白质（克/100克）	0.7
	脂肪（克/100克）	0.2
	碳水化合物（克/100克）	8.7
维生素	维生素A（微克/100克）	25
	维生素B_1（毫克/100克）	0.03
	维生素B_2（毫克/100克）	0.02
	维生素B_6（毫克/100克）	-
	维生素B_{12}（微克/100克）	-
	维生素C（毫克/100克）	5
	维生素D（微克/100克）	-
	维生素E（毫克/100克）	0.74
	烟酸（毫克/100克）	0.4
	叶酸（微克/100克）	8.3
	生物素（微克/100克）	-
矿物质	钾（毫克/100克）	144
	钠（毫克/100克）	3.8
	钙（毫克/100克）	8
	镁（毫克/100克）	10
	磷（毫克/100克）	11
	锌（毫克/100克）	0.14
	铜（毫克/100克）	0.04
	锰（毫克/100克）	0.16
	硒（微克/100克）	0.23
	铁（毫克/100克）	0.6

主要营养功效

◎**增进食欲，助消化**：李子能促进胃酸和胃消化酶的分泌，有增加肠胃蠕动的作用，因而食李能促进消化，增加食欲，为胃酸缺乏、食后饱胀、大便秘结者的食疗佳品。

◎**清理肠道，排毒养颜**：李子所含的纤维素和山梨糖醇能促进排便，避免体内堆积毒素，对于清理肠道非常有帮助，因此可使皮肤细腻有光泽。

◎**清肝祛热，保养肝脏**：李子含有多种氨基酸，酸甜可口，鲜食对辅助治疗肝硬化、肝腹水大有好处。

◎**改善贫血**：李子富含胡萝卜素和铁元素，可以显著地改善缺铁性贫血、头晕等症状。

选购或储存小妙招

◎挑选李子时，以果皮光亮，颜色半青半红，果肉结实、不发软的为佳。

◎洗李子要小心，果蒂部位不宜沾水，否则易变坏，而凡用水冲过的李子均不能久存。

相宜相克速查

黄金搭配

- ✔ 李子+盐=维持酸碱平衡
- ✔ 李子+坚果=促进儿童生长
- ✔ 李子+香蕉=美容
- ✔ 李子+牛奶+葡萄=促进儿童成长

禁忌搭配

- ✖ 李子+醋=营养成分流失
- ✖ 李子+蜂蜜=降低营养价值
- ✖ 李子+青鱼=伤脾胃

柚子

摄入量（每次）100克

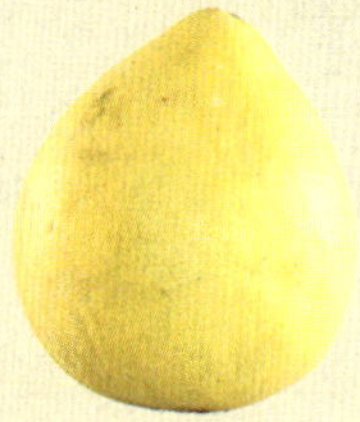

别名 香栾、朱栾、文旦、雷柚、碌柚、胡柑

性味归经 性寒，味甘酸；归脾、肾、膀胱经

宜忌人群 脾虚便溏者慎食

	名称（单位）	含量
	热量（千卡/100克）	42
	胆固醇（毫克/100克）	-
	膳食纤维（克/100克）	0.4
三大营养素	蛋白质（克/100克）	0.8
	脂肪（克/100克）	0.2
	碳水化合物（克/100克）	9.5
维生素	维生素A（微克/100克）	2
	维生素B_1（毫克/100克）	-
	维生素B_2（毫克/100克）	0.03
	维生素B_6（毫克/100克）	-
	维生素B_{12}（微克/100克）	-
	维生素C（毫克/100克）	23
	维生素D（微克/100克）	-
	维生素E（毫克/100克）	-
	烟酸（毫克/100克）	0.3
	叶酸（微克/100克）	-
	生物素（微克/100克）	-
矿物质	钾（毫克/100克）	119
	钠（毫克/100克）	3
	钙（毫克/100克）	4
	镁（毫克/100克）	4
	磷（毫克/100克）	24
	锌（毫克/100克）	0.4
	铜（毫克/100克）	0.18
	锰（毫克/100克）	0.08
	硒（微克/100克）	0.7
	铁（毫克/100克）	0.3

主要营养功效

◎**降血压**：柚子中的钾是降低高血压的天然微量元素。另外，柚子几乎不含钠，因此是患有心脑血管病及肾脏病患者最佳的食疗水果。

◎**降血糖**：柚子含非常丰富的维生素C，能降低血液中的胆固醇；另外，新鲜的柚子肉中含有作用类似于胰岛素的成分铬，能降低血糖。

◎**增强体质**：柚子中的天然叶酸，能够预防孕妇贫血症状发生，并能帮助腹中的胎儿健康发育。

◎**预防心脑血管疾病**：柚子含黄酮类，能抑制血小板凝集，增强血液浮悬的稳定性，加快血流，可预防心脑血管疾病。

◎**润肺清肠**：柚子能生津止渴，帮助消化，理气散结，化痰止咳，解酒毒。

选购或储存小妙招

◎选购时以有香味、果皮结实、按压不下陷、有弹性、表皮薄而光润、色泽呈淡绿或淡黄者为佳。

◎剥开的柚子不要裸露在外面，表皮会发干，最好装进塑料袋里放进冰箱，这样可保存好几天。

相宜相克速查

黄金搭配

- ✓ 柚子+栗子=预防感冒
- ✓ 柚子+西红柿=降低血糖

禁忌搭配

- ✗ 柚子+螃蟹=刺激肠胃

樱 桃

摄入量（每次）30克

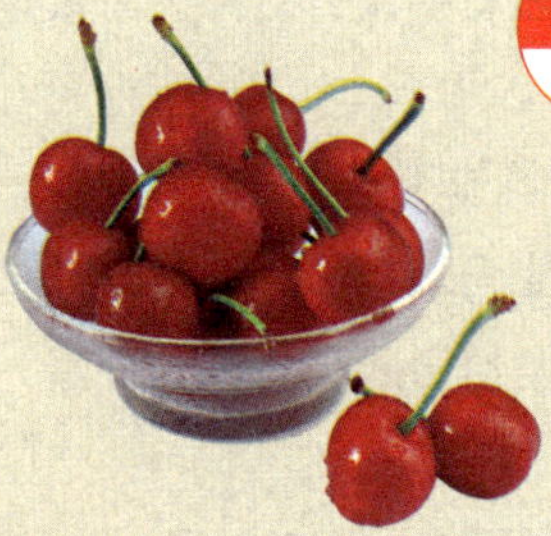

别名 莺桃、含桃、荆桃

性味归经 性温，味甘、微酸；归脾、肝经

宜忌人群 适合一般人食用

	名称（单位）	含量
	热量（千卡 / 100克）	46
	胆固醇（毫克 / 100克）	-
	膳食纤维（克 / 100克）	0.3
三大营养素	蛋白质（克 / 100克）	1.1
	脂肪（克 / 100克）	0.2
	碳水化合物（克 / 100克）	10.2
维生素	维生素A（微克 / 100克）	35
	维生素B_1（毫克 / 100克）	0.02
	维生素B_2（毫克 / 100克）	0.02
	维生素B_6（毫克 / 100克）	-
	维生素B_{12}（微克 / 100克）	-
	维生素C（毫克 / 100克）	10
	维生素D（微克 / 100克）	-
	维生素E（毫克 / 100克）	2.22
	烟酸（毫克 / 100克）	0.6
	叶酸（微克 / 100克）	9.9
	生物素（微克 / 100克）	-
矿物质	钾（毫克 / 100克）	232
	钠（毫克 / 100克）	8
	钙（毫克 / 100克）	11
	镁（毫克 / 100克）	12
	磷（毫克 / 100克）	27
	锌（毫克 / 100克）	0.23
	铜（毫克 / 100克）	0.1
	锰（毫克 / 100克）	0.07
	硒（微克 / 100克）	0.21
	铁（毫克 / 100克）	0.4

主要营养功效

◎**美白皮肤，祛除皱纹**：樱桃含铁量高，常用樱桃汁涂擦面部及皱纹处，能使面部皮肤红润嫩白，祛皱消斑。

◎**发汗，透疹，解毒**：麻疹流行时，给小儿饮用樱桃汁能够预防感染，因为樱桃具有发汗、透疹、解毒的作用。

◎**缓解轻度烧伤、冻伤**：樱桃可以缓解烧烫伤，具有收敛止痛、防止伤处起疱化脓的作用。同时，樱桃还能缓解轻、重度冻伤。

◎**消炎，理气止痛**：科学研究发现，吃20颗樱桃比吃阿司匹林更有效。主要用于改善贫血、疝气、甲状腺肿大、烫伤、烧伤、冻疮、汗斑以及风湿腰腿病等病症。

◎**排毒通便**：樱桃中的钾有助于稳定心律，其果肉可以帮助机体排除毒素和不洁的体液，对肾脏的排毒颇具功效，被公认为“去毒水果”。更有温和的通便作用，有“最可口的天然药物”之美称。

选购或储存小妙招

◎选购樱桃时，以表皮光滑有光泽、有隆胀感、无凹陷瑕疵者为佳。另外，品质好的樱桃果蒂连着果实，用力摘果蒂才会脱落。

◎樱桃买回来之后，如果一次吃不完，最好将樱桃置于冰箱中保存，以防软化，且要常洒些水，以免发霉。

相宜相克速查

黄金搭配

- 樱桃+哈密瓜=预防贫血，增加体力
- 樱桃+盐=维持酸碱平衡

美味私房菜

樱桃西米粥

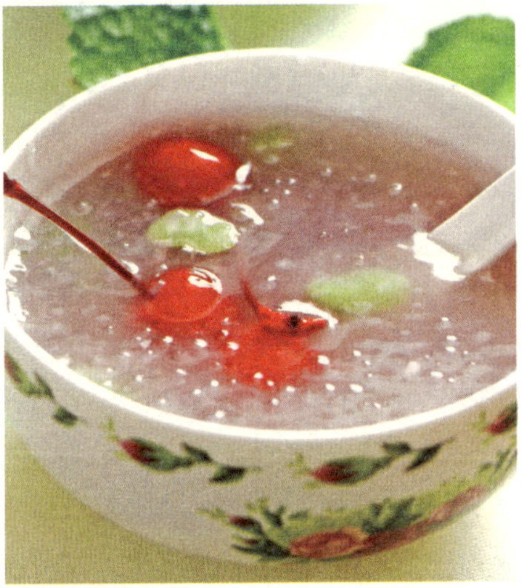

材料 新鲜樱桃200克，西米、新鲜蚕豆各80克。

调料 白糖适量。

做法 ❶ 将新鲜樱桃洗净，去核放入大碗中，加入白糖拌匀。

❷ 将新鲜蚕豆洗净，放入锅中用清水煮熟，取出放凉去皮。

❸ 将西米洗干净，在锅中放入清水，加入西米煮沸；西米浮上水面时，加入白糖、新鲜樱桃与新鲜蚕豆一起煮，煮开后即可食用。

养生食疗方

樱桃蜂蜜饮

配方 樱桃250克，蜂蜜适量。

做法及用法 将樱桃洗干净，去核，将果肉取出；接着将樱桃肉放入榨汁机中搅打片刻，倒出放入蜂蜜一起搅拌后即可饮用。

功效 是改善贫血的绝佳甜品。

樱桃酒

配方 鲜樱桃500克，米酒1000毫升。

做法及用法 樱桃洗净置坛中，加米酒浸泡，密封，每2～3日搅动1次，15～20天即成。每日早晚各饮50毫升（含樱桃8～10颗）。

功效 樱桃酒非常适合女性朋友饮用，有美容的效果。

樱桃酱

配方 樱桃1000克，白砂糖、柠檬汁各适量。

做法及用法 樱桃洗净，去核；将樱桃和白砂糖一起放入锅内，上大火将其煮沸后转中火煮，撇去浮沫涩汁，再煮；煮至黏稠状时，加入柠檬汁，略煮一下，离火，放凉即可食用。

功效 调中益气，生津止渴。适用于风湿腰膝疼痛、四肢麻木不仁、消渴、烦热等病症。

食物小百科

每100克新鲜樱桃中维生素A的含有量比苹果、葡萄等水果要高4～5倍。因此，常吃樱桃对久坐电脑前过度使用眼睛而导致的视力下降、怕光等症状有很好的改善作用。

葡萄

摄入量（每日）30克

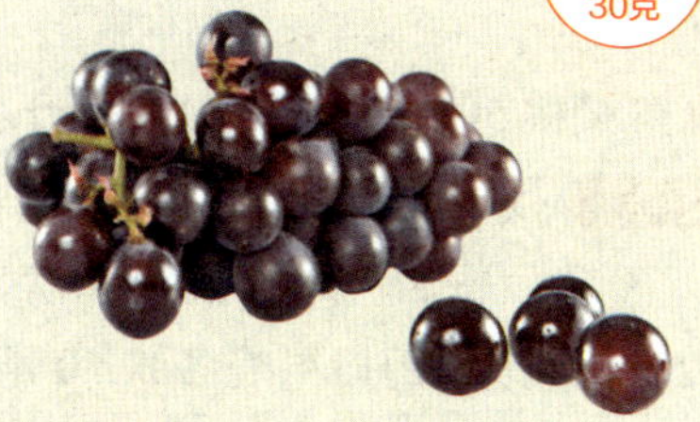

别名 草龙珠、蒲桃、山葫芦

性味归经 性平，味甘、酸；归肺、脾、肾经

宜忌人群 一般人都适合食用

	名称（单位）	含量
	热量（千卡/100克）	44
	胆固醇（毫克/100克）	-
	膳食纤维（克/100克）	0.4
三大营养素	蛋白质（克/100克）	0.5
	脂肪（克/100克）	0.2
	碳水化合物（克/100克）	10.3
维生素	维生素A（微克/100克）	8
	维生素B_1（毫克/100克）	0.04
	维生素B_2（毫克/100克）	0.02
	维生素B_6（毫克/100克）	-
	维生素B_{12}（微克/100克）	-
	维生素C（毫克/100克）	25
	维生素D（微克/100克）	-
	维生素E（毫克/100克）	0.7
	烟酸（毫克/100克）	0.2
	叶酸（微克/100克）	9.9
	生物素（微克/100克）	-
矿物质	钾（毫克/100克）	104
	钠（毫克/100克）	1.3
	钙（毫克/100克）	5
	镁（毫克/100克）	8
	磷（毫克/100克）	13
	锌（毫克/100克）	0.18
	铜（毫克/100克）	0.09
	锰（毫克/100克）	0.06
	硒（微克/100克）	0.2
	铁（毫克/100克）	0.4

主要营养功效

◎**防止低血糖**：当人体出现低血糖时，若及时饮用葡萄汁，可很快使症状缓解。

◎**预防心脑血管疾病**：葡萄能防止血栓形成，并且能降低人体血清胆固醇水平，降低血小板的凝聚，对预防心脑血管疾病有一定作用。

◎**改善贫血**：葡萄干的糖和铁的含量相对较高，是女性、儿童和体弱贫血者的滋补佳品。

◎**防癌，抗衰老**：葡萄中所含的类黄酮是一种强力抗氧化剂，可抗衰老，并可清除体内自由基。葡萄中还含有一种抗癌微量元素，可以防止健康细胞癌变，并能防止癌细胞扩散。

◎**抗感染**：葡萄含天然聚合苯酚，能与细菌及病毒中的蛋白质化合，使之失去传染疾病能力。

选购或储存小妙招

◎新鲜且成熟适度的葡萄果粒饱满，大小均匀，青子和瘪子较少。新鲜葡萄在用手轻轻提起时，果粒牢固，落子较少。优质葡萄果浆多而浓，味甜，有玫瑰香或草莓香。

◎葡萄的保存依品种不同而不同，一般是放进保鲜袋中再放入冰箱冷藏，可放3～5天。

相宜相克速查

黄金搭配

- ✔ 葡萄+枸杞子=补血
- ✔ 葡萄+水果类=消除疲劳，预防贫血，排毒养颜

禁忌搭配

- ✘ 葡萄+海味=腹胀腹痛，呕吐腹泻
- ✘ 葡萄+萝卜=诱发甲状腺肿大

美味私房菜

葡萄干核桃粥

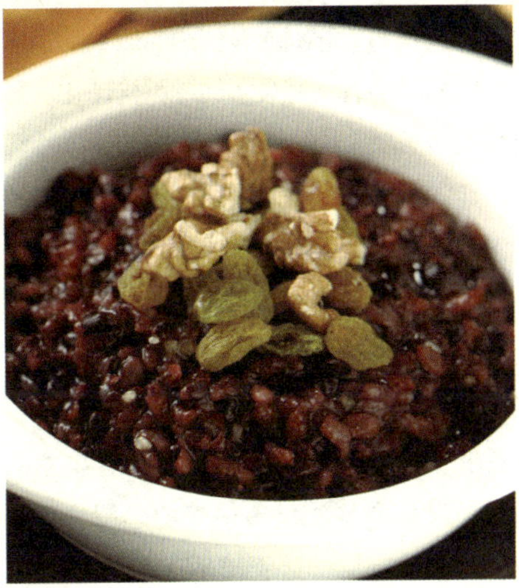

材料 核桃50克，葡萄干20粒，紫糯米100克。

调料 白糖、蜂蜜各适量。

做法 ❶ 核桃去壳，核桃肉切碎，去掉碎皮；葡萄干洗净；紫糯米洗净后用水浸泡2小时，捞出备用。

❷ 锅置火上，放入清水与紫糯米，大火煮开后转小火，熬煮20分钟。

❸ 把熬好的粥稍微放凉，放入核桃肉碎、葡萄干、白糖、蜂蜜，拌匀即可。

功效 本粥可称为学生的专用粥品，能为大脑补充营养，提高记忆力，从而提高学习效率。

养生食疗方

葡萄藕蜜膏

配方 鲜藕、葡萄各500克，蜂蜜适量。

做法及用法 先将鲜藕、葡萄洗净，切成碎末，以清洁纱布包拧取汁液，以小火煎熬浓缩成膏，加蜂蜜（量为膏的1倍）。每次1汤匙以沸水冲服，每日2～3次。

功效 可预防脑萎缩。

葡萄干茶

配方 葡萄干30克。

做法及用法 水煎服，或开水冲泡代茶饮。

功效 具有补肝肾、益气血、生津液、利小便的功效。

葡萄干决明茶

配方 葡萄干20克，枸杞子10克，草决明5克，蜂蜜适量。

做法及用法 将以上前三味材料每天泡茶，加蜂蜜适量即可。代茶饮。

功效 可缓解和改善双目干涩、视物不明的症状。

食物小百科

葡萄很美味，但却不易清洗干净。其实有个方法可将葡萄洗得很干净。首先将葡萄一粒粒摘下，放到盆里，然后往盆里加入水和两小勺面粉，将水缓缓搅动，让面粉充分溶于水，待1分钟后轻轻搓洗葡萄，再用清水反复冲洗，葡萄就变得非常干净了。

猕猴桃

摄入量（每日）1个

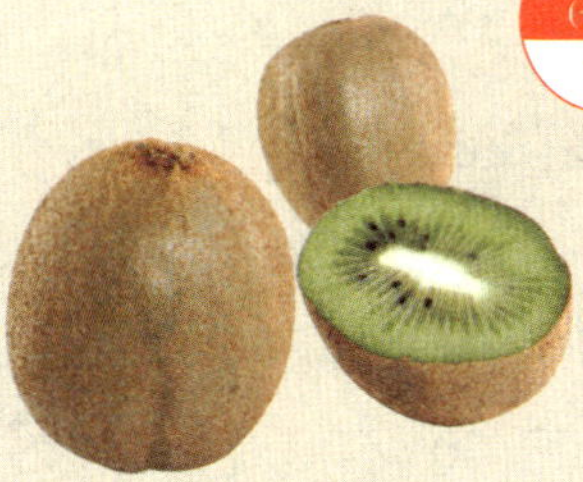

别名 毛桃、藤梨

性味归经 性寒，味甘、酸；归肾、胃、膀胱经

宜忌人群 一般人都可以食用

	名称（单位）	含量
	热量（千卡／100克）	61
	胆固醇（毫克／100克）	-
	膳食纤维（克／100克）	2.6
三大营养素	蛋白质（克／100克）	0.8
	脂肪（克／100克）	0.6
	碳水化合物（克／100克）	14.5
维生素	维生素A（微克／100克）	22
	维生素B_1（毫克／100克）	0.05
	维生素B_2（毫克／100克）	0.02
	维生素B_6（毫克／100克）	-
	维生素B_{12}（微克／100克）	-
	维生素C（毫克／100克）	62
	维生素D（微克／100克）	-
	维生素E（毫克／100克）	2.43
	烟酸（毫克／100克）	0.3
	叶酸（微克／100克）	-
	生物素（微克／100克）	-
矿物质	钾（毫克／100克）	144
	钠（毫克／100克）	10
	钙（毫克／100克）	27
	镁（毫克／100克）	12
	磷（毫克／100克）	26
	锌（毫克／100克）	0.57
	铜（毫克／100克）	1.87
	锰（毫克／100克）	0.73
	硒（微克／100克）	0.28
	铁（毫克／100克）	1.2

主要营养功效

◎**预防心脑血管疾病**：猕猴桃中的维生素C可用来辅助治疗和预防坏血病，还能促进人体胆固醇和甘油三酯加速转化为胆酸，降低血液中胆固醇含量，有缓解动脉粥样硬化、冠心病和脑出血症状的特殊功效。

◎**解毒，改善肝功能**：猕猴桃可作为汞的解毒剂，使血汞下降，肝功能改善。

◎**对抗致癌物**：猕猴桃中富含的维生素C作为一种抗氧化剂，能够有效抑制硝化反应，防止癌症发生。

◎**安胎，防止胎儿畸形**：猕猴桃含有丰富的叶酸，叶酸是构筑健康体魄的必需物质之一，能预防胚胎神经管畸形。

选购或储存小妙招

◎优质的猕猴桃个大，肉质细腻，汁多香浓；一般以果实表面无毛最好，软毛次之，硬毛最差。充分成熟的猕猴桃质地较软，有香气。

◎对于尚未软熟的猕猴桃可用塑料袋密封，在常温下放置5天左右，一般能自然熟化；对于暂不食用的猕猴桃，最好用塑料袋包好，保存于冰箱内。

相宜相克速查

黄金搭配

- 猕猴桃+燕麦=美容，缓解女性经前综合征
- 猕猴桃+牛肉=强身健体
- 猕猴桃+姜汁=清胃止呕
- 猕猴桃+酸奶=有助于肠内益生菌的生长

美味私房菜

燕麦猕猴桃苹果粥

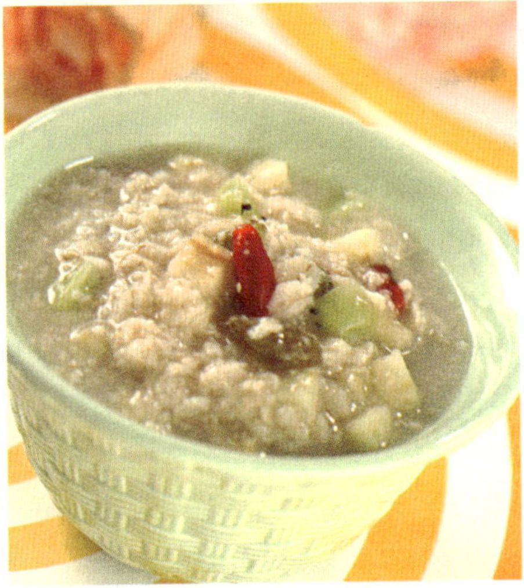

材料 燕麦片100克，苹果2个，猕猴桃1个，葡萄干、枸杞子各10克。

调料 奶粉20克，白糖适量。

做法 ❶ 苹果、猕猴桃洗净，分别切小块备用。

❷ 把燕麦片和奶粉分别放入碗中，倒入适量的开水搅拌均匀。

❸ 加入苹果块、猕猴桃块、葡萄干、枸杞子、白糖一起调匀即可。

功效 该粥可有效预防和辅助治疗动脉粥样硬化，还可改善心肌功能，缓解心脏病症状。

养生食疗方

猕猴桃杏汁

配方 猕猴桃1个，杏4～5颗（去核）。

做法及用法 将猕猴桃去皮与杏一同放入榨汁机内榨汁即可饮用。

功效 可增强免疫力。

猕猴桃蜂蜜饮

配方 猕猴桃3个，蜂蜜适量。

做法及用法 将猕猴桃洗干净去皮，切块，放入榨汁机中榨成果汁，加入蜂蜜即可饮用。

功效 此饮有调节内分泌及促进新陈代谢、增加食欲、改善睡眠、补充体力、解除疲劳、稳定情绪、镇定心情的功效。适用于情绪低落、失眠、健忘、便秘以及更年期综合征患者饮用。

猕猴桃干汁

配方 猕猴桃干100克。

做法及用法 水煎服。早晚分2次服完。

功效 适用于消化不良、食欲缺乏者。

食物小百科

猕猴桃的果肉中含有一种酶，有助于肉类纤维蛋白质的分解。据说，常吃猕猴桃的人皮肤特别细嫩光滑，富有弹性，因此，猕猴桃被称为“青春果”。中老年人常服猕猴桃酒、猕猴桃粥等，也有较好的养生保健及护肤益颜的作用。猕猴桃味甘汁多，营养丰富，尤其富含天然叶酸，建议女性在孕前或怀孕初期多吃点，有助于预防胎儿各类先天性缺陷。

草莓

摄入量（每次）
10个

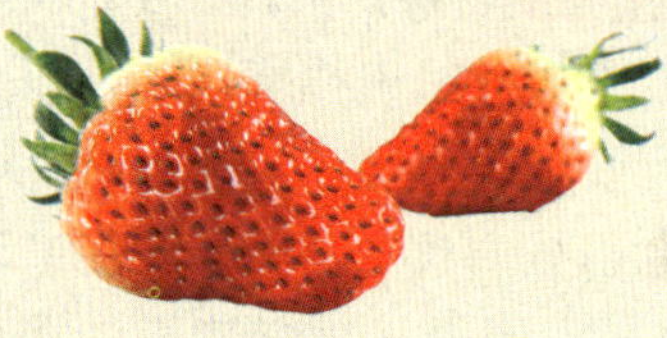

别名 红莓、地莓

性味归经 性凉，味甘、酸；归脾、胃、肺经

宜忌人群 一般人均可食用

	名称（单位）	含量
	热量（千卡/100克）	32
	胆固醇（毫克/100克）	-
	膳食纤维（克/100克）	1.1
三大营养素	蛋白质（克/100克）	1
	脂肪（克/100克）	0.2
	碳水化合物（克/100克）	7.1
维生素	维生素A（微克/100克）	5
	维生素B_1（毫克/100克）	0.02
	维生素B_2（毫克/100克）	0.03
	维生素B_6（毫克/100克）	-
	维生素B_{12}（微克/100克）	-
	维生素C（毫克/100克）	47
	维生素D（微克/100克）	-
	维生素E（毫克/100克）	0.71
	烟酸（毫克/100克）	0.3
	叶酸（微克/100克）	31.8
	生物素（微克/100克）	-
矿物质	钾（毫克/100克）	131
	钠（毫克/100克）	4.2
	钙（毫克/100克）	18
	镁（毫克/100克）	12
	磷（毫克/100克）	27
	锌（毫克/100克）	0.14
	铜（毫克/100克）	0.04
	锰（毫克/100克）	0.49
	硒（微克/100克）	0.7
	铁（毫克/100克）	1.8

主要营养功效

◎**保护视力，保养肝脏**：草莓中所含的胡萝卜素是合成维生素A的重要物质，具有明目养肝的作用。

◎**助消化，通大便**：草莓还含有果胶和丰富的膳食纤维，可以帮助消化，通畅大便。

◎**减少脂肪，有助减肥**：草莓含有一种叫天冬氨酸的物质，可以自然而平缓地除去体内的多余脂肪，达到减肥的目的。

◎**改善贫血**：草莓中含铁量很高，再加上丰富的维生素C，可以帮助铁的吸收，改善贫血症状。

◎**抗癌防癌**：草莓中的鞣花酸对致癌物多环芳香烃、亚硝胺、黄曲霉素和芳香胺等，均具有高效抑制效果。

◎**护肤美容**：草莓含有大量的维生素C，能改善皮肤黑色素沉着。

选购或储存小妙招

◎选购草莓时，以果粒完整、富有光泽、无外伤、无病虫害者为佳。如变褐色、软烂并有汁液流出，表示已腐坏。

◎草莓宜先洗净，再以保鲜膜包裹置于冰箱内，这样保鲜效果更好。

相宜相克速查

黄金搭配

- ✔ 草莓+橙子=美容
- ✔ 草莓+酸奶=养心定神
- ✔ 草莓+豆腐=缓解更年期综合征

禁忌搭配

- ✘ 草莓+樱桃=上火

美味私房菜

新鲜草莓虾

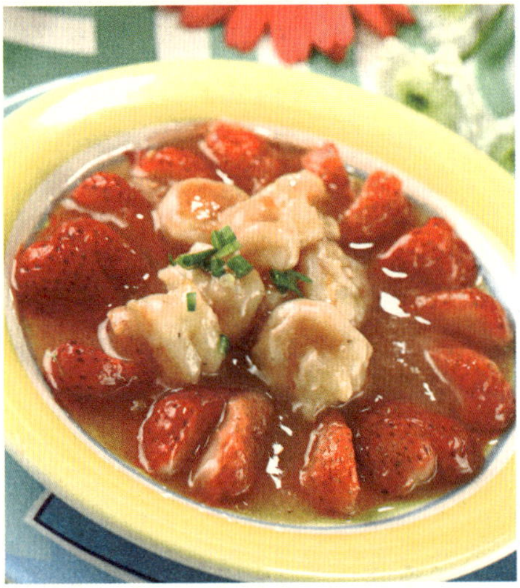

材料 草莓100克，鲜虾仁300克，葱花、姜丝各少许。

调料 盐、水淀粉、草莓酱各适量。

做法 ❶鲜虾仁洗净，用水淀粉、盐腌渍；草莓洗净，切两半。

❷油锅烧至七成热，下入虾仁炸成球状，捞出沥油。

❸另起油锅烧热，加入葱花、姜丝炒出香味，把草莓、盐、虾球、草莓酱放入锅中，翻炒至熟即可。

草莓红枣粥

材料 草莓100克，红枣50克，荔枝干30克，糯米150克。

调料 白糖适量。

做法 ❶将全部材料淘洗干净备用。

❷将全部材料放入锅中，加适量水熬粥，食用时可依据个人口味添加白糖。

功效 可补气养血，适合久病体虚、贫血者食用。

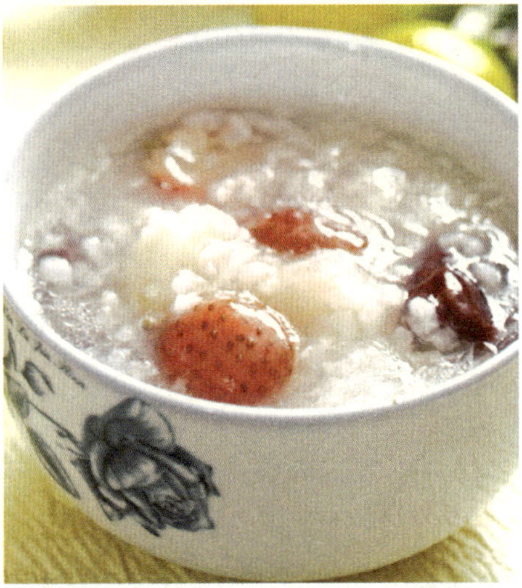

养生食疗方

草莓汁

配方 鲜草莓50克。

做法及用法 鲜草莓洗净，榨取汁液。每次1杯，早晚各服1次。

功效 适用于烦热干渴、咽喉肿痛、声音嘶哑者服用。

草莓牛奶露

配方 草莓10颗，牛奶150毫升，奶油适量。

做法及用法 草莓洗干净后去蒂，同奶油及牛奶一起放入榨汁机中搅打均匀，倒出饮用即可食用。

功效 可补充维生素C与钙。

柑橘

摄入量（每日）2~3个

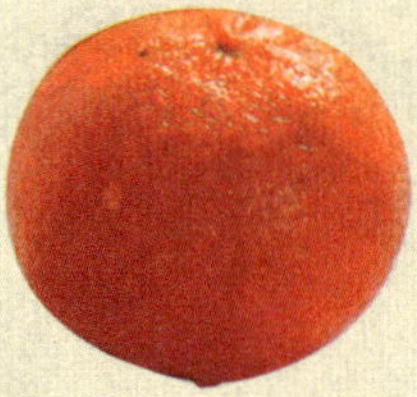

别名 蜜橘、大红袍、朱砂橘、潮州柑

性味归经 性微温，味甘、酸；归肺、胃经

宜忌人群 一般人都可食用

	名称（单位）	含量
	热量（千卡 / 100克）	51
	胆固醇（毫克 / 100克）	-
	膳食纤维（克 / 100克）	0.4
三大营养素	蛋白质（克 / 100克）	0.7
三大营养素	脂肪（克 / 100克）	0.2
三大营养素	碳水化合物（克 / 100克）	11.9
维生素	维生素A（微克 / 100克）	148
维生素	维生素B_1（毫克 / 100克）	0.08
维生素	维生素B_2（毫克 / 100克）	0.04
维生素	维生素B_6（毫克 / 100克）	0.05
维生素	维生素B_{12}（微克 / 100克）	-
维生素	维生素C（毫克 / 100克）	28
维生素	维生素D（微克 / 100克）	-
维生素	维生素E（毫克 / 100克）	0.92
维生素	烟酸（毫克 / 100克）	0.4
维生素	叶酸（微克 / 100克）	13
维生素	生物素（微克 / 100克）	62
矿物质	钾（毫克 / 100克）	154
矿物质	钠（毫克 / 100克）	1.4
矿物质	钙（毫克 / 100克）	35
矿物质	镁（毫克 / 100克）	11
矿物质	磷（毫克 / 100克）	18
矿物质	锌（毫克 / 100克）	0.08
矿物质	铜（毫克 / 100克）	0.04
矿物质	锰（毫克 / 100克）	0.14
矿物质	硒（微克 / 100克）	0.3
矿物质	铁（毫克 / 100克）	0.2

主要营养功效

◎**预防心脑血管疾病**：橘子含有生理活性物质皮苷，所以可降低血液的黏滞度，减少血栓的形成，所以对脑血管疾病、脑卒中等有较好的预防作用。

◎**美容，消除疲劳**：橘子富含维生素C与柠檬酸，具有美容、消除疲劳的作用。

◎**通经络，消痰积**：橘瓤上的筋膜称为橘络，具有通经络、消痰积的作用，可以用于缓解、辅助治疗气管炎的症状，使气管扩张，有利于排痰。另外，对支气管上皮组织有修复功能，并可促进炎症的痊愈。橘络不但可以止咳，也可把积存在支气管内的痰液稀释，使之容易排出。减少支气管内的细菌数量，橘汁中还含有一种具有强抗菌作用的橘霉素，可以直接杀死痰液中的细菌。

选购或储存小妙招

◎选购柑橘时，以中等大小、颜色橙红或橙黄、皮光滑、用两手指轻压弹性好的为佳。

◎柑橘可保存的时间很长，置于阴凉通风处，一般可保存2～4周。

相宜相克速查

黄金搭配

✔ 柑橘+冰糖=提升营养

✔ 柑橘+黑木耳=促进营养吸收

禁忌搭配

✘ 柑橘+蟹=痰凝、气滞

✘ 柑橘+牛奶=腹胀、腹泻、腹痛

美味私房菜

水果聚会

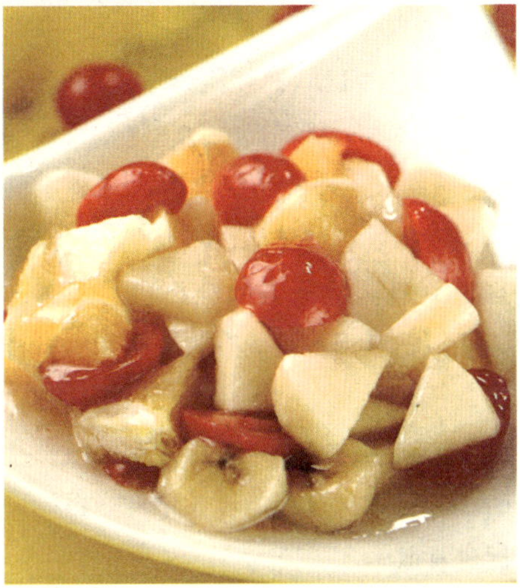

材料 小西红柿75克，草莓、柑橘各100克，苹果50克，香蕉40克，无花果25克。

调料 白醋、橙汁、柠檬汁、冰糖、奶片各适量。

做法 ❶ 草莓、小西红柿洗净切成两半，摆放在盘边；无花果、苹果、柑橘、香蕉去皮，切成滚刀块，摆放在盘子中间。

❷ 锅置火上，加入白醋、橙汁、冰糖、柠檬汁、奶片，小火熬半分钟，起锅浇在盘中水果上拌匀即可。

香甜蜜橘银耳汤

材料 水发银耳200克，蜜橘1个。

调料 白糖、水淀粉各少许。

做法 ❶ 将银耳去蒂，洗净，放入碗中，加入少许清水，入笼蒸约1小时；蜜橘剥皮除去筋络。

❷ 锅置火上，加入适量清水，先放入银耳略煮，再加入蜜橘瓣、白糖烧开，然后用水淀粉勾薄芡即可食用。

功效 本品能补脾开胃、清肠排毒、安眠健胃，对阴虚火旺不受参茸等体质者是一种不错的补品。

养生食疗方

柑橘方

配方 生柑橘500克。

做法及用法 将生柑橘子烘干研细粉。每次10克，每日2次，温开水送服。

功效 可缓解乳腺增生引起的乳胀、乳痛。

橘叶茶

配方 橘叶10克。

做法及用法 将橘叶加水煎汤，去渣取汁。代茶饮。

功效 行气，解郁，散结。适用于乳腺增生、胁痛等。

食物小百科

冬天是柑橘味道最好的季节。但是，有时会碰到很酸的柑橘，这时候将柑橘放在手里揉搓，可以让酸柑橘变成甜柑橘。

柠檬

摄入量
(每餐)
1~2瓣

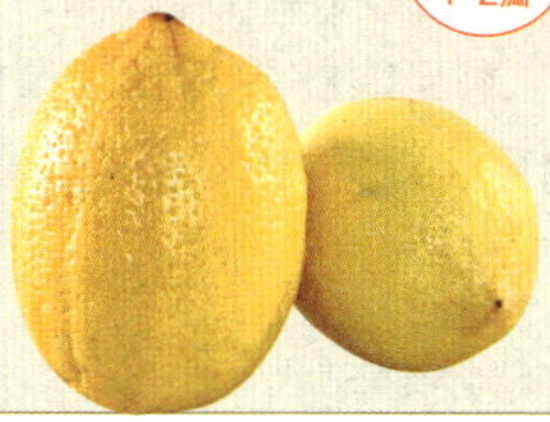

别名 黎檬子、宜母果、里木子、柠果

性味归经 性平，味酸；归脾、胃、肺经

宜忌人群 适合一般人食用

名称（单位）		含量
	热量（千卡 / 100克）	37
	胆固醇（毫克 / 100克）	-
	膳食纤维（克 / 100克）	1.3
三大营养素	蛋白质（克 / 100克）	1.1
	脂肪（克 / 100克）	1.2
	碳水化合物（克 / 100克）	6.2
维生素	维生素A（微克 / 100克）	-
	维生素B_1（毫克 / 100克）	0.05
	维生素B_2（毫克 / 100克）	0.02
	维生素B_6（毫克 / 100克）	-
	维生素B_{12}（微克 / 100克）	-
	维生素C（毫克 / 100克）	22
	维生素D（微克 / 100克）	-
	维生素E（毫克 / 100克）	1.14
	烟酸（毫克 / 100克）	0.6
	叶酸（微克 / 100克）	-
	生物素（微克 / 100克）	-
矿物质	钾（毫克 / 100克）	209
	钠（毫克 / 100克）	1.1
	钙（毫克 / 100克）	101
	镁（毫克 / 100克）	37
	磷（毫克 / 100克）	22
	锌（毫克 / 100克）	0.65
	铜（毫克 / 100克）	0.14
	锰（毫克 / 100克）	0.05
	硒（微克 / 100克）	0.5
	铁（毫克 / 100克）	0.8

主要营养功效

◎**杀菌，助消化**：柠檬含有烟酸和丰富的有机酸，有很强的杀菌作用。另外，柠檬富有香气，能祛除肉类、水产的腥膻之气，并能使其肉质更加细嫩，还能促进胃中蛋白分解酶的分泌，增加胃肠蠕动，助消化。

◎**预防肾结石**：柠檬汁中含有大量柠檬酸盐，能够抑制钙盐结晶，从而阻止肾结石的形成，甚至已形成的结石也可被溶解掉，所以，食用柠檬能有效预防和缓解肾结石。

◎**消除疲劳，振奋精神**：柠檬富有香气，疲劳时喝一杯柠檬汁，能让人精神一振，还可促进食欲。

选购或储存小妙招

◎优质柠檬个头中等，果形椭圆，两端均突起而稍尖，似橄榄球状，成熟者皮色鲜黄，具有浓郁的香气。

◎切开后一次吃不完的柠檬，宜切片放在蜂蜜中或放在冰糖、白糖中腌渍，待日后拿来泡水喝。需要要注意的是，无论哪种方法都要保证不可沾水，以免导致柠檬腐烂。

相宜相克速查

黄金搭配

- ✔ 柠檬+鸡肉=促进食欲
- ✔ 柠檬+白糖=增强营养
- ✔ 柠檬+芍药=缓解压力，镇静安神

禁忌搭配

- ✘ 柠檬+山楂=影响肠胃消化

美味私房菜

柠檬果菜汁

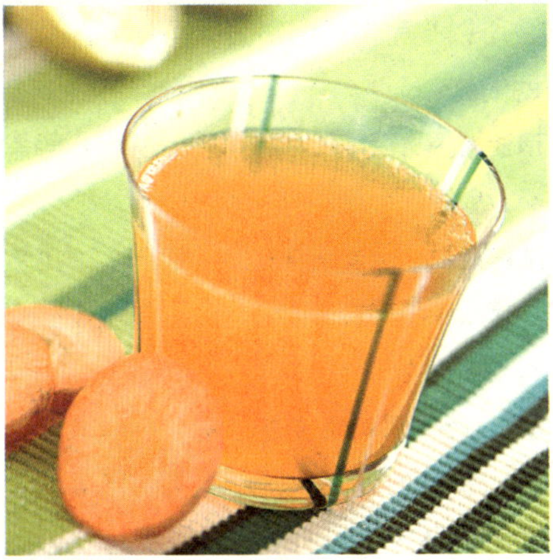

材料 柠檬半个，胡萝卜半根，芹菜半根。

调料 果糖或蜂蜜适量。

做法 ❶ 胡萝卜削皮洗净，切块；芹菜洗净，切段；柠檬挤汁，备用。

❷ 胡萝卜块、芹菜段放入榨汁机中榨汁，再滴入柠檬汁，最后依据个人口味爱好加入果糖或蜂蜜即可。

功效 柠檬因味道酸，孕妇多爱吃，能调和体内酸碱平衡，改善呕吐、溢酸等症状，并有安胎效果；胡萝卜可增强抵抗力、预防感冒；芹菜具有消除紧张、恢复体力的作用。

葡萄柠檬汁

材料 柠檬半个，葡萄 150 克，白梨半个。

调料 冰块少许，蜂蜜适量。

做法 ❶ 将葡萄洗净，备用；白梨洗净，去果核后切成小块；柠檬挤汁，备用。

❷ 将葡萄、白梨块一起放进榨汁机里榨汁，倒出后加入柠檬汁、冰块和适量蜂蜜，搅拌均匀即可。

功效 此饮品可令肌肤滑嫩、面色红润，还能增强免疫力、延缓衰老，是爱美人士的必选饮品。

养生食疗方

姜蒜柠檬蜜酒方

配方 生姜100克，大蒜400克，柠檬3～4个，蜂蜜70克，白酒800毫升。

做法及用法 将大蒜蒸 5 分钟后切片，柠檬去皮后切片，生姜切片，与蜂蜜共浸泡于酒中 3 个月，过滤后即可饮用。每日 30 毫升，不可过量饮用。

功效 祛风散寒解表，适用于风寒感冒的防治。

食物小百科

压挤半个柠檬，加糖、开水，调成柠檬汁。当有生理痛的迹象时，服用柠檬汁，可减退疼痛感（这种方法并不是对每个人都有效果）。一般来说，在热柠檬汁中加些威士忌或白兰地饮用，可促进血液循环。容易着凉的女性最好喝加有威士忌的柠檬汁，效果较佳。

菠萝

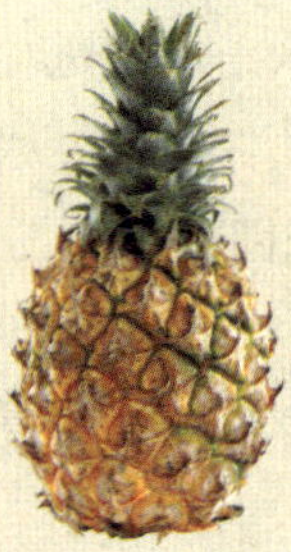

摄入量（每次）100克

别名 凤梨、黄梨

性味归经 性平，味甘、微酸；归肺、大肠经

宜忌人群 除溃疡病、肾脏病、凝血功能障碍者均可食用

	名称（单位）	含量
	热量（千卡 / 100克）	44
	胆固醇（毫克 / 100克）	-
	膳食纤维（克 / 100克）	1.3
三大营养素	蛋白质（克 / 100克）	0.5
	脂肪（克 / 100克）	0.1
	碳水化合物（克 / 100克）	10.8
维生素	维生素A（微克 / 100克）	3
	维生素B_1（毫克 / 100克）	0.04
	维生素B_2（毫克 / 100克）	0.02
	维生素B_6（毫克 / 100克）	-
	维生素B_{12}（微克 / 100克）	-
	维生素C（毫克 / 100克）	18
	维生素D（微克 / 100克）	-
	维生素E（毫克 / 100克）	-
	烟酸（毫克 / 100克）	0.2
	叶酸（微克 / 100克）	25
	生物素（微克 / 100克）	-
矿物质	钾（毫克 / 100克）	113
	钠（毫克 / 100克）	0.8
	钙（毫克 / 100克）	12
	镁（毫克 / 100克）	8
	磷（毫克 / 100克）	9
	锌（毫克 / 100克）	0.14
	铜（毫克 / 100克）	0.07
	锰（毫克 / 100克）	1.04
	硒（微克 / 100克）	0.24
	铁（毫克 / 100克）	0.6

主要营养功效

◎**帮助消化**：菠萝中含有菠萝蛋白酶，能帮助分解食物中的蛋白质，有利于人体吸收，所以吃完肉类食物后，可以吃些菠萝帮助消化。

◎**消脂减肥**：菠萝的果汁能有效地分解脂肪，从而达到减肥的目的。

◎**滋养肌肤，滋润头发**：菠萝含丰富的B族维生素，能有效地滋养肌肤，防止皮肤干裂，滋润头发。

◎**预防血管栓塞**：菠萝所含的生物碱及蛋白酶可以抑制血液凝块，所以能预防冠状动脉和脑动脉血管栓塞所引起的疾病。

选购或储存小妙招

◎挑选菠萝要注意色、香、味三方面：果实青绿、坚硬、没有香气的菠萝不够成熟，色泽已经由黄转褐、果身变软、溢出浓香的便是果实成熟了，捏一捏果实，如果有汁液溢出，就说明果实已经变质，不可以再食用了。

◎新鲜菠萝宜用报纸包好，在常温下保存，也可放入冰箱冷藏保存，一般可以保存2～3天。

相宜相克速查

黄金搭配

- ✔ 菠萝+冰糖=生津止咳，醒酒开胃
- ✔ 菠萝+鸡蛋=美白肌肤，消除疲劳

禁忌搭配

- ✘ 菠萝+虾=刺激胃，引起呕吐
- ✘ 菠萝+香蕉=钾含量过高

美味私房菜

菠萝嫩姜炒鸭片

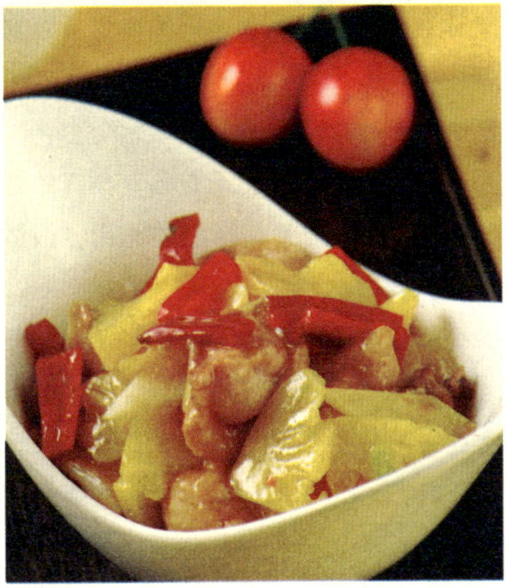

材料 菠萝肉200克，嫩鸭肉250克，嫩姜50克，红辣椒2个。

调料 生抽、料酒、盐、味精、白糖、水淀粉各适量。

做法 ❶ 嫩鸭肉洗净后切成片，加入生抽、料酒、部分水淀粉拌匀，腌一会儿。

❷ 菠萝肉切成片，用盐水浸过，捞出后冲净，加白糖拌一下；红辣椒切成小段；将生抽、白糖、盐、味精、水淀粉放入碗内，然后调成味汁；嫩姜洗净，切成片。

❸ 将鸭肉片下温油中滑散，然后捞出；锅内留少许油烧热，先下嫩姜片炒香，再下鸭肉片同炒，然后倒入调好的味汁，放入菠萝片、红辣椒段炒匀即成。

养生食疗方

菠萝膏

配方 鲜菠萝2个，蜂蜜150克。

做法及用法 将菠萝洗净并削去外皮，切成3厘米见方的果丁，榨取果汁备用；将果汁倒入沙锅，用小火煎，直至果汁变稠后，加入蜂蜜，拌匀成膏状即成。每日早晚各服约10克。

功效 本膏具有健脾益肾的功效，适合患有脾肾气虚、消渴、小便不利等病症的人食用。

菠萝柠檬蔬果汁

配方 菠萝肉150克，柠檬半个，芹菜100克，蜂蜜、冰糖各适量。

做法及用法 将菠萝肉切成小块，柠檬洗净对切，芹菜去叶洗净切小段；将菠萝块、柠檬、芹菜段依次放入榨汁机内榨汁；将蔬果汁倒入搅拌机中，加入蜂蜜、冰糖、适量凉开水，高速搅拌40秒钟，即可饮用。

功效 可消脂减肥，滋润头发。

食物小百科

菠萝过敏症是菠萝中的过敏物质（菠萝蛋白酶）引起的机体过敏反应。正确的食用方法是将菠萝削去皮切块，浸入淡盐水中。这样就可破坏菠萝中的菠萝蛋白酶。

桂圆

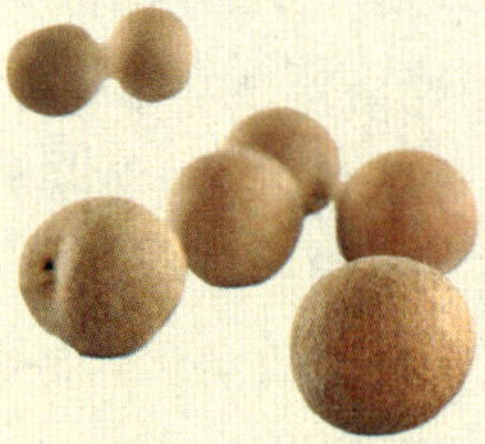

摄入量（每日）5个

别名 益智、蜜脾、龙眼

性味归经 性平，味甘；归心、肝、脾、肾经

宜忌人群 体弱者、女性最适宜食用

	名称（单位）	含量
	热量（千卡/100克）	277
	胆固醇（毫克/100克）	-
	膳食纤维（克/100克）	2
三大营养素	蛋白质（克/100克）	5
	脂肪（克/100克）	0.2
	碳水化合物（克/100克）	64.8
维生素	维生素A（微克/100克）	-
	维生素B_1（毫克/100克）	-
	维生素B_2（毫克/100克）	0.39
	维生素B_6（毫克/100克）	-
	维生素B_{12}（微克/100克）	-
	维生素C（毫克/100克）	12
	维生素D（微克/100克）	-
	维生素E（毫克/100克）	-
	烟酸（毫克/100克）	1.3
	叶酸（微克/100克）	-
	生物素（微克/100克）	-
矿物质	钾（毫克/100克）	1348
	钠（毫克/100克）	3.3
	钙（毫克/100克）	38
	镁（毫克/100克）	81
	磷（毫克/100克）	206
	锌（毫克/100克）	0.55
	铜（毫克/100克）	1.28
	锰（毫克/100克）	0.3
	硒（微克/100克）	12.4
	铁（毫克/100克）	0.7

主要营养功效

◎**改善体弱贫血**：桂圆含糖量高，易消化吸收，有良好的滋补作用，所以体弱贫血、年老体衰、久病体弱者及产后女性应经常吃些桂圆。

◎**保护血管，降脂**：桂圆富含碳水化合物、蛋白质、多种氨基酸，而且含有丰富的维生素P，有保护血管、降脂的作用，很适合老年人食用。

◎**滋补美容，抗御衰老**：桂圆含有的葡萄糖、蔗糖以及较多的蛋白质、维生素及微量元素，构成了养血美容功效的基础。

◎**产后调补**：桂圆也是女性产后重要的调补食品，能够补血安神，恢复体力。桂圆及其制品桂圆干、桂圆肉、桂圆膏、桂圆酱等，均可作为病后体虚、贫血、神经衰弱、产后血虚的滋补佳品。

◎**安神益智**：常用来调理思虑过度、健忘、心跳不正常、失眠以及神经衰弱等症状。

选购或储存小妙招

◎选购桂圆时，以新鲜、果肉厚实、成熟度适中者为宜。

◎新鲜桂圆宜低温储存。可放冰箱冷藏室恒温存放。也可把新鲜桂圆去皮晒干后保存。

相宜相克速查

黄金搭配

- 桂圆+人参=暖身健体
- 桂圆+鸡蛋=补血养血
- 桂圆+生姜=温补脾胃
- 桂圆+花生=益气补血，健脾安神

美味私房菜

桂圆羊肉汤

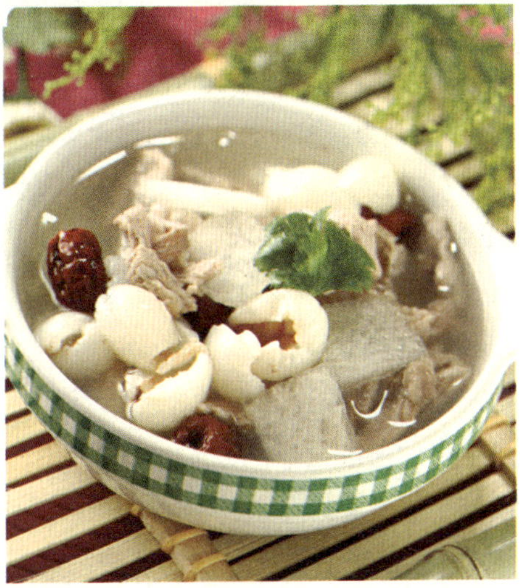

材料 红枣8颗，桂圆肉15克，羊肉200克，白萝卜100克，葱、姜、香菜各适量。

调料 盐、味精、胡椒粉、羊骨汤、香油各适量。

做法 ❶ 红枣洗净去核；桂圆肉洗净；羊肉切厚片；白萝卜洗净切片。

❷ 锅中加羊骨汤、葱、姜、红枣、桂圆肉、羊肉片同煮，待羊肉片将熟时放白萝卜片，加盐、味精、胡椒粉调味。

❸ 熟后取出葱、姜，淋香油、撒香菜。

黄芪桂圆牛肉汤

材料 黄芪15克，桂圆肉12克，牛肉200克，姜、葱、香菜各适量。

调料 盐、味精、鸡汤、香油各适量。

做法 ❶ 黄芪浸透切片；桂圆肉洗净；牛肉切块，汆去血水。

❷ 锅中放入鸡汤、黄芪片、桂圆肉、牛肉块、葱、姜，煮开撇去沫，温火煮至牛肉软烂，依自己口味加盐、味精调味，放香菜、淋香油即可食用。

功效 适用于用脑过度以致气血不足、心悸失眠、健忘、倦怠的学生或久病体虚的老年人等。

养生食疗方

桂圆百合莲子羹

配方 桂圆肉、百合、莲子、白糖各50克。

做法及用法 将前三味洗净，放入碗中加清水，放锅内蒸，莲子熟后，加白糖，再蒸10分钟即可。分2次食用。

功效 本方补益心脾。用于心脾虚之心悸、气短、失眠之调养。

桂圆松仁莲子汤

配方 桂圆肉100克，松子仁60克，莲子80克，藕粉、白糖、糖桂花各适量。

做法及用法 将桂圆肉、松子仁、莲子洗净，入沙锅，加清水，大火烧开，改小火炖约2小时至莲子酥烂，用白糖调味，加糖桂花搅匀，用藕粉勾米汤芡即成。佐餐食用。

功效 此汤可以益气养血，宁心安神，强体益寿。

荔枝

摄入量（每日）5颗

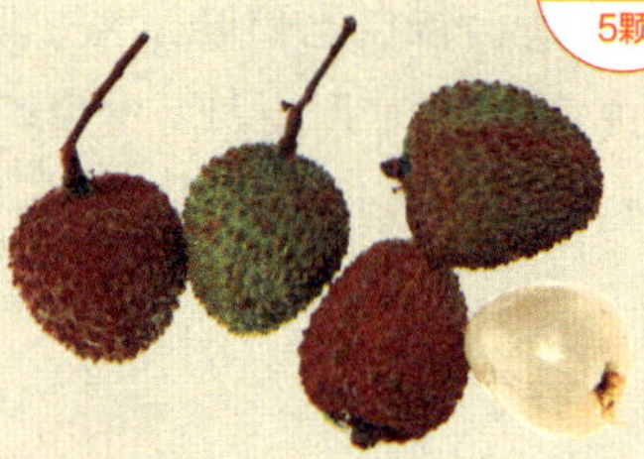

别名 离支、丹荔

性味归经 性温，味甘；归脾、胃经

宜忌人群 一般人均可食用，尤其适合产妇

名称（单位）		含量
	热量（千卡 / 100克）	71
	胆固醇（毫克 / 100克）	-
	膳食纤维（克 / 100克）	0.5
三大营养素	蛋白质（克 / 100克）	0.9
	脂肪（克 / 100克）	0.2
	碳水化合物（克 / 100克）	16.6
维生素	维生素A（微克 / 100克）	2
	维生素B_1（毫克 / 100克）	0.1
	维生素B_2（毫克 / 100克）	0.04
	维生素B_6（毫克 / 100克）	-
	维生素B_{12}（微克 / 100克）	-
	维生素C（毫克 / 100克）	41
	维生素D（微克 / 100克）	-
	维生素E（毫克 / 100克）	-
	烟酸（毫克 / 100克）	1.1
	叶酸（微克 / 100克）	4.1
	生物素（微克 / 100克）	-
矿物质	钾（毫克 / 100克）	151
	钠（毫克 / 100克）	1.7
	钙（毫克 / 100克）	2
	镁（毫克 / 100克）	12
	磷（毫克 / 100克）	24
	锌（毫克 / 100克）	0.17
	铜（毫克 / 100克）	0.16
	锰（毫克 / 100克）	0.09
	硒（微克 / 100克）	0.14
	铁（毫克 / 100克）	0.4

主要营养功效

◎**补充能量，改善失眠健忘等症状**：荔枝中丰富的糖分具有补充能量，增加营养的作用。另外，荔枝对大脑组织有补养作用，能明显改善失眠、健忘、神疲等症。

◎**提高抗病能力**：荔枝含丰富的维生素C和蛋白质，有助于增强机体免疫功能，提高抗病能力。

◎**降低血糖**：荔枝中含有一种氨基酸，具有降低血糖的作用。

◎**祛斑美容**：荔枝中丰富的维生素可促进微细血管的血液循环，防止雀斑的产生，令皮肤更加光滑。

◎**补虚**：荔枝中所含的天然葡萄酸，对补血、健肺有特殊功效，并可促进血液循环。因此，体质较弱的人应该多吃荔枝。尤其适合产妇、老人、体质虚弱者、病后调养者食用。

选购或储存小妙招

◎选购荔枝时，宜选择新鲜、颗粒饱满者。

◎吃不完的荔枝应逐颗剪下，只留一点小蒂头，然后用1小汤匙盐和水混合，将荔枝浸入盐水后捞起，随即放入塑料袋，置于冰箱中层，可保存1周。

相宜相克速查

黄金搭配

✔ 荔枝+红枣=健脾

✔ 荔枝+白酒=健脾开胃

禁忌搭配

✘ 荔枝+黄瓜=降低营养价值

荔枝胡萝卜鸭片

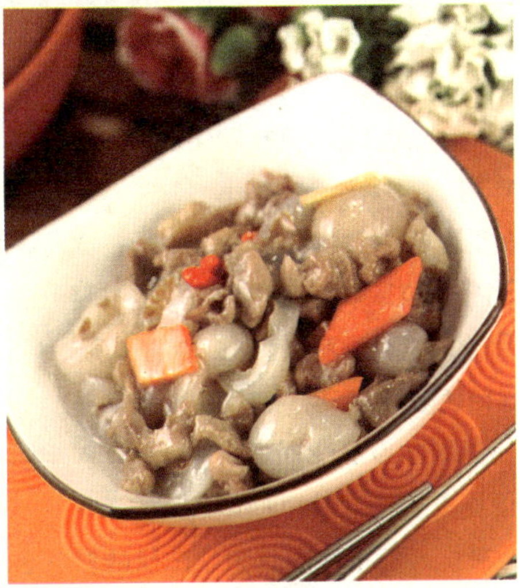

材料 鸭脯肉250克，荔枝15颗，胡萝卜100克，鸡蛋1个（取蛋清），葱、姜各少许。

调料 盐、味精、料酒、白糖、淀粉、醋、高汤、鸭油各适量。

做法 ❶将鸭脯肉去皮，切片，加入鸡蛋清、料酒、盐、味精、淀粉拌匀；荔枝去壳去核，切成两半；胡萝卜洗净，去皮，切片。

❷用料酒、盐、味精、白糖、醋、高汤、淀粉调成芡汁备用。

❸锅内放入鸭油烧至七成热，逐片下入搅拌好的鸭片，炸至外焦里嫩，倒在漏勺中控油。

❹油锅烧热，放入葱、姜，加入荔枝肉、胡萝卜片和芡汁搅匀，待汁浓时下入炸鸭片，炒匀即可。

荔枝橄榄茶

配方 荔枝核、橄榄核各10克。

做法及用法 将荔枝核和橄榄核一同打碎，沸水冲泡。代茶饮。

功效 生津止渴，清肺解毒。对慢性咽喉炎等症有很好的疗效。

蜜饯荔枝肉

配方 荔枝10颗，白糖80克。

做法及用法 荔枝去壳和核，立即浸入冷水中，以免果肉变浅红色；再将白糖加水少许，放入锅中，慢火煮沸；等糖液溶解澄清后加入果肉，加以搅拌，煮10分钟，等果肉与糖液充分结合，即可装罐密封，如用玻璃瓶，外面须用纸或布包裹，以免受光后变色。1日数颗。

功效 增加营养，补充能量，生津养血。适合体虚烦渴者食用。

荔枝粥

配方 荔枝200克，椰肉半碗，红枣10颗，熟饭1碗，盐适量。

做法及用法 荔枝去壳、去核后，取果肉；将荔枝肉、熟饭、红枣、椰肉加适量水，同煮成粥后，加盐调味即可。佐餐食用。

功效 补血补脾。对老年人晨间腹泻（五更泻）、贫血等症疗效较好。

芒果

摄入量
（每日）
100克

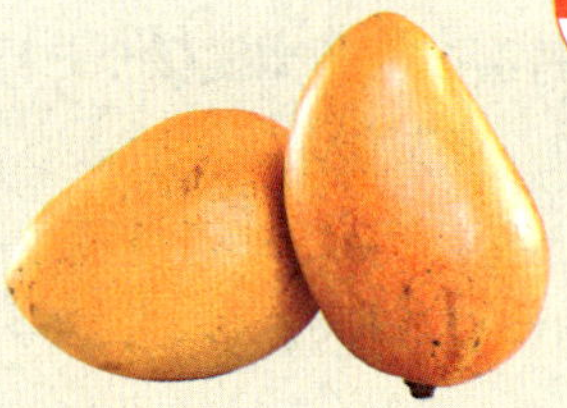

别名 名果、檬果、庵罗果、檬果、蜜望子

性味归经 性微寒，味甘、酸；归心、肺、胃经

宜忌人群 一般人都能食用

	名称（单位）	含量
	热量（千卡 / 100克）	35
	胆固醇（毫克 / 100克）	-
	膳食纤维（克 / 100克）	1.3
三大营养素	蛋白质（克 / 100克）	0.6
	脂肪（克 / 100克）	0.2
	碳水化合物（克 / 100克）	8.3
维生素	维生素A（微克 / 100克）	150
	维生素B_1（毫克 / 100克）	0.01
	维生素B_2（毫克 / 100克）	0.04
	维生素B_6（毫克 / 100克）	-
	维生素B_{12}（微克 / 100克）	-
	维生素C（毫克 / 100克）	23
	维生素D（微克 / 100克）	-
	维生素E（毫克 / 100克）	1.21
	烟酸（毫克 / 100克）	0.3
	叶酸（微克 / 100克）	-
	生物素（微克 / 100克）	-
矿物质	钾（毫克 / 100克）	138
	钠（毫克 / 100克）	2.8
	钙（毫克 / 100克）	-
	镁（毫克 / 100克）	14
	磷（毫克 / 100克）	11
	锌（毫克 / 100克）	0.09
	铜（毫克 / 100克）	0.06
	锰（毫克 / 100克）	0.2
	硒（微克 / 100克）	1.44
	铁（毫克 / 100克）	0.2

主要营养功效

◎**避免夜盲症**：芒果富含维生素A，有益于视力，多食芒果可以避免出现夜盲症。

◎**防治心血管疾病**：常食芒果可以不断补充体内维生素C的消耗，并能防治心血管疾病，具有预防动脉粥样硬化及高血压的食疗作用。

◎**延缓衰老，健脑益智**：芒果中的芒果苷，有明显的抗脂质过氧化和保护脑神经元的作用，能延缓细胞衰老、提高脑功能。

◎**防治便秘、结肠癌**：芒果中含有大量的纤维，能增加胃肠蠕动，促进排便，对于防治便秘具有一定的好处。

◎**止晕**：人们把芒果视为晕车船的药，生食能止呕，缓解晕船症状，效用与酸话梅一样。

选购或储存小妙招

◎选购芒果时，可以其软硬程度作为判断标准，即果熟度在八成或九成以上的，通常以近蒂头处感觉硬实、富有弹性者为佳；过硬或过软者都不应选择。

◎未成熟的芒果可以放在米缸中催熟；已经熟了的芒果可放在保鲜盒中，放置于冰箱内存储。

相宜相克速查

黄金搭配

✔ 芒果+牛奶=强壮体质

✔ 芒果+鸡肉=强身健体

禁忌搭配

✘ 芒果+大蒜=身体不适

美味私房菜

鱼肉芒果咖喱汤

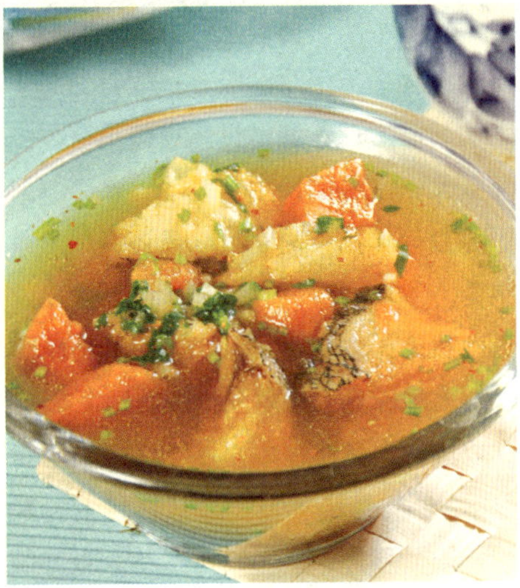

材料 鳕鱼肉200克，芒果50克，洋葱、香菜末各少许。

调料 咖喱粉酱2杯，鱼露、辣椒粉各1小匙，椰汁少许。

做法 ❶将鳕鱼肉处理干净后切块；芒果去皮、去核，切成方块，备用；将洋葱洗净切末。

❷将椰汁倒入锅内，再加入适量清水，然后把其他调料及洋葱末一同放入容器内，搅拌均匀后，放入鳕鱼块、芒果块，大火煮沸后，改小火煮至鱼肉熟透，撒入香菜末即可。

功效 此汤有抗菌消炎、活血通络、活化细胞、促进代谢的作用。适用于对跌打损伤、脚气、咯血、褥疮、烧伤、外伤的创面及各种感染等症状的辅助治疗。

养生食疗方

芒果饮

配方 芒果50克，冰糖20克。

做法及用法 鲜芒果去果蒂，连皮切片，加入冰糖，以水煎煮20分钟，滤汁。代茶饮即可。

功效 避免夜盲症，抑制流感病毒。

芒果茶

配方 芒果2个，白糖适量。

做法及用法 将芒果洗净去皮、核，切片放入锅内，加入适量水，煮沸15分钟，加入白糖搅匀即成。代茶频饮。

功效 此茶具有生津、止渴、开音的功效，是慢性咽喉炎、声音嘶哑患者的食疗佳品。

芒果黄皮饮

配方 芒果核、黄皮核各10克。

做法及用法 将芒果核、黄皮核打烂后，放入锅内用水煎服。每日2次，2周为1个疗程。

功效 能有效改善和缓解睾丸炎、睾丸肿痛。

食物小百科

吃芒果时，最好将果肉切成小块，直接送入口中。以免将芒果汁沾到嘴、脸颊等部位，刺激面部皮肤，造成面部红肿、发炎。

木瓜

摄入量（每次）1/4个

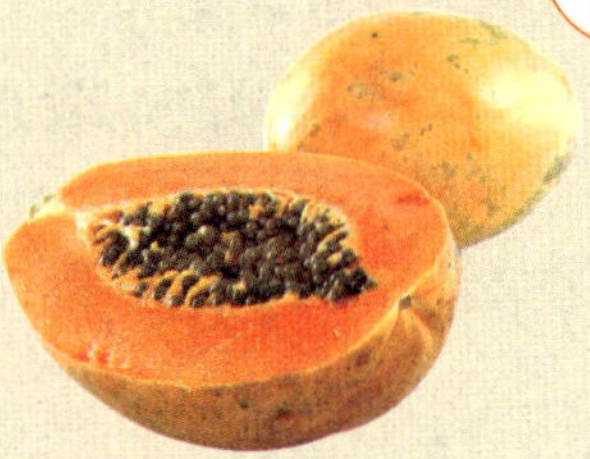

别名 乳瓜、番瓜、文冠果

性味归经 性温，味酸；归肝、脾经

宜忌人群 适宜一般人食用

	名称（单位）	含量
	热量（千卡/100克）	29
	胆固醇（毫克/100克）	-
	膳食纤维（克/100克）	0.8
三大营养素	蛋白质（克/100克）	0.4
	脂肪（克/100克）	0.1
	碳水化合物（克/100克）	7
维生素	维生素A（微克/100克）	145
	维生素B_1（毫克/100克）	0.01
	维生素B_2（毫克/100克）	0.02
	维生素B_6（毫克/100克）	-
	维生素B_{12}（微克/100克）	-
	维生素C（毫克/100克）	43
	维生素D（微克/100克）	-
	维生素E（毫克/100克）	0.3
	烟酸（毫克/100克）	0.3
	叶酸（微克/100克）	2.6
	生物素（微克/100克）	-
矿物质	钾（毫克/100克）	18
	钠（毫克/100克）	28
	钙（毫克/100克）	17
	镁（毫克/100克）	9
	磷（毫克/100克）	12
	锌（毫克/100克）	0.25
	铜（毫克/100克）	0.03
	锰（毫克/100克）	0.05
	硒（微克/100克）	1.8
	铁（毫克/100克）	0.2

主要营养功效

◎**健脾，抗菌杀虫**：木瓜中的木瓜蛋白酶可将脂肪分解为脂肪酸；现代医学发现，木瓜中含有一种酶，能消化蛋白质，有利于人体对食物进行消化和吸收，故有健脾消食之功。而木瓜碱和木瓜蛋白酶具有抗结核杆菌及寄生虫如绦虫、蛔虫、鞭虫、阿米巴原虫等作用，故常吃木瓜还有助于杀虫抗菌。

◎**通乳抗癌**：木瓜中的凝乳酶有通乳作用，番木瓜碱具有抗淋巴性白血病之功。

◎**有效预防大肠癌**：木瓜中含有β-隐黄素，β-隐黄素是一种强力抗氧化剂，能有效预防大肠癌；并且木瓜中的大量纤维素具有通便的作用。

选购或储存小妙招

◎选购木瓜时，一般以大半熟的程度为佳，肉质爽滑可口。购买时用手触摸，果实坚而有弹性者为佳。

◎木瓜不宜在冰箱中存放太久，以免长斑点或变黑。

相宜相克速查

黄金搭配

- ✔ 木瓜+牛奶=消除疲劳，润肤养颜
- ✔ 木瓜+带鱼=补气养血
- ✔ 木瓜+莲子=清心润肺，健胃益脾
- ✔ 木瓜+玉米=预防慢性肾炎和冠心病
- ✔ 木瓜+猪肉=有助于吸收蛋白质

禁忌搭配

- ✖ 木瓜+南瓜=降低营养价值

美味私房菜

木瓜鸡爪煲

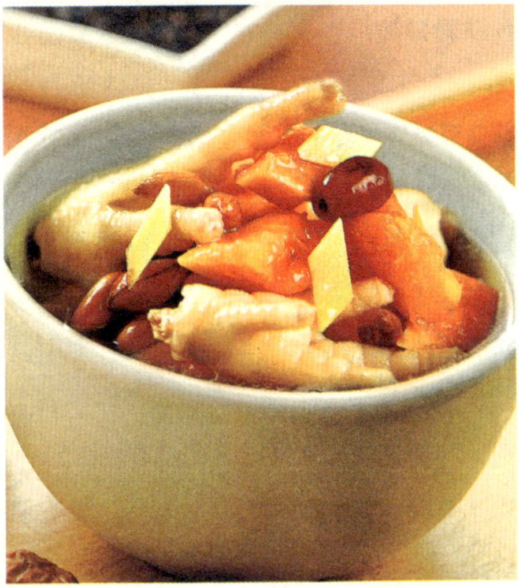

材料 木瓜1个，鸡爪300克，花生仁50克，红枣5颗，姜片少许。

调料 高汤、盐各适量，熟鸡油、白糖、胡椒粉、料酒各少许。

做法 ❶ 花生仁、红枣泡透；木瓜去皮去子切块。

❷ 红枣洗净；锅内倒入水烧开，放入鸡爪汆烫一下，然后捞出。

❸ 锅中加入鸡爪、花生仁、红枣、料酒、高汤、姜片，加盖，小火煲40分钟后加入木瓜块，调入盐、白糖、胡椒粉、熟鸡油，再煲15分钟至熟即可。

养生食疗方

威灵仙木瓜茶

配方 威灵仙、木瓜各10克。

做法及用法 将以上两味加水煎汤，去渣取汁。代茶饮。

功效 祛风除湿，舒筋通络，止痛。适用于关节疼痛，四肢麻木等症状。

桑葚木瓜酒

配方 桑葚250克（鲜品可用500克），红枣50克，木瓜、冰糖各100克，白酒3000毫升。

做法及用法 将上述所有材料放入酒罐中，用白酒密封浸泡，约半个月后即可饮用。每次15毫升，每日2次。

功效 本方具有滋阴补血、祛风除湿、通络止痛的功效。

木瓜姜醋

配方 陈醋100毫升，木瓜60克，生姜9克。

做法及用法 将所有材料一起放入沙锅中进行煎煮，至醋干时，去除木瓜、生姜即可。直接饮用，每日1剂，分早、晚2次食用。

功效 此方可有效缓解因脾胃痰湿所致的青春痘和粉刺。

食物小百科

木瓜中含有大量的木瓜蛋白酶，又称木瓜酶，对动植物蛋白、脂肪等有很强的水解能力，所以它对肉类有很强的软化作用，将肉类与木瓜同炖，就可以吃到细嫩的肉了，不但口感、滋味好，而且解油腻。

香蕉

摄入量（每次）1~2根

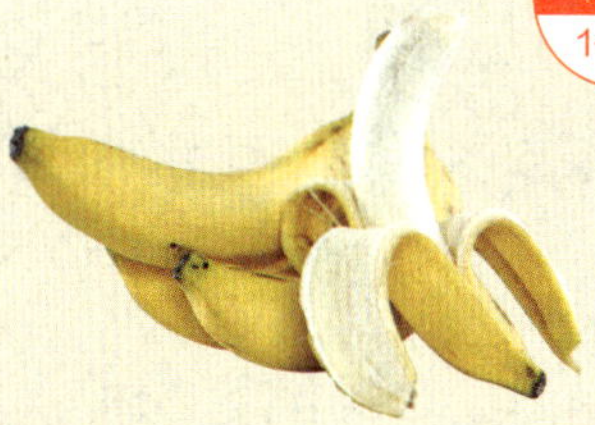

别名 甘蕉、蕉果、蕉子

性味归经 性寒，味甘；归肺、大肠经

宜忌人群 一般人都可食用，是减肥者的首选

名称（单位）		含量
	热量（千卡/100克）	93
	胆固醇（毫克/100克）	-
	膳食纤维（克/100克）	1.2
三大营养素	蛋白质（克/100克）	1.4
	脂肪（克/100克）	0.2
	碳水化合物（克/100克）	22
维生素	维生素A（微克/100克）	10
	维生素B_1（毫克/100克）	0.02
	维生素B_2（毫克/100克）	0.04
	维生素B_6（毫克/100克）	-
	维生素B_{12}（微克/100克）	-
	维生素C（毫克/100克）	8
	维生素D（微克/100克）	-
	维生素E（毫克/100克）	0.24
	烟酸（毫克/100克）	0.7
	叶酸（微克/100克）	-
	生物素（微克/100克）	-
矿物质	钾（毫克/100克）	256
	钠（毫克/100克）	0.8
	钙（毫克/100克）	7
	镁（毫克/100克）	43
	磷（毫克/100克）	28
	锌（毫克/100克）	0.18
	铜（毫克/100克）	0.14
	锰（毫克/100克）	0.65
	硒（微克/100克）	0.87
	铁（毫克/100克）	0.4

主要营养功效

◎**降低血压**：香蕉是高钾、低钠水果，可以排除身体过多的钠离子，以降低血压。

◎**预防脚抽筋**：香蕉中的钾离子能够防止身体中的电解质不平衡，防止脚抽筋。

◎**帮助胃黏膜修复**：香蕉含有蛋白质酶，可以抑制幽门杆菌的生长，从而抑制胃酸的分泌，帮助胃黏膜修复，保护胃部不受酸的侵蚀。

◎**防治便秘**：香蕉含有丰富的果胶，能引起高渗性的胃肠液分泌，从而将水分吸附到固体部分，使粪便变软易排出，预防便秘。

◎**增添笑容**：它含有泛酸等成分，泛酸是人体的“开心激素”，可以有效地减轻心理压力，解除忧郁，令人快乐开心。

选购或储存小妙招

◎挑选香蕉时，以表皮金黄者为佳，而果皮上有棕色小点的香蕉最香甜，但是这样的香蕉已经足够成熟、不耐存放，需要尽快吃完。

◎香蕉在12℃~13℃的温度下就能保鲜，不宜放在冰箱内存放，温度太低，反而会使它发黑腐烂。

相宜相克速查

黄金搭配

- ✔ 香蕉+猪肉=促进儿童成长
- ✔ 香蕉+牛奶=补脑壮骨

禁忌搭配

- ✘ 香蕉+红薯=引起身体不适
- ✘ 香蕉+芋头=腹胀

美味私房菜

蓝莓香蕉酸乳

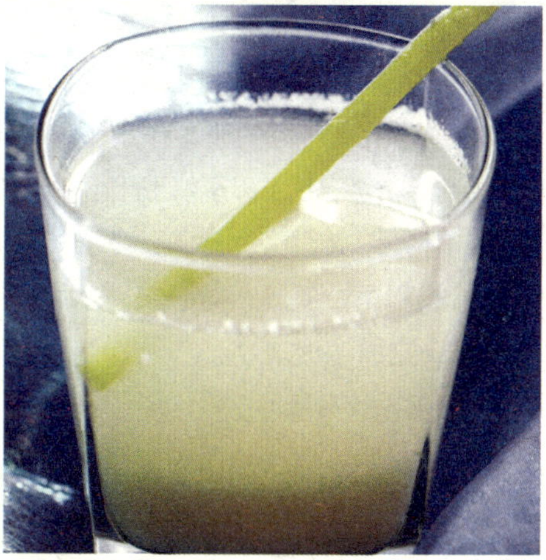

材料 蓝莓 50 克，香蕉 1/2 根，柠檬 10 克，酸奶 120 克，鲜奶 60 克，菊花 6 克，胡萝卜 100 克。

做法 ❶ 香蕉剥皮，切成 2 厘米的段。❷ 所有材料放在榨汁机内榨汁饮用即可。

功效 蓝莓中含有丰富的“花青素”，它是维护眼睛健康、预防视力受损的重要元素，其功能在于保护眼睛内的微血管，进而促进血液循环，经常使用电脑的人、爱玩游戏机的儿童、功课繁忙的学生、长时间驾车者以及专注细微工作的人，都需要补充花青素，以解决眼疲劳问题。

奶油杏仁香蕉

材料 香蕉 2 根，杏仁适量。

调料 奶油、柠檬汁、丁香粉各适量。

做法 ❶ 香蕉剥皮切开；杏仁弄碎。❷ 柠檬汁均匀滴在香蕉上面，再均匀地刷上奶油；撒上丁香粉和碎杏仁。❸ 最后，放入烤箱中烤熟即可。

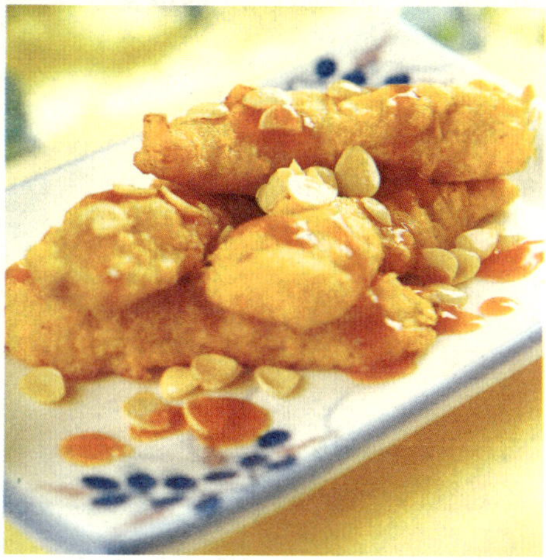

养生食疗方

香蕉蜜茶

配方 香蕉 50 克，茶叶、蜂蜜各适量。

做法及用法 将茶叶放入茶杯中，用开水泡好；香蕉研碎，加到等量茶水中，再加蜂蜜适量即成。代茶温饮。

功效 清热解毒，润肺滑肠，降血压。

香蕉橘子汁

配方 新鲜香蕉、橘子各 100 克，蜂蜜 30 克。

做法及用法 将新鲜香蕉去皮并捣烂成泥，橘子洗净捣烂取汁；将橘子汁混入香蕉泥中，再加入蜂蜜调匀即可饮用。每日 2 次，连服数日。

功效 本汁具有清热解毒、润肠通便、止咳化痰之功效。

椰子

摄入量
（每次）
150克

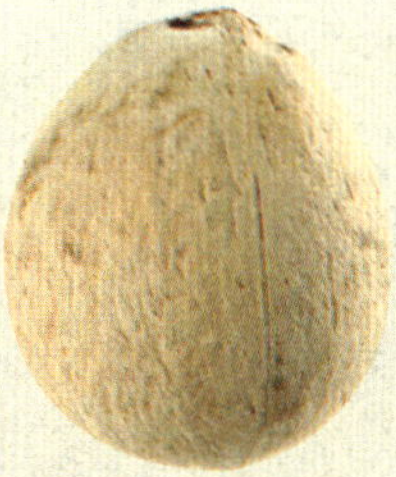

别名 椰傈、越王头、胥邪、胥余

性味归经 椰肉性平，味甘，椰汁性温，味甘；归肺、胃经

宜忌人群 一般人都可以食用

	名称（单位）	含量
	热量（千卡／100克）	241
	胆固醇（毫克／100克）	-
	膳食纤维（克／100克）	4.7
三大营养素	蛋白质（克／100克）	4
	脂肪（克／100克）	12.1
	碳水化合物（克／100克）	31.3
维生素	维生素A（微克／100克）	-
	维生素B_1（毫克／100克）	0.01
	维生素B_2（毫克／100克）	0.01
	维生素B_6（毫克／100克）	-
	维生素B_{12}（微克／100克）	-
	维生素C（毫克／100克）	6
	维生素D（微克／100克）	-
	维生素E（毫克／100克）	-
	烟酸（毫克／100克）	0.5
	叶酸（微克／100克）	-
	生物素（微克／100克）	-
矿物质	钾（毫克／100克）	475
	钠（毫克／100克）	55.6
	钙（毫克／100克）	2
	镁（毫克／100克）	65
	磷（毫克／100克）	90
	锌（毫克／100克）	0.92
	铜（毫克／100克）	0.19
	锰（毫克／100克）	0.06
	硒（微克／100克）	-
	铁（毫克／100克）	1.8

主要营养功效

◎**增加机体的耐受性**：椰子汁含镁量很高，可以增加机体的耐受性，可以用来缓解胃肠炎脱水症状。

◎**改善小儿厌食**：椰子的汁对小儿面黄肌瘦、食欲缺乏等有很好的改善作用。

◎**强筋健骨，清热利尿**：椰子脂肪和蛋白质含量高，可补阳火、强健身体；夏天饮椰汁可以清热利尿、解渴，对心衰、水肿、排毒也有一定的调理功效。

◎**改善酸性体质而导致的疾病**：椰子是含碱性非常高的食物，因为体质过酸而导致的疾病，可以通过食用椰子来改善。

◎**益气生津**：中医古籍《开宝本草》谓椰子果肉“益气祛风”。椰子果肉有补虚强壮、益气祛风、消淤杀虫等功效，久食能使人面色润泽、增进力气以及耐受饥饿。

◎**美容**：椰子是很好的美容食品。李时珍的《本草纲目》指出：“椰子瓤食之可令人面泽”。用椰子汁“涂头，益发令黑”。

选购或储存小妙招

◎选购椰子以果实大、果皮呈绿色、果形丰满者为佳。挑选时将椰子晃一晃，若水声清脆，则椰子汁多；如果喜欢吃椰子肉，则选手感较重、摇起来较沉的那种。

◎贮藏椰子，最好将其浸在水里，这样可保存较长时间，但椰汁倒出后最好尽快饮用。

相宜相克速查

黄金搭配

- 椰汁+牛奶=美容，延年益寿
- 椰汁+山楂=消脂瘦身

美味私房菜

椰子肉煲鸡块

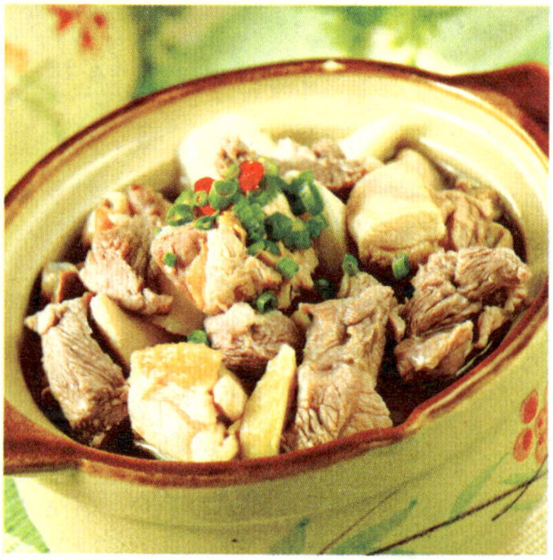

材料 椰子1个，瘦肉100克，鸡肉500克，姜片、葱末、枸杞子各少许。

调料 盐、鸡精各适量。

做法 ❶ 在椰子顶端用刀开一个小口，将其中的椰汁倒出待用，再从中间劈开，用金属汤勺将内壁的椰肉挖出，切成小片；鸡肉、瘦肉切块。

❷ 锅内烧水，水开后放入鸡肉块汆烫去除表面血迹，再捞出洗净。

❸ 将全部材料放入汤锅，加适量水，大火煮沸，改小火慢慢煲2个小时。

❹ 最后加盐、鸡精、葱末、枸杞子。

养生食疗方

椰子粥

配方 椰子1个，糯米、鸡肉各适量，盐少许。

做法及用法 新鲜椰子开壳取肉，切成小块；与糯米、鸡肉同煮粥，用油、盐调味即可食用。

功效 适用于脾虚倦怠、食欲缺乏、手足无力、体弱头昏等症。

芒果椰子汁

配方 芒果、香蕉各1个，椰子半个，蜂蜜半匙，可可仁1匙，牛奶150克。

做法及用法 将芒果、椰子、香蕉、可可仁一同放入榨汁机中榨汁，然后调入蜂蜜、牛奶即可饮用。

功效 清凉爽口、防暑除烦。对夏日不思饮食、心烦难眠者尤为适宜。

鲜椰子汁

配方 新鲜椰子1个。

做法及用法 把椰子皮剖去，现出硬壳，在它的蒂部有天生的三个小孔，可用利器钻开，即把椰子汁倾出，盛在杯子里。每日早晚各喝1次。

功效 可显著缓解中暑发烧和肌肤水肿症状。

食物小百科

把外层的椰棕剥开，可看见上面有品字形的地方，然后用筷子或小刀在其中两个位置戳穿，将里面的汁倒出；再用锤子敲开，或干脆将椰子敲在地上，直至裂开为止，用小刀小心地将椰子肉剥下来，就可以吃到美味的椰子肉了。

哈密瓜

摄入量（每日）90克

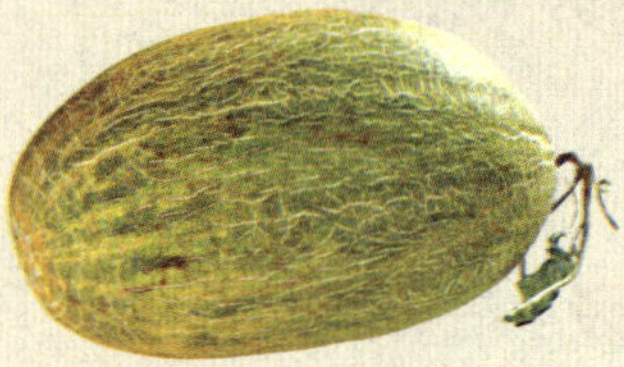

别名 甜瓜、甘瓜

性味归经 性寒，味甘；归心、胃经

宜忌人群 一般人皆可食用

	名称（单位）	含量
	热量（千卡/100克）	34
	胆固醇（毫克/100克）	-
	膳食纤维（克/100克）	0.2
三大营养素	蛋白质（克/100克）	0.5
	脂肪（克/100克）	0.1
	碳水化合物（克/100克）	7.9
维生素	维生素A（微克/100克）	153
	维生素B_1（毫克/100克）	-
	维生素B_2（毫克/100克）	0.01
	维生素B_6（毫克/100克）	-
	维生素B_{12}（微克/100克）	-
	维生素C（毫克/100克）	12
	维生素D（微克/100克）	-
	维生素E（毫克/100克）	-
	烟酸（毫克/100克）	-
	叶酸（微克/100克）	-
	生物素（微克/100克）	-
矿物质	钾（毫克/100克）	190
	钠（毫克/100克）	26.7
	钙（毫克/100克）	4
	镁（毫克/100克）	19
	磷（毫克/100克）	19
	锌（毫克/100克）	0.13
	铜（毫克/100克）	0.01
	锰（毫克/100克）	0.01
	硒（微克/100克）	1.1
	铁（毫克/100克）	-

主要营养功效

◎**消暑止渴**：哈密瓜有清凉消暑，除烦热，生津止渴的作用，是夏季解暑的佳品。

◎**缓解发烧、中暑**：哈密瓜可缓解发烧、中暑、口渴、尿路感染、口鼻生疮等症状。

◎**消除疲劳，去除口臭**：如果常感到身心疲倦、心神焦躁不安或是口臭，食用哈密瓜都能使这种症状有所改善。

◎**提高造血功能**：食用哈密瓜对人体造血机能有显著的促进作用。

选购或储存小妙招

◎选购哈密瓜时，以瓜皮青黄色、表面有网纹、不太熟的为佳。买回来放入冰箱一两天就可促进它成熟。

◎未切开的哈密瓜保存起来比较容易，室温下置于避光、干燥处即可。但搬动时应轻拿轻放，不要碰伤瓜皮，以免腐烂。切开后的哈密瓜，可用保鲜膜封好后放入冰箱冷藏，能保存5天左右。

相宜相克速查

黄金搭配

✔ 哈密瓜+芹菜=养颜美容。哈密瓜与芹菜都含有类胡萝卜素，可防治皮肤干燥与粗糙

✔ 哈密瓜+牛奶=预防癌症、心脏病。哈密瓜中的类胡萝卜素必须与脂肪（如牛奶）搭配才能产生作用，有助于预防癌症、心脏病以及老年性黄斑病变导致的失明等症

禁忌搭配

✖ 哈密瓜+可乐=消耗体内的钙

✖ 哈密瓜+醋=营养价值丢失

美味私房菜

鲜果炒鸡丁

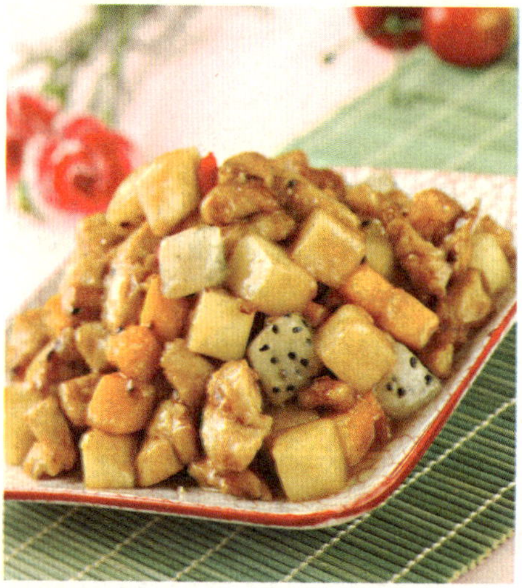

材料 鸡脯肉250克，鸡蛋适量（取蛋清），火龙果丁、木瓜丁、苹果丁、哈密瓜丁各50克，葱末少许。

调料 盐、白糖、味精、水淀粉、料酒各适量。

做法 ❶ 鸡脯肉切丁，加盐、料酒腌渍入味，加蛋清、水淀粉上浆，用热油将鸡脯肉丁滑熟。

❷ 油锅烧热，下葱末爆香，加入鸡脯肉丁、苹果丁、哈密瓜丁、木瓜丁、火龙果丁，放盐、味精、料酒、白糖炒匀即可。

奶油密瓜汤

材料 哈密瓜半个。

调料 奶油2大匙，面粉适量，牛奶半杯，白糖少许。

做法 ❶ 将哈密瓜削皮，切成块；将一半瓜肉块在榨汁机中搅打成汁，留少许瓜皮切丝备用。

❷ 锅置火上，倒入奶油，熔化后撒匀面粉，然后倒入适量清水、牛奶搅匀，放入瓜肉块、瓜汁煮沸，加白糖调匀，最后放入瓜皮丝点缀即可。

养生食疗方

哈密瓜柠檬蜜汁

配方 哈密瓜半个，柠檬汁、蜂蜜各适量，碎冰少许。

做法及用法 先将哈密瓜削皮，切成块状，然后放入榨汁机内，加入碎冰打成汁，倒入杯中，加柠檬汁、蜂蜜调匀即可饮用。

功效 此汁有利于肝脏以及肠道系统的活动，能促进内分泌和造血机能，润肤美容。

哈密瓜胡萝卜鸡蛋羹

配方 哈密瓜1个，鸡蛋2个，胡萝卜250克，芹菜100克，盐适量。

做法及用法 哈密瓜洗净，由上端横切，挖去瓤、子；鸡蛋打入碗内打散，加少许清水；胡萝卜洗净去皮，切小粒；芹菜洗净，切小丁；将胡萝卜粒、芹菜丁加入蛋液中，调入盐，再倒入哈密瓜肚子里，将哈密瓜移至蒸锅中，盖住，以大火蒸至蛋液凝固即可食用。

功效 瘦身减肥。

西瓜

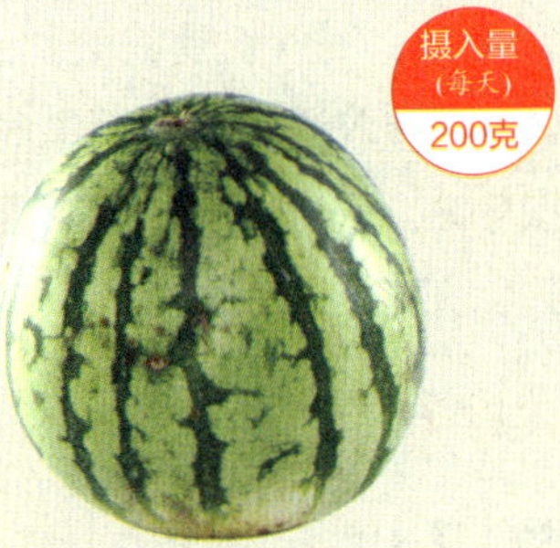

别名 寒瓜、夏瓜、水瓜

性味归经 性寒，味甘；归心、胃、膀胱经

宜忌人群 一般人都可以吃

	名称（单位）	含量
	热量（千卡／100克）	26
	胆固醇（毫克／100克）	-
	膳食纤维（克／100克）	0.3
三大营养素	蛋白质（克／100克）	0.6
	脂肪（克／100克）	0.1
	碳水化合物（克／100克）	5.8
维生素	维生素A（微克／100克）	75
	维生素B_1（毫克／100克）	0.02
	维生素B_2（毫克／100克）	0.03
	维生素B_6（毫克／100克）	-
	维生素B_{12}（微克／100克）	-
	维生素C（毫克／100克）	6
	维生素D（微克／100克）	-
	维生素E（毫克／100克）	0.1
	烟酸（毫克／100克）	0.2
	叶酸（微克／100克）	4
	生物素（微克／100克）	-
矿物质	钾（毫克／100克）	87
	钠（毫克／100克）	3.2
	钙（毫克／100克）	8
	镁（毫克／100克）	8
	磷（毫克／100克）	9
	锌（毫克／100克）	0.1
	铜（毫克／100克）	0.05
	锰（毫克／100克）	0.05
	硒（微克／100克）	0.17
	铁（毫克／100克）	0.3

主要营养功效

◎**清热解暑**：西瓜的含水量十分丰富，是夏季清热解暑的最佳果品之一。

◎**滋润面部皮肤**：西瓜中含有腺嘌呤、糖类、维生素、矿物质与多种氨基酸，这些成分最易被皮肤吸收，可滋润面部皮肤。

◎**驱走倦怠情绪**：西瓜中含有丰富的钾元素，能够迅速补充随汗水流失的钾，避免由此引发的肌肉无力和疲劳感。

◎**增加病人的营养**：西瓜中的蛋白酶能把不溶性蛋白质转化为可溶的蛋白质，增加肾炎病人的营养。

选购或储存小妙招

◎一手托西瓜，一手轻轻地拍打，或者用食指和中指进行弹打，成熟的西瓜敲起来会发出比较沉闷的声音，不成熟的西瓜敲起来声脆。

◎西瓜尾部较甜，最不易保存，宜尽早食用。还没剖开的西瓜置于常温下通风处可放2～7天。剖开后的西瓜宜用保鲜膜包覆放进冰箱，若食用时觉得果肉已软，就不要再吃了。

相宜相克速查

黄金搭配

✔ 西瓜+薄荷=改善不良情绪

✔ 西瓜+绿茶=提神醒脑

✔ 西瓜+紫苏=清热解毒

✔ 西瓜+胡萝卜=维持皮肤健康

禁忌搭配

✘ 西瓜+蜂蜜=加速维生素C氧化

美味私房菜

鸡肉西瓜盅

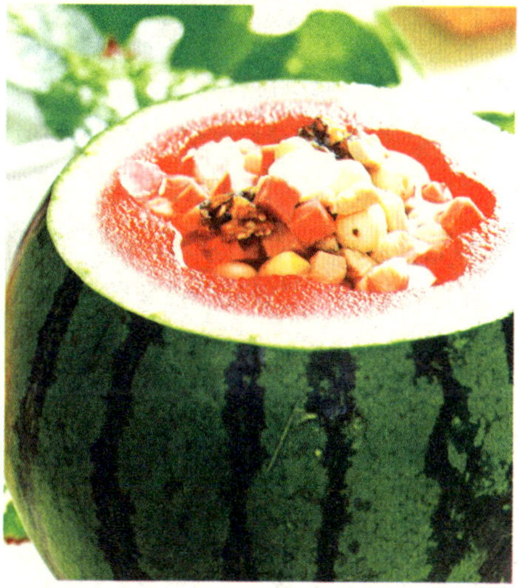

材料 小西瓜1个，莲子、核桃仁、薏米各30克，熟火腿、鸡胸肉各50克，葱末、姜末各5克。

调料 鸡汤200克，米酒1小匙，盐少许。

做法 ❶ 西瓜去顶盖，去瓜瓤，做成瓜盅；鸡胸肉、熟火腿切成丁；莲子去皮去莲子心，用热水烫过；核桃仁、薏米洗净后用热水烫过。

❷ 将鸡胸肉丁、熟火腿丁以及莲子、核桃仁、薏米放入瓜盅；将鸡汤、葱末、姜末、米酒和盐都倒入瓜盅。

❸ 将西瓜盅放入煲汤的罐子，盖上瓜盖，置蒸盘内上蒸笼蒸1小时即成。

功效 西瓜皮营养丰富，用来炖鸡肉，能消烦止渴，是夏季清凉消暑的一道美食。但糖尿病患者忌食。

养生食疗方

玉米西瓜汤

配方 玉米须、西瓜皮各150克，香蕉肉250克，枸杞子10克，冰糖、白砂糖各适量。

做法及用法 玉米须洗净，盛入纱布袋中；西瓜皮去净瓜瓤、翠衣，切成扁长条，控水后用白砂糖抓匀，放15分钟；香蕉肉切成斜角块；枸杞子洗净，泡开；沙锅内放清水、冰糖、纱布袋、西瓜皮、香蕉块、枸杞子，用大火烧开，改小火炖约1.5小时，取出纱布袋即成。随意饮服。

功效 滋阴平肝，清热除烦。适合高血压病患者。

西瓜皮绿豆汤

配方 西瓜皮（不用削去外皮）500克，绿豆100克。

做法及用法 将绿豆加水1500毫升，煮汤，沸后10分钟去绿豆，加西瓜皮煮沸后冷却。饮汤，一日数次。

功效 适用于痤疮等症。

食物小百科

在感冒初期，病邪在表之际，吃西瓜就相当于服用清里热的药物，会引邪入里，使感冒加重或延长治愈的时间。

核桃

摄入量（每次）20克

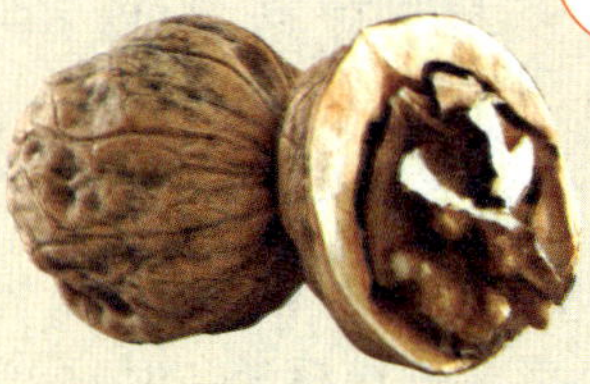

别名 胡桃、羌桃

性味归经 性温，味甘；归肺、肾、大肠经

宜忌人群 一般人都可食用

	名称（单位）	含量
	热量（千卡 / 100克）	646
	胆固醇（毫克 / 100克）	-
	膳食纤维（克 / 100克）	9.5
三大营养素	蛋白质（克 / 100克）	14.9
	脂肪（克 / 100克）	58.8
	碳水化合物（克 / 100克）	19.1
维生素	维生素A（微克 / 100克）	5
	维生素B_1（毫克 / 100克）	0.15
	维生素B_2（毫克 / 100克）	0.14
	维生素B_6（毫克 / 100克）	-
	维生素B_{12}（微克 / 100克）	-
	维生素C（毫克 / 100克）	1
	维生素D（微克 / 100克）	-
	维生素E（毫克 / 100克）	43.21
	烟酸（毫克 / 100克）	0.9
	叶酸（微克 / 100克）	-
	生物素（微克 / 100克）	-
矿物质	钾（毫克 / 100克）	385
	钠（毫克 / 100克）	6.4
	钙（毫克 / 100克）	56
	镁（毫克 / 100克）	131
	磷（毫克 / 100克）	294
	锌（毫克 / 100克）	2.17
	铜（毫克 / 100克）	1.17
	锰（毫克 / 100克）	3.44
	硒（微克 / 100克）	4.62
	铁（毫克 / 100克）	2.7

主要营养功效

◎**滋养脑细胞，增强脑功能**：核桃仁含有较多的蛋白质及人体营养必需的不饱和脂肪酸，这些成分皆为大脑组织细胞代谢的重要物质，能滋养脑细胞，增强脑功能。

◎**预防动脉硬化、降低胆固醇，抗癌**：核桃仁可预防动脉硬化、降低胆固醇；还可用于辅助治疗非胰岛素依赖型糖尿病；对癌症患者还有镇痛、提升白细胞等作用。

◎**营养肌肤，减少皱纹**：核桃仁含有丰富的维生素E，经常食用可润肌肤、乌须发。

◎**壮腰补肾**：核桃由于其独特的强肾补脑的药用功能，使它赢得了“长寿之果”的美誉。适用于肾虚腰腿痛，阳痿、遗精、小便频数、女性虚寒痛经、失眠健忘等症。

选购或储存小妙招

◎购买核桃时，一般选色泽光鲜（鲜褐色为佳）、手感重的；经漂白过的核桃表面虽然白净，但没有光泽。

◎储存核桃时，宜置于通风透气处；忌用密封袋装，宜用布袋、麻袋或其他透风较好的袋子装。

相宜相克速查

黄金搭配

✔ 核桃+蜜枣=补脑保健，美容养颜

蜜枣由红枣加工而成，比大枣的滋补作用。

✔ 核桃+鳝鱼=降血糖

禁忌搭配

✘ 核桃+酒=上火

✘ 核桃+鸡肉=腹泻

美味私房菜

核桃仁炒鸭肉

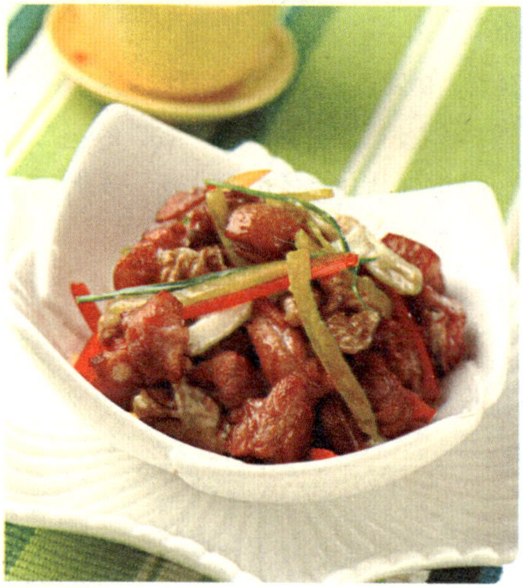

材料 鸭肉250克，核桃仁150克，鸡蛋1个（取蛋清），彩椒10克，葱末、姜末各少许。

调料 盐、味精、蚝油、淀粉各适量。

做法 ❶鸭肉切块，加入蛋清、淀粉抓匀；彩椒洗净，切丝。

❷油锅烧至两成热，下入鸭肉块滑散至熟，捞起沥油备用，再加入少许油烧热，下入核桃仁，小火炸至颜色呈金黄时捞起备用。

❸锅内留底油，下葱末、姜末爆香，下入鸭肉块，调入蚝油、盐、味精，起锅装盘，撒入核桃仁、彩椒即可。

养生食疗方

核桃粥

配方 核桃30克，粳米200克，红枣10颗。

做法及用法 将上述原料洗净，放入锅内，加适量清水，小火熬成粥即可。早晚分服。

功效 可用于肺肾两虚、气短咳喘、老年便秘、失眠健忘等症的辅助治疗。

芡实核桃糊

配方 芡实粉30克，核桃仁15克，红枣5颗，白糖适量。

做法及用法 先将核桃仁打成碎末，红枣去核，然后将芡实粉加入凉开水打糊，再加滚开水搅拌，最后加入核桃仁、红枣肉，煮成糊粥，加白糖。不拘时服食。

功效 补肾益智。

芝麻茯苓核桃糊

配方 黑芝麻、茯苓粉各1000克，核桃500克，红糖、蜂蜜各300克。

做法及用法 将黑芝麻、核桃研成细末，拌入蜂蜜、茯苓粉、红糖中后罐装密封保存。每日早晨取30克蒸熟食用。

功效 可有效乌发润发。

食物小百科

一般虚弱者每天早晨吃上两三个核桃，颇有好处。但核桃甘润多油，易生痰动风助火，凡内有痰火积热或阴虚火旺及便溏者均不宜食用。

栗子

摄入量（每次）50克

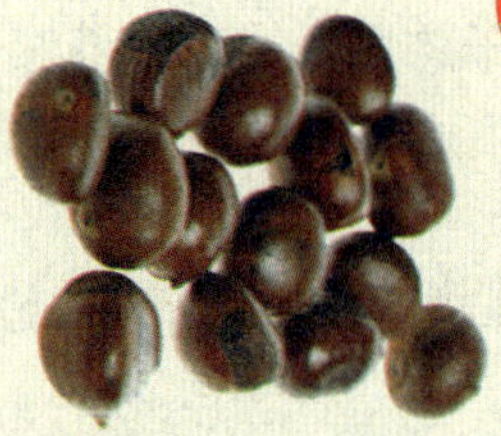

别名 板栗、棋子、栗果、大栗

性味归经 性温，味甘；归脾、胃、肾经

宜忌人群 一般人均可食用，老年人尤其适合经常食用

	名称（单位）	含量
	热量（千卡 / 100克）	348
	胆固醇（毫克 / 100克）	-
	膳食纤维（克 / 100克）	1.2
三大营养素	蛋白质（克 / 100克）	5.3
	脂肪（克 / 100克）	1.7
	碳水化合物（克 / 100克）	78.4
维生素	维生素A（微克 / 100克）	5
	维生素B_1（毫克 / 100克）	0.08
	维生素B_2（毫克 / 100克）	0.15
	维生素B_6（毫克 / 100克）	-
	维生素B_{12}（微克 / 100克）	-
	维生素C（毫克 / 100克）	25
	维生素D（微克 / 100克）	-
	维生素E（毫克 / 100克）	11.45
	烟酸（毫克 / 100克）	0.8
	叶酸（微克 / 100克）	-
	生物素（微克 / 100克）	-
矿物质	钾（毫克 / 100克）	-
	钠（毫克 / 100克）	8.5
	钙（毫克 / 100克）	-
	镁（毫克 / 100克）	56
	磷（毫克 / 100克）	-
	锌（毫克 / 100克）	1.32
	铜（毫克 / 100克）	1.34
	锰（毫克 / 100克）	1.14
	硒（微克 / 100克）	-
	铁（毫克 / 100克）	1.2

主要营养功效

◎**舒筋活络，保养肠胃**：常食栗子能辅疗腰腿疼痛，舒筋活络，并具有益气健脾，厚补肠胃的作用。

◎**延缓人体衰老**：栗子富含有维生素C，能够维持牙齿、骨骼、血管、肌肉的正常功能，可以预防和改善筋骨疼痛、乏力等症状，是延缓衰老的保健果品。

◎**止痛止血**：生栗子捣烂如泥，敷于患处，可缓解跌打损伤、筋骨肿痛，而且有止血止痛、吸收脓毒的作用。

选购或储存小妙招

◎选购栗子的时候不要一味追求果肉的色泽洁白或金黄，金黄色的果肉有可能是经过了化学处理。同时，果壳呈黑色、坚实、没有虫害的为好，若有小孔出现就必定有虫侵入，不可购买。

◎在坛子底部铺上一层细湿的黄沙，然后将拌有湿黄沙的栗子放入坛内，再放入一层湿黄沙，用稻草或麦草盖住，将坛子倒扣在地上即可。这样可贮存1个季度。也可将栗子放入冷水中浸泡1周左右，捞出后放在通风处吹干，可随用随取。

相宜相克速查

黄金搭配

- ✔ 栗子+鸡肉=增强补益功效
- ✔ 栗子+白菜=消除黑眼圈和黑斑

禁忌搭配

- ✘ 栗子+牛肉=引起呕吐
- ✘ 栗子+羊肉=不易消化，呕吐

美味私房菜

鲜栗鸡肉汤

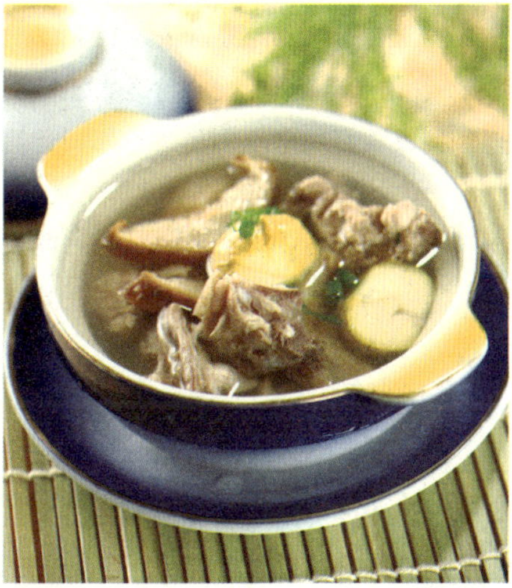

材料 鸡半只（约300克），鲜栗子200克，香菇30克，生姜2片。

调料 料酒、盐各适量。

做法 ❶ 鲜栗子用开水氽烫，稍浸后捞出剥皮；香菇用水浸软，去蒂，洗净，待用。

❷ 鸡洗净，除去肠杂；起锅入沸水中加料酒氽烫，去其血污后捞出，沥水。

❸ 将鸡、鲜栗子肉、姜片放入煲内，加适量清水，先用大火煮沸，再用小火煲1小时，再加入香菇煲30分钟，放入盐调味即成。

养生食疗方

栗子酒

配方 栗子120克，白酒500毫升。

做法及用法 将栗子拍碎，在白酒中浸泡10日即可。每日早、晚各1次，每次空腹饮用10～25毫升。

功效 补肾助阳。适用于阳痿、滑精、精神不振、不思饮食、体倦等症。栗子为寻常服食之品，制成酒剂，则是一个较好的食疗方，体弱之人可长期服用，有益寿延年的作用。

栗子山药姜枣粥

配方 栗子30克，红枣10颗，山药15克，姜丝6克，粳米100克，红糖适量。

做法及用法 栗子去壳，捣碎；红枣去核，洗净；山药削皮，洗净，切片；粳米洗净；将以上所有材料和姜丝加水同煮粥，最后加红糖调味即可食用。

功效 养胃健脾，补肾强精。适用于脾胃虚弱、畏食冷物、少食腹泻或小儿疳积、消化不良等症。

食物小百科

腰酸软无力，主要是肾虚所造成的，栗子为肾之果，食之则能益肾。栗子能辅疗因肾虚所致的腰膝酸软、四肢无力、尿频、胃寒腹泻等症。但栗子生吃不易消化，因此最好不要生吃，而熟吃又容易滞气，所以一次不宜吃得太多。因此，咳胀、疟疾、产后、病后、便秘者宜慎食之。脾胃虚弱所致的消化不良或患有风湿病的人不宜食用。

松子

摄入量（每日）20克

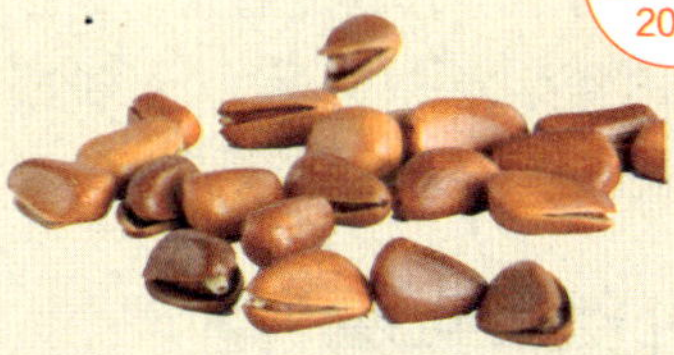

别名 罗松子、海松子、红松果、松仁

性味归经 性温，味甘；归肝、肺、大肠经

宜忌人群 一般人都可食用

	名称（单位）	含量
	热量（千卡/100克）	644
	胆固醇（毫克/100克）	-
	膳食纤维（克/100克）	12.4
三大营养素	蛋白质（克/100克）	14.1
	脂肪（克/100克）	58.5
	碳水化合物（克/100克）	21.4
维生素	维生素A（微克/100克）	5
	维生素B_1（毫克/100克）	-
	维生素B_2（毫克/100克）	0.11
	维生素B_6（毫克/100克）	0.21
	维生素B_{12}（微克/100克）	-
	维生素C（毫克/100克）	-
	维生素D（微克/100克）	-
	维生素E（毫克/100克）	25.2
	烟酸（毫克/100克）	3.8
	叶酸（微克/100克）	-
	生物素（微克/100克）	8.2
矿物质	钾（毫克/100克）	612
	钠（毫克/100克）	3
	钙（毫克/100克）	161
	镁（毫克/100克）	186
	磷（毫克/100克）	227
	锌（毫克/100克）	5.49
	铜（毫克/100克）	1.21
	锰（毫克/100克）	7.4
	硒（微克/100克）	0.62
	铁（毫克/100克）	5.2

主要营养功效

◎**强壮筋骨，消除疲劳**：松子中所含大量钙、铁、钾等，能给机体组织提供丰富的营养成分，对老年人保健有极大的益处。

◎**健脑，预防老年痴呆**：松子含有大量的谷氨酸，其有很好的健脑作用，可增强记忆力。松子中的磷和锰含量也非常丰富，这对大脑和神经都有很好的补益作用，是学生和脑力劳动者的健脑佳品，对老年痴呆也有很好的预防作用。

◎**软化血管，延缓衰老，润肤美容**：松子中的维生素E有很好的软化血管、延缓衰老的作用，是中老人的理想保健食品，也是女士们润肤美容的理想食物。

◎**缓解便秘**：松仁中富含脂肪油，能润肠通便缓泻而不伤正气，对老人体虚便秘、小儿津亏便秘有一定的食疗作用。

选购或储存小妙招

◎选购松子时，以外表干燥不潮湿、颗粒大而饱满、无异味、颜色白净、带清香气味的为佳。

◎松子宜置于阴凉、通风、干燥处密封保存。

相宜相克速查

黄金搭配

- ✅ 松子+红枣=养颜益寿
- ✅ 松子+鸡肉=预防心脑血管病
- ✅ 松子+兔肉=美容养颜，益智醒脑
- ✅ 松子+牛肉=防止动脉粥样硬化

禁忌搭配

- ❌ 松子+黄豆=阻碍蛋白质的吸收

美味私房菜

核桃仁松子玉米粥

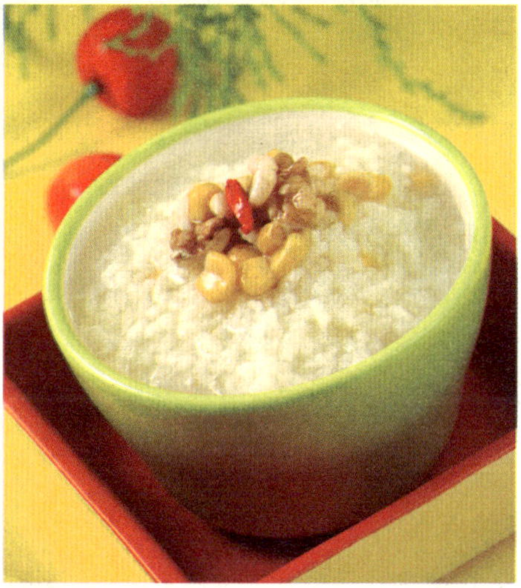

材料 玉米粒、核桃仁、松仁各15克，大米100克，枸杞子少许。

材料 白糖适量。

做法 ❶ 核桃仁切成粒；松仁、玉米粒洗净；大米、枸杞子均洗净。

❷ 取一个瓦煲，注入适量清水，用中火煲开，加入大米，改小火煲至米八成熟。

❸ 加核桃仁、松仁、玉米粒，调入白糖，再煲20分钟，撒枸杞子即可。

功效 此粥能润肠排毒，补益气血，并且养颜、抗衰老。

养生食疗方

柿干松子茶

配方 柿干5片，松子适量。

做法及用法 将柿干切块，加水刚好盖过柿干后，以大火煮滚，再放入松子并转为中火，焖煮约3分钟。喝汤即可。

功效 对于防治心血管疾病、美容、抗老化等都有助益。

松子粳米粥

配方 松子仁30～60克，粳米100克，盐适量。

做法及用法 将以上前两味加水煮成稀粥，最后加盐调味即可食用。每日2～3次。

功效 滋养润燥。用于肺燥咽干或肠燥便结等症。

松子核桃泥

配方 松子仁30克，核桃仁60克，蜂蜜适量。

做法及用法 将松子仁和核桃仁研磨成泥状，加蜂蜜适量煎沸备用。早、晚饭后各服1匙，开水冲服。

功效 滋养润肺、止咳。用于阴虚肺燥、咳嗽咽干等症。

食物小百科

松子是美容佳品

松子的特点是脂肪含量特别丰富，而且这种脂肪大部分为不饱和脂肪酸，可以润泽皮肤。肌肤粗糙、形神枯槁者常食松子，可使皮肤润泽，容光焕发，皱纹也可减少。

杏仁

摄入量（每次）50克

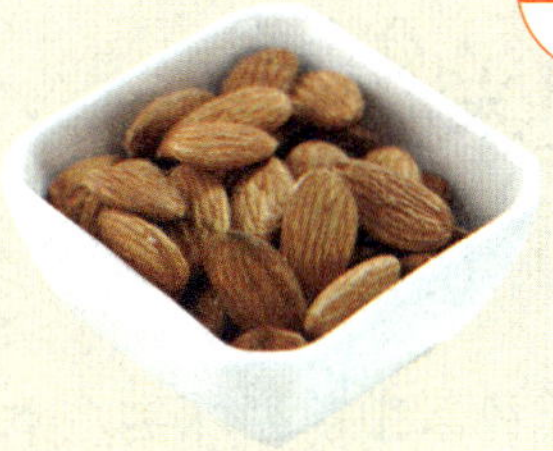

别名 杏子、苦杏仁

性味归经 性温，味酸；归肺、大肠经

宜忌人群 一般人都能食用

	名称（单位）	含量
	热量（千卡/100克）	578
	胆固醇（毫克/100克）	-
	膳食纤维（克/100克）	8
三大营养素	蛋白质（克/100克）	22.5
	脂肪（克/100克）	45.4
	碳水化合物（克/100克）	23.9
维生素	维生素A（微克/100克）	-
	维生素B_1（毫克/100克）	0.08
	维生素B_2（毫克/100克）	0.56
	维生素B_6（毫克/100克）	0.15
	维生素B_{12}（微克/100克）	-
	维生素C（毫克/100克）	26
	维生素D（微克/100克）	-
	维生素E（毫克/100克）	18.53
	烟酸（毫克/100克）	-
	叶酸（微克/100克）	32.6
	生物素（微克/100克）	49
矿物质	钾（毫克/100克）	106
	钠（毫克/100克）	8.3
	钙（毫克/100克）	97
	镁（毫克/100克）	178
	磷（毫克/100克）	27
	锌（毫克/100克）	4.3
	铜（毫克/100克）	0.8
	锰（毫克/100克）	0.77
	硒（微克/100克）	15.65
	铁（毫克/100克）	2.2

主要营养功效

◎**降低胆固醇含量**：杏仁含有丰富的维生素C和多酚类成分，这些成分不但能够降低人体内胆固醇的含量，还能明显降低心脏病与很多慢性病的发生率。

◎**润肺定喘，生津止渴**：杏仁具有“去冷热毒”、“治心中冷热”、“解温疫”的功效。杏仁为传统的干果及中药材，分为甜杏仁、苦杏仁两种，甜杏仁多用作食品，苦杏仁多作药用，有祛痰止咳、平喘、润肠的作用，为辅助治疗外感咳嗽、喘满、喉痹、肠燥便秘的常用药。

选购或储存小妙招

◎选购杏仁时，以外表干燥不潮湿、颗粒大而饱满、无异味、略带清香者为佳。

◎杏仁可用塑料袋密封，置于干燥处保存即可。

食物小百科

苦杏仁、甜杏仁在外观性状上非常相似，容易混淆。

苦杏仁、甜杏仁均呈偏心脏形，顶端略尖，基部钝圆，表面红棕色，都有2颗子叶。苦杏仁左右不对称，有自茎部发出的脉状条纹和细微纵皱，顶端有不明显珠孔，一侧有微突起的条状种脐，种皮薄，富油性，水研磨有苦杏仁特有的香气；而甜杏仁左右对称，种脊明显，种皮较苦，杏仁厚，子叶接合处有空隙。

美味私房菜

南北杏仁煲猪肺

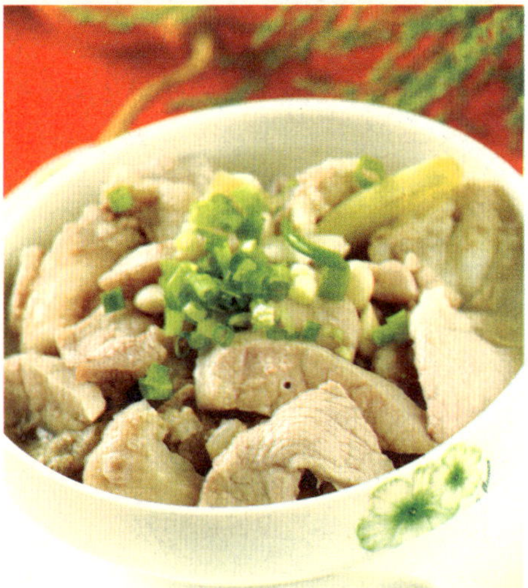

材料 猪肺、猪脊骨各500克，猪肉200克，南北杏仁、姜、葱末各适量。

调料 盐、鸡精各适量。

做法 ❶ 将猪肺冲洗干净，切片；猪脊骨剁好；猪肉切厚片；姜去皮切片。

❷ 锅内烧水，水开时放入猪肺片、猪脊骨、猪肉片，烫尽表面血渍。

❸ 在沙锅中放入猪脊骨、猪肺片、猪肉片、姜片、南北杏仁，加入清水，煲2小时后调入盐、鸡精，撒葱末，即可食用。

功效 润肺止咳。适用于胸膜炎引起的咳嗽等症状。

养生食疗方

海带绿豆甜杏仁汤

配方 海带20克，绿豆1大匙，甜杏仁10克，玫瑰花、生姜少许，红糖50克。

做法及用法 将海带、绿豆、甜杏仁洗净浸透，玫瑰花洗净，生姜切片；锅内加水烧开，放入海带、生姜片煮一小会，瓦煲中加入清水烧开，将海带、绿豆、甜杏仁、玫瑰花放入瓦煲中煮30分钟，调入红糖即可食用。

功效 本汤有解淤散结的功效。

杏仁粒大米汁

配方 杏仁120克，大米30克，白糖150克。

做法及用法 杏仁用开水浸泡15分钟，去掉外衣，洗净，切成小粒状，用冷水浸泡;大米洗净，用冷水浸30分钟;然后将杏仁粒和大米搅匀磨烂后，加入清水600毫升，过滤去渣，倒入沙锅中,将沙锅置于火上,加水500毫升，加白糖，把杏仁大米浆慢慢倒入沙锅中，边煮边搅，直至煮成浓汁，盖上锅盖，熄火焖5分钟即可饮用。

功效 适用于内伤咳嗽。

食物小百科

虽然杏仁有许多的药用、食用价值，但我们不可以大量食用。专家指出，杏仁含有有毒物质氢氰酸，过量服用可致中毒。所以，食用前必须先在水中浸泡多次，并加热煮沸，以便减少以至消除其中的有毒物质。

腰果

摄入量（每次）10~15粒

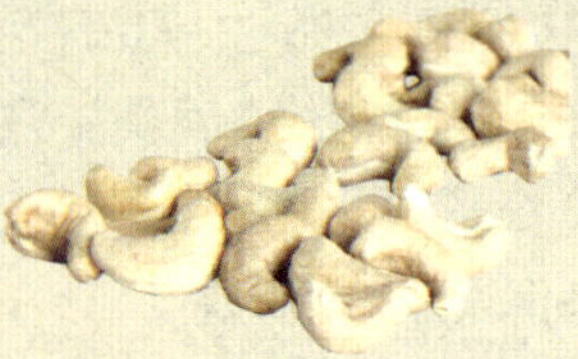

别名 鸡腰果、介寿果

性味归经 性平，味甘；归肺经

宜忌人群 一般人皆可食用

	名称（单位）	含量
	热量（千卡/100克）	559
	胆固醇（毫克/100克）	-
	膳食纤维（克/100克）	3.6
三大营养素	蛋白质（克/100克）	17.3
	脂肪（克/100克）	36.7
	碳水化合物（克/100克）	41.6
维生素	维生素A（微克/100克）	8
	维生素B_1（毫克/100克）	0.27
	维生素B_2（毫克/100克）	0.13
	维生素B_6（毫克/100克）	0.43
	维生素B_{12}（微克/100克）	-
	维生素C（毫克/100克）	-
	维生素D（微克/100克）	-
	维生素E（毫克/100克）	3.17
	烟酸（毫克/100克）	1.3
	叶酸（微克/100克）	-
	生物素（微克/100克）	18.9
矿物质	钾（毫克/100克）	503
	钠（毫克/100克）	251.3
	钙（毫克/100克）	26
	镁（毫克/100克）	153
	磷（毫克/100克）	395
	锌（毫克/100克）	4.3
	铜（毫克/100克）	1.43
	锰（毫克/100克）	1.8
	硒（微克/100克）	34
	铁（毫克/100克）	4.8

主要营养功效

◎**排毒养颜，延缓衰老**：腰果含有丰富的油脂，可以润肠通便，有很好的排毒养颜功效，能延缓衰老。

◎**补充体力，消除疲劳**：腰果中维生素B_1的含量仅次于芝麻和花生，有补充体力、消除疲劳的效果，易疲倦的人经常食用可以改善症状。

◎**补肾**：中医讲究以形补形，以脏补脏，由于腰果形状似肾，故中医认为腰果有补肾的作用。把腰果炒香，再加入鸡蛋同炒，成为补肝肾的好菜肴，对于男子阳痿，精冷精稀，均有良好的功效。

选购或储存小妙招

◎挑选腰果时，以外观呈完整月牙形、色泽白、气味香、饱满、油脂丰富、无斑点、无蛀虫者为佳。

◎腰果宜放于密封的容器中并放进冰箱中冷藏。

美味私房菜

香酥腰果

材料 腰果60克，白芝麻15克。

调料 白糖适量。

做法 ❶ 腰果洗净，捞出沥干；再将腰果放入适量沸水中焖煮至熟，熄火后出锅加白糖拌匀、待凉。

❷ 锅内放入三大匙油，以冷油方式倒入腰果，待腰果炸成金黄色时出锅，撒上白芝麻即可。

花生

摄入量（每日）80~100克

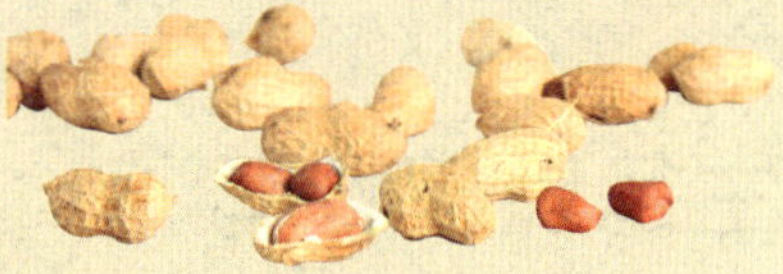

别名 落花生、地果、唐人豆

性味归经 性平，味甘；归肺、脾、胃经

宜忌人群 一般人均可食用

名称（单位）		含量
	热量（千卡／100克）	313
	胆固醇（毫克／100克）	-
	膳食纤维（克／100克）	7.7
三大营养素	蛋白质（克／100克）	12
	脂肪（克／100克）	25.4
	碳水化合物（克／100克）	13
维生素	维生素A（微克／100克）	2
	维生素B_1（毫克／100克）	-
	维生素B_2（毫克／100克）	0.04
	维生素B_6（毫克／100克）	0.43
	维生素B_{12}（微克／100克）	-
	维生素C（毫克／100克）	14
	维生素D（微克／100克）	-
	维生素E（毫克／100克）	2.93
	烟酸（毫克／100克）	14.1
	叶酸（微克／100克）	-
	生物素（微克／100克）	-
矿物质	钾（毫克／100克）	390
	钠（毫克／100克）	3.7
	钙（毫克／100克）	8
	镁（毫克／100克）	110
	磷（毫克／100克）	250
	锌（毫克／100克）	1.79
	铜（毫克／100克）	0.68
	锰（毫克／100克）	0.65
	硒（微克／100克）	4.5
	铁（毫克／100克）	3.4

主要营养功效

◎**健脑，增强记忆力**：花生内含丰富的脂肪和蛋白质，并含有硫胺素、核黄素、烟酸等多种维生素，矿物质含量也很丰富，特别是含有人体必须的氨基酸，有促进脑细胞发育，增强记忆的功能。

◎**辅助治疗各种出血症**：花生的红衣含有抗纤维蛋白溶解酶，可用于各种外伤出血、肝病出血、血友病等的辅助治疗。

◎**预防肿瘤**：花生中含有一种生物活性物质白藜芦醇，可以预防肿瘤类疾病，同时也能降低血小板聚集，是心脑血管疾病的预防剂。

选购或储存小妙招

◎优质的带荚花生和去荚花生仁均颗粒饱满、形态完整、大小均匀。

◎花生容易受潮发霉，产生致敏性很强的黄曲霉菌毒素。所以，花生应贮于低温、干燥处妥善保存，并经常检查。如发现有变质的，应及时处理。

相宜相克速查

黄金搭配

- ✔ 花生+芹菜=预防心血管疾病
- ✔ 花生+红酒=保护心血管
- ✔ 花生+菠菜=美白肌肤
- ✔ 花生+猪蹄=催乳，进补
- ✔ 花生+毛豆=健脾益智

禁忌搭配

- ✘ 花生+蟹=导致腹泻

美味私房菜

花生莲子乌鸡汤

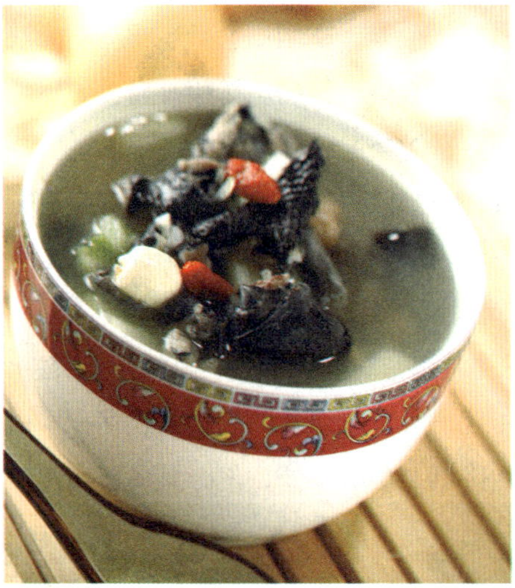

材料 乌鸡肉 500 克，白菜干、莲子各 50 克，蜜枣 5 颗，花生仁 100 克，枸杞子少许。

调料 陈皮 1 块，香油、盐各适量。

做法 ❶ 将乌鸡宰杀后清洗干净，去头、爪、内脏，切成大块，用开水烫煮后漂去浮沫；白菜干用温水浸泡后洗净，每块撕成数条；其余用料都洗干净，去莲子心，陈皮刮去内瓤。

❷ 将清水倒入煲内烧开，再将以上用料倒进煲内，先用大火煲 20 分钟，改中火煲 40 分钟，再用小火煲 2 小时。

❸ 用香油、盐调味，撒枸杞子即可。

养生食疗方

醋浸花生仁

配方 花生仁 100 克，醋 200 克。

做法及用法 将花生仁放入醋中泡 7 天。每晚睡前嚼服 10 粒，血压下降后可隔数日服 1 次。

功效 本方可以降压、清热、活血，对保护血管壁、阻止血栓形成有很好的功效。

花生冬瓜皮野鸭汤

配方 花生仁、冬瓜皮（干）各 50 克，野鸭 1 只。

做法及用法 洗净花生仁与冬瓜皮；宰杀野鸭，去毛、内脏、头、爪，洗净，取胸脯及背部鸭肉（不要头颈部、翅膀及爪）约 250 克，切成块；将花生仁、冬瓜皮及野鸭肉块一同入锅，加清水适量，用大火煮沸；撇去浮沫；改用小火炖约 60 分钟至鸭肉熟烂时即成。不放盐调味，喝汤，吃鸭肉及花生仁。

功效 养阴补气，利尿消肿。适用于辅助治疗有阴虚表现的营养不良性水肿。注意，服本药膳时少吃盐。

食物小百科

花生是全世界公认的健康食品，是补血能手。其中补血止血的作用主要来自花生外面的那层红衣。女性朋友尤其是处于经期、孕期、产后和哺乳期的女性更应该常吃，因为这些时期的女性失血和消耗营养较多，而花生红衣则对养血、补血很有好处。

莲子

摄入量（每次）30~50克

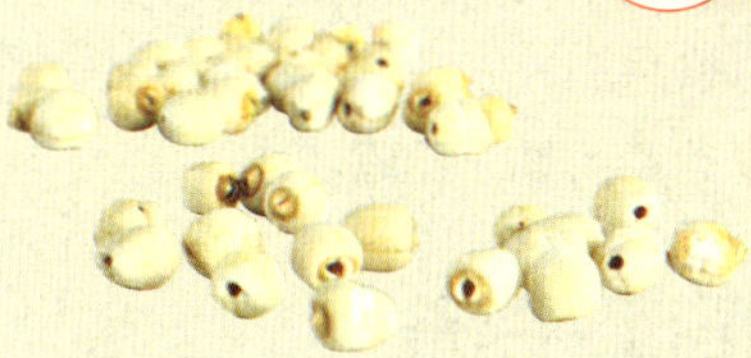

别名 藕莲、莲蓬子、莲肉、莲米
性味归经 性平，味甘、涩；归脾、肾、心经
宜忌人群 一般人都可食用

	名称（单位）	含量
	热量（千卡 / 100克）	350
	胆固醇（毫克 / 100克）	-
	膳食纤维（克 / 100克）	3
三大营养素	蛋白质（克 / 100克）	17.2
	脂肪（克 / 100克）	2
	碳水化合物（克 / 100克）	67.2
维生素	维生素A（微克 / 100克）	-
	维生素B_1（毫克 / 100克）	0.16
	维生素B_2（毫克 / 100克）	0.08
	维生素B_6（毫克 / 100克）	-
	维生素B_{12}（微克 / 100克）	-
	维生素C（毫克 / 100克）	5
	维生素D（微克 / 100克）	-
	维生素E（毫克 / 100克）	2.71
	烟酸（毫克 / 100克）	4.2
	叶酸（微克 / 100克）	88.4
	生物素（微克 / 100克）	-
矿物质	钾（毫克 / 100克）	846
	钠（毫克 / 100克）	5.1
	钙（毫克 / 100克）	97
	镁（毫克 / 100克）	242
	磷（毫克 / 100克）	550
	锌（毫克 / 100克）	2.78
	铜（毫克 / 100克）	1.33
	锰（毫克 / 100克）	8.23
	硒（微克 / 100克）	3.36
	铁（毫克 / 100克）	3.6

主要营养功效

◎**健脑，增强记忆力**：中老年人特别是脑力劳动者经常食用，可以健脑，增强记忆力，提高工作效率，并能预防老年痴呆的发生。

◎**强心，祛心火，有助于睡眠**：莲子心味道极苦，却有显著的强心作用，能扩张外周血管，降低血压，还能祛心火，缓解口舌生疮，并有助于睡眠。

◎**促进胃肠吸收，滋补强壮**：无食欲、胃不舒服或肠疼痛而不断下痢的人最好吃莲子粥。莲子能促进肠的收敛，所以会使胃肠健康。据说莲子在泥炭层里放一千年后，也不会失去发芽的力量，可见其精力之大。当然，这对消除疲劳、滋养强壮具有极佳效果。另外，莲子汤还有预防肝脏病、胰脏病的功能。

◎**美容**：莲子是高级美容食品，具有养心益肾，补脾涩肠，轻身驻颜，乌须黑发的功效。自古即被做成美容食物或夏天的高级菜肴。

选购或储存小妙招

◎选购莲子时，以外观上有一点自然的皱皮或残留的红皮、莲子孔较小的为佳。

◎莲子应置于干燥处密封保存，并加入花椒防虫，储存过程中应经常翻晒。

相宜相克速查

黄金搭配

- 莲子+红薯=美容，防便秘
- 莲子+猪肚=补益身体
- 莲子+木瓜=清心润肺，健脾胃

猪肠莲子枸杞子汤

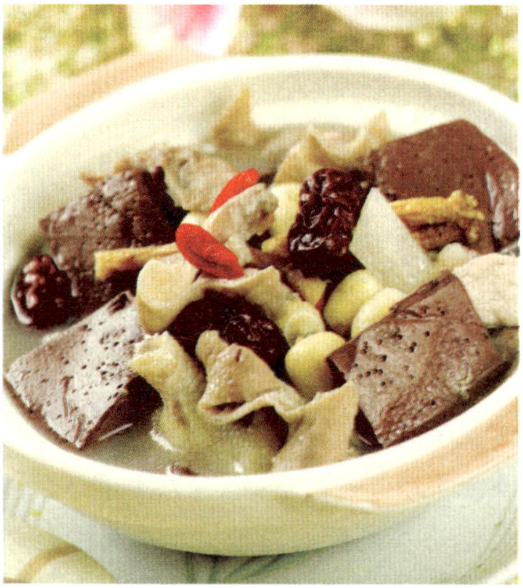

材料 猪肠、鸡爪各100克，瘦肉150克，猪血、莲子、枸杞子、红枣各10克，党参20克，姜、葱各适量。

调料 盐、鸡精各适量。

做法 ❶ 将猪肠切成段、洗净；姜去皮；葱切成段；瘦肉切成粒；猪血洗净，切成块。

❷ 锅内加适量清水烧开，待水开时，放入瘦肉粒，汆烫去血水，捞出用清水冲干净，再放入猪肠段煮透。

❸ 将处理好的鸡爪、猪肠段、瘦肉粒、党参、红枣、枸杞子、莲子、猪血块、姜、葱段一起放入炖盅，注入适量清水，大火煮沸，再用小火炖2个小时后熄火，最后调入盐、鸡精即可。

功效 该汤补虚助阳。适用于不育症、不孕症的辅助治疗。

莲子心茶

配方 莲子心3克。

做法及用法 用沸水冲泡即可。代茶饮，可经常饮用。

功效 此茶有助于睡眠。

冰糖莲子汤

配方 莲子、冰糖各适量。

做法及用法 将莲子用水浸泡后除去绿莲子心，煮烂，加入冰糖搅拌，使冰糖化开。连汤食用，每日1次。

功效 补心安神。适用于心悸。

黄花菜莲子心汤

配方 黄花菜、冰糖各15克，莲子心3克。

做法及用法 将莲子心、黄花菜一起加水适量煮沸，改小火煮30分钟，加入冰糖，待冰糖化开即成。每日1次，连服5～7天。

功效 镇静除烦。适用于小儿夜啼。

食物小百科

莲子皮薄如纸，剥除很费时间。若先将莲子洗一下，然后放入开水中，加入适量碱，搅拌均匀后稍闷泡片刻，再倒入淘米箩内，用力揉搓，就可很快去除莲子皮。

开心果

摄入量（每次）50克

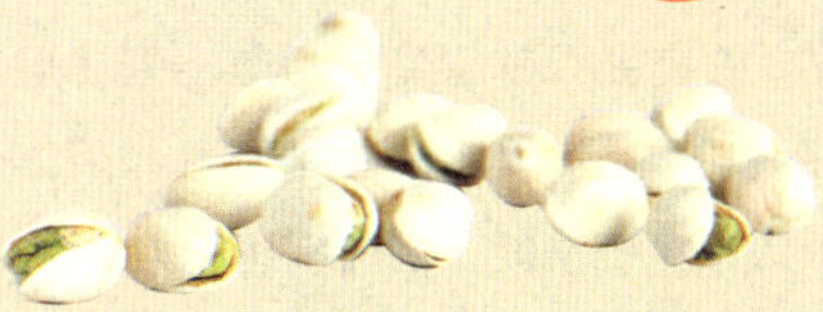

别名 阿月浑子、无名子

性味归经 性温，味甘；归肝、胃经

宜忌人群 一般人都可食用

	名称（单位）	含量
	热量（千卡／100克）	653
	胆固醇（毫克／100克）	-
	膳食纤维（克／100克）	7
三大营养素	蛋白质（克／100克）	21
	脂肪（克／100克）	55
	碳水化合物（克／100克）	19
维生素	维生素A（微克／100克）	20
	维生素B_1（毫克／100克）	0.43
	维生素B_2（毫克／100克）	0.24
	维生素B_6（毫克／100克）	1.22
	维生素B_{12}（微克／100克）	-
	维生素C（毫克／100克）	-
	维生素D（微克／100克）	-
	维生素E（毫克／100克）	4
	烟酸（毫克／100克）	1
	叶酸（微克／100克）	59
	生物素（微克／100克）	-
矿物质	钾（毫克／100克）	970
	钠（毫克／100克）	270
	钙（毫克／100克）	120
	镁（毫克／100克）	120
	磷（毫克／100克）	440
	锌（毫克／100克）	4.2
	铜（毫克／100克）	1.15
	锰（毫克／100克）	-
	硒（微克／100克）	0.88
	铁（毫克／100克）	3

主要营养功效

◎**抗衰老，增强体质**：开心果营养丰富，还可以榨油，因此越嚼香味越浓，余味无穷，对身体有很好的补充营养的作用。开心果含有丰富的维生素E，不仅有抗衰老的作用，还能增强体质。

◎**帮助胎儿发育**：开心果含有的丰富蛋白质是胎儿发育的主要营养成分，另外，其丰富的维生素E也有助于促进胎儿的血管生长和发育。

◎**抑制心血管疾病**：开心果含有丰富的植物甾醇能够抑制人体对胆固醇的吸收，促进胆固醇的降解代谢、抑制胆固醇的生化合成等，进而起到抑制心血管疾病的功能。

◎**调中理气**：中医认为，开心果具有调中理气的功效，常食可使人保持心情愉快。

选购或储存小妙招

选购开心果时，以果仁颜色为绿色的为佳，它比黄色的要新鲜。

养生食疗方

二阴煎加减方

配方 生地黄12克，熟地黄、合欢皮各12克，柏子仁、酸枣仁、茯苓、茯神各15克，开心果、麦冬各10克，黄连、夜交藤、木通各3克，灯芯草4束，小麦30克，红枣7颗，红花6克，生甘草5克。

做法及用法 用水煎服，每日1剂。连服1个月。

功效 养心安眠。用于辅助治疗虚火内扰、心失所养引起的顽固性失眠。

红 枣

摄入量（每日）5颗

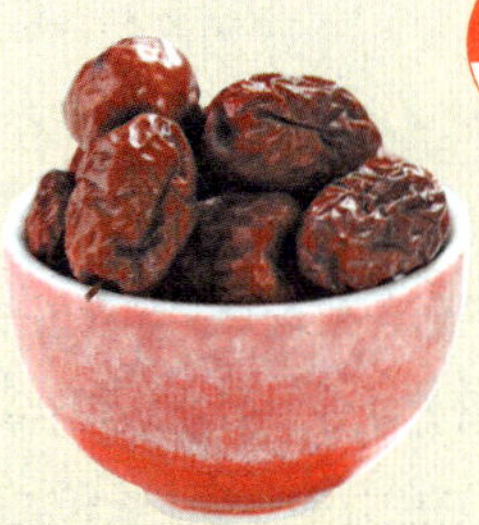

别名 大枣、枣子

性味归经 性温、味甘；归脾、胃经

宜忌人群 是中老年人、青少年、女性的理想天然保健食品

	名称（单位）	含量
	热量（千卡/100克）	317
	胆固醇（毫克/100克）	-
	膳食纤维（克/100克）	9.5
三大营养素	蛋白质（克/100克）	2.1
	脂肪（克/100克）	0.4
	碳水化合物（克/100克）	81.1
维生素	维生素A（微克/100克）	-
	维生素B_1（毫克/100克）	0.08
	维生素B_2（毫克/100克）	0.15
	维生素B_6（毫克/100克）	-
	维生素B_{12}（微克/100克）	-
	维生素C（毫克/100克）	7
	维生素D（微克/100克）	-
	维生素E（毫克/100克）	-
	烟酸（毫克/100克）	1.6
	叶酸（微克/100克）	-
	生物素（微克/100克）	-
矿物质	钾（毫克/100克）	185
	钠（毫克/100克）	8.3
	钙（毫克/100克）	54
	镁（毫克/100克）	39
	磷（毫克/100克）	34
	锌（毫克/100克）	0.45
	铜（毫克/100克）	0.31
	锰（毫克/100克）	0.34
	硒（微克/100克）	1.54
	铁（毫克/100克）	2.1

主要营养功效

◎**提高人体免疫力**：红枣含有大量的糖类物质，主要为葡萄糖，也含有果糖、蔗糖，以及由葡萄糖和果糖组成的低聚糖、阿拉伯聚糖及半乳醛聚糖等；并含有大量的维生素C、核黄素、硫胺素、胡萝卜素、烟酸等多种维生素，具有较强的补养作用，能提高人体免疫功能，增强抗病能力。

◎**减少胆结石**：红枣中丰富的维生素C可使体内多余的胆固醇转变为胆汁酸，从而减少结石形成的概率。

◎**预防高血压**：红枣所含的类黄酮是一种使血管软化，从而使血压降低的物质，能预防高血压的发生。

◎**补虚安神**：红枣具有补虚益气，养血安神，健脾和胃的功效，是脾胃虚弱、气血不足、倦怠无力、失眠等患者良好的保健营养品。

选购或储存小妙招

◎选购红枣时，以表面有光泽，外表呈紫红色，有浅浅的、极少的皱纹者为优质。

◎红枣易生霉，可用塑料袋密封，内放一支香烟，置于阴凉通风处保存。

相宜相克速查

黄金搭配

- ✔ 红枣+桂圆=预防慢性病
- ✔ 红枣+核桃=预防慢性病
- ✔ 红枣+牛奶=促进儿童成长

禁忌搭配

- ✘ 红枣+海蟹=易患寒热病

美味私房菜

黄芪红枣猪肘煲

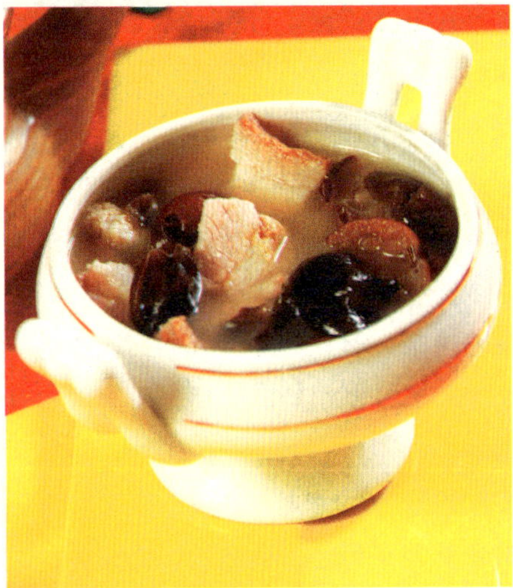

材料 猪肘500克，黄芪、红枣、黑木耳各30克。

调料 冰糖60克。

做法 ❶ 猪肘刮洗干净，放沸水锅中煮5分钟后捞出，清水冲净，剁成小块。红枣、黄芪分别洗净后，放在同一碗中浸泡6小时；黑木耳放入清水中浸泡4小时。

❷ 将猪肘块、黑木耳一同放入瓦罐中，黄芪、红枣连同浸泡的水也一并倒入瓦罐中，再向瓦罐中注入适量清水，大火煮沸后改小火慢煮2个小时，去黄芪，下冰糖，再煮10分钟即可。

养生食疗方

黑木耳红枣汤

配方 黑木耳20克，红枣10颗，红糖适量。

做法及用法 将黑木耳、红枣及红糖放在一起煮熟即可。直接食用。

功效 改善贫血。

甘薯红枣汁

配方 甘薯200克，红枣（干）50颗，蜂蜜20克。

做法及用法 红薯洗净，削去外皮，切碎；红枣洗净，去核，切片；将甘薯和红枣片放入锅中，加入适量冷水，用大火煎煮，至水剩一半时加入蜂蜜调匀，改用小火煎10分钟；将煮好的汁液倒入大杯。放凉后即可饮用。

功效 健脾益肺。

丝瓜红枣丸

配方 丝瓜、红枣、黄酒各适量。

做法及用法 将丝瓜放在密封的容器内，放在火中烧烤至皮焦内黄，研碎成粉末，与红枣和丸如弹子大。每日1丸，温酒化服。

功效 可化痰止咳。

食物小百科

红枣味甜，多吃容易生痰生湿。腹胀的人就不适合喝红枣水，以免生湿积滞；体质燥热者也不适合在月经期间喝红枣水，因为可能会造成经血过多。

葵花子

摄入量（每次）80克

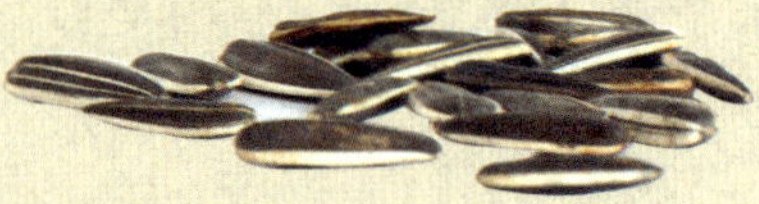

别名 瓜子、葵子、向日葵子

性味归经 性平，味甘；归大肠经

宜忌人群 适合一般人食用

名称（单位）		含量
	热量（千卡 / 100克）	625
	胆固醇（毫克 / 100克）	-
	膳食纤维（克 / 100克）	4.8
三大营养素	蛋白质（克 / 100克）	22.6
	脂肪（克 / 100克）	52.8
	碳水化合物（克 / 100克）	17.3
维生素	维生素A（微克 / 100克）	5
	维生素B_1（毫克 / 100克）	0.43
	维生素B_2（毫克 / 100克）	0.26
	维生素B_6（毫克 / 100克）	0.86
	维生素B_{12}（微克 / 100克）	-
	维生素C（毫克 / 100克）	-
	维生素D（微克 / 100克）	-
	维生素E（毫克 / 100克）	26.46
	烟酸（毫克 / 100克）	4.8
	叶酸（微克 / 100克）	304.5
	生物素（微克 / 100克）	84
矿物质	钾（毫克 / 100克）	491
	钠（毫克 / 100克）	1322
	钙（毫克 / 100克）	72
	镁（毫克 / 100克）	267
	磷（毫克 / 100克）	564
	锌（毫克 / 100克）	5.91
	铜（毫克 / 100克）	1.95
	锰（毫克 / 100克）	1.98
	硒（微克 / 100克）	2
	铁（毫克 / 100克）	6.1

主要营养功效

◎**预防高血脂，抗衰老和美容**：葵花子含脂肪可达50%左右，其中主要是油酸、亚油酸等不饱和脂肪酸，可以提高人体免疫能力，抑制血栓的形成，可预防胆固醇、高血脂，还是抗衰老和美容的理想食品。

◎**安定情绪**：葵花子是维生素E的良好来源，每天吃一把葵花子就能满足人体一天所需的维生素E，对安定情绪非常有好处。

◎**改善睡眠**：葵花子还有调节脑细胞代谢，改善其抑制机能的作用，所以可以改善睡眠。

◎**滋养皮肤，减少粉刺**：皮肤上经常长粉刺者常食葵花子可使痤疮症状大有好转。这是因为，葵花子中含有丰富的维生素A对改善皮肤状态特别有益。

选购或储存小妙招

购买葵花子时，以有黑白相间长条纹、颗粒大、均匀、饱满、壳面有光泽、无哈喇味、味道鲜美的为佳。

美味私房菜

什锦山药糕

材料 山药、土豆各500克，核桃仁、红枣、山楂、葵花子仁适量。

调料 蜂蜜适量。

做法 ❶ 山药、土豆煮熟后去皮，混合压成泥，再压成厚饼状。

❷ 把核桃仁、去核的红枣及山楂碾碎，与葵花子仁一起撒在山药泥饼上，放蒸锅内大火蒸10分钟，取出浇上蜂蜜即可。

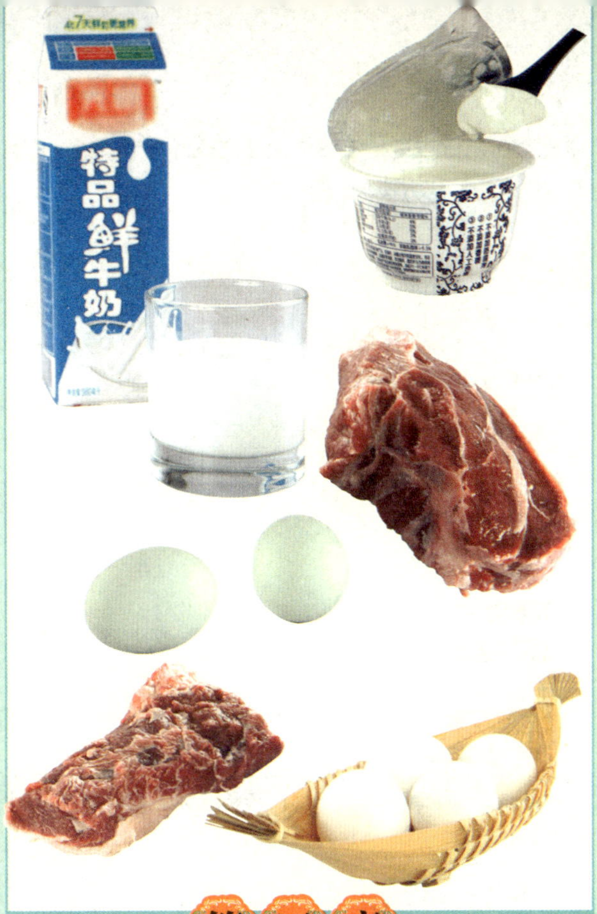

第四章 肉禽蛋奶养生全扫描

肉禽蛋奶具有很高的营养价值。中医认为，五畜等动物都可归为『血肉有情之品』，补养人体最为直接，但禽类食物一般脂肪和胆固醇含量较高，要注意控制摄入量；蛋白类食物则是人体补充蛋白质的最佳选择。

猪肉

摄入量（每日）80~100克

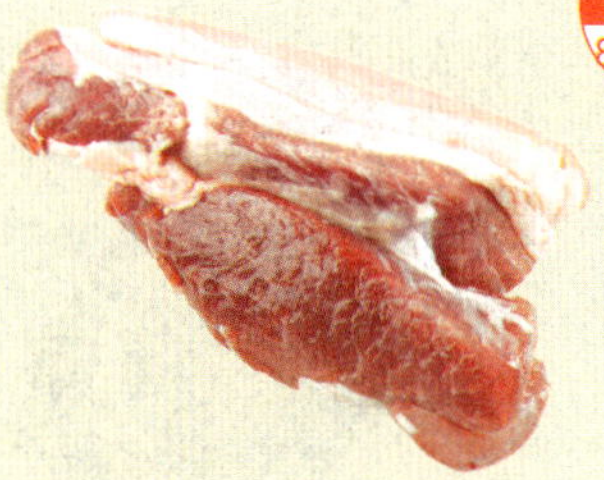

别名 豕肉、彘肉

性味归经 味甘，性平；归脾、胃、肾经

宜忌人群 一般人都可食用

	名称（单位）	含量
	热量（千卡 / 100克）	395
	胆固醇（毫克 / 100克）	80
	膳食纤维（克 / 100克）	-
三大营养素	蛋白质（克 / 100克）	13.2
	脂肪（克 / 100克）	37
	碳水化合物（克 / 100克）	2.4
维生素	维生素A（微克 / 100克）	18
	维生素B_1（毫克 / 100克）	0.22
	维生素B_2（毫克 / 100克）	0.16
	维生素B_6（毫克 / 100克）	-
	维生素B_{12}（微克 / 100克）	-
	维生素C（毫克 / 100克）	-
	维生素D（微克 / 100克）	-
	维生素E（毫克 / 100克）	0.35
	烟酸（毫克 / 100克）	3.5
	叶酸（微克 / 100克）	-
	生物素（微克 / 100克）	-
矿物质	钾（毫克 / 100克）	204
	钠（毫克 / 100克）	59.4
	钙（毫克 / 100克）	6
	镁（毫克 / 100克）	16
	磷（毫克 / 100克）	162
	锌（毫克 / 100克）	2.06
	铜（毫克 / 100克）	0.06
	锰（毫克 / 100克）	0.03
	硒（微克 / 100克）	11.97
	铁（毫克 / 100克）	1.6

主要营养功效

◎**补充蛋白质和脂肪酸**：猪肉可以为人类提供优质蛋白质和必需的脂肪酸，是我国居民日常补充蛋白质的主要来源。

◎**改善缺铁性贫血**：猪肉可提供血红素（有机铁）和促进铁吸收的半胱氨酸，能改善缺铁性贫血。

◎**营养肌肤**：猪皮性味甘凉，含胶质成分，能营养肌肤。如将猪皮煮熟成冻子食用，可使人皮肤光洁细腻。

◎**补血，通乳，托疮**：猪蹄性味甘咸平，有补血、通乳、托疮的作用，对产后乳少、痈疽、疮毒等症有辅助治疗作用。

选购或储存小妙招

◎挑选猪肉时以肉色为粉红色、带光泽、肉身结实、脂肪泛白的为佳。

◎猪肉比较容易变质，购买后最好当天食用，剩下的应放在冰箱中冷藏。

相宜相克速查

黄金搭配

- ✔ 猪肉+青椒、红椒=强健脊椎，消除疲劳及疼痛
- ✔ 猪肉+南瓜=美容
- ✔ 猪肉+竹笋=降低血糖
- ✔ 猪肉+土豆=促进儿童成长
- ✔ 猪肉+栗子=预防慢性病
- ✔ 猪肉+豆腐=缓解更年期综合征

禁忌搭配

- ✘ 猪肉+田螺=易伤肠胃
- ✘ 猪肉+鸽肉=使人滞气

美味私房菜

菠萝咕咾肉

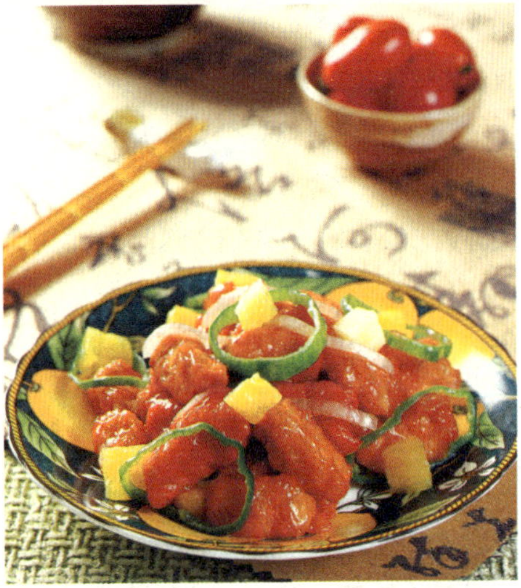

材料 猪瘦肉300克，青椒、洋葱各100克，菠萝罐头1瓶，鸡蛋液适量。

调料 面粉、番茄酱、醋、盐、糖、料酒各适量。

做法 ❶ 猪瘦肉洗净，切成小块，用鸡蛋液拌匀后裹上面粉；把青椒和洋葱洗净切成圈；菠萝切块；把番茄酱、料酒、盐、糖、醋兑成酸甜汁。

❷ 锅内放油，小火加热，放入猪瘦肉块炸成金黄捞出，稍放，再炸一次。

❸ 油锅烧热，放入洋葱圈和青椒圈、菠萝块翻炒，再放入酸甜汁炒一下，青椒熟后，加入炸好的猪瘦块肉炒一下即可。

养生食疗方

南瓜海带猪肉汤

配方 南瓜300克，海带100克，猪肉200克，夏枯草10克，姜少许，盐、鸡精各适量。

做法及用法 猪肉切厚片；海带洗净；南瓜去皮去子，洗净切块；锅内烧水，水开时放入夏枯草、猪肉片滚去表面血渍，倒出洗净；瓦煲放入清水，大火煮沸后放猪肉片、海带、南瓜块、姜，煲2小时后加盐、鸡精即可食用。

功效 富含维生素A、维生素B_1、维生素B_2及钙与铁，可以增强免疫力。

白兰花猪肉汤

配方 猪瘦肉150～200克，鲜白兰花30克（干品10克），盐少许。

做法及用法 将猪瘦肉洗净切小块，与鲜白兰花一起加水煲汤，加盐少许调味。饮汤食肉，每日1次。

功效 滋阴、化浊。可辅疗男性前列腺炎、女性白带过多等。

食物小百科

瘦肉精的化学名是盐酸克仑特罗，对心脏有兴奋作用。若在饲料中掺加瘦肉精，猪食用过后会在体内残留，其中残留最多的部位是猪肺，人吃了残留有瘦肉精的猪肉或猪内脏后都可引起中毒，其主要表现是头晕、乏力，面部、颈部及上下肢肌肉颤动，严重者不能站立，对人体有很大危害。

牛肉

摄入量（每餐）80克

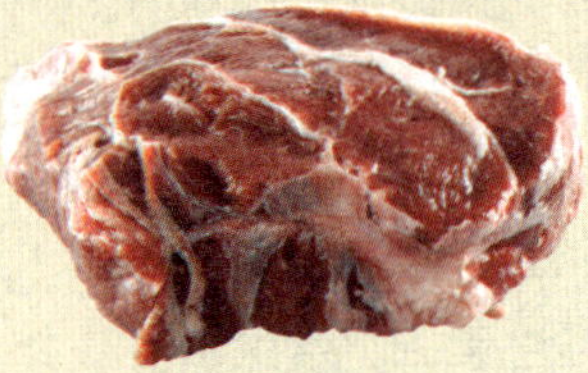

别名 黄牛肉、水牛肉

性味归经 性平，味甘；归脾、胃经

宜忌人群 一般人都可以吃

	名称（单位）	含量
	热量（千卡/100克）	125
	胆固醇（毫克/100克）	84
	膳食纤维（克/100克）	-
三大营养素	蛋白质（克/100克）	19.9
	脂肪（克/100克）	4.2
	碳水化合物（克/100克）	2
维生素	维生素A（微克/100克）	7
	维生素B_1（毫克/100克）	0.04
	维生素B_2（毫克/100克）	0.14
	维生素B_6（毫克/100克）	0.3
	维生素B_{12}（微克/100克）	-
	维生素C（毫克/100克）	-
	维生素D（微克/100克）	-
	维生素E（毫克/100克）	0.65
	烟酸（毫克/100克）	5.6
	叶酸（微克/100克）	3.6
	生物素（微克/100克）	0.7
矿物质	钾（毫克/100克）	216
	钠（毫克/100克）	84.2
	钙（毫克/100克）	23
	镁（毫克/100克）	20
	磷（毫克/100克）	168
	锌（毫克/100克）	4.73
	铜（毫克/100克）	0.18
	锰（毫克/100克）	0.04
	硒（微克/100克）	6.45
	铁（毫克/100克）	3.3

主要营养功效

◎**寒冬补益佳品**：牛肉营养价值很高，古有“牛肉补气，功同黄芪”之说。尤其是寒冬时节，多食牛肉可暖胃。

◎**提高机体抗病能力**：牛肉含酪蛋白、白蛋白、球蛋白较多，这对提高机体免疫功能，增强体质有益。

◎**健脾胃，强筋骨**：牛肉有健脾胃、强筋骨效果，常用于体弱消瘦、气短乏力、脾虚纳呆、腰膝酸软、下肢无力、水肿萎黄等症。

选购或储存小妙招

◎挑选牛肉时，要选表面有光泽、肉质略紧且富有弹性的。新鲜牛肉肉质较为坚实，并呈大理石纹状，肌肉呈棕红色，脂肪多为淡黄色，也有深黄色，筋为白色。若牛肉为深紫色并发暗，表面有黏性物质黏手，或有发霉、异常气味，则表明牛肉不新鲜。

◎牛肉以买回当天即吃完为佳，若要保存，也应放入冰箱，且不要超过3天，一旦解冻便不宜再冷冻。

相宜相克速查

黄金搭配

- ✅ 牛肉+牛蒡=预防慢性病
- ✅ 牛肉+豆腐=预防慢性病
- ✅ 牛肉+青椒=美容
- ✅ 牛肉+芹菜=缓解更年期综合征

禁忌搭配

- ❌ 牛肉+韭菜=容易中毒
- ❌ 牛肉+红糖=引起腹胀

美味私房菜

黄豆牛肉汤

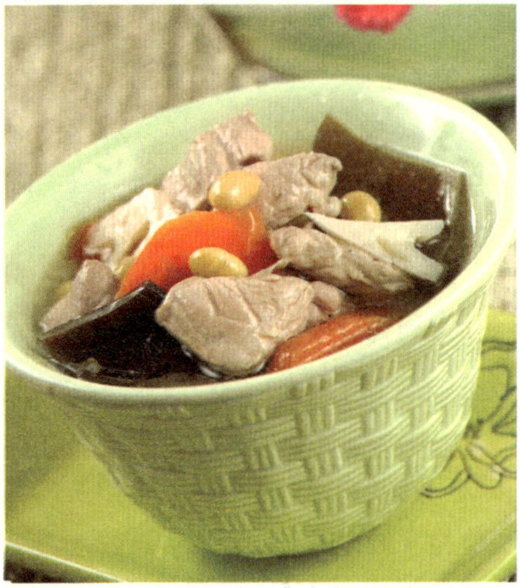

材料 牛肉400克，莲藕200克，海带80克，胡萝卜半根，黄豆50克，葱花、姜片各少许。

调料 盐1小匙，鸡精半小匙。

做法 ❶将牛肉洗净切成块；莲藕洗净去皮切块；海带洗净切大块；胡萝卜洗净去皮切块。

❷将牛肉块放入热水中烫透，去血水捞出，备用；黄豆冲洗干净，放入清水中泡至涨发。

❸锅中加清水烧沸，放入所有材料大火煲滚，再转至小火煲1小时，加调料调味即可。

养生食疗方

阿胶牛肉汤

配方 阿胶15克，牛肉100克，米酒20毫升，姜10克，盐、味精各适量。

做法及用法 将牛肉去筋切片，与姜、米酒一起放入沙锅，加水适量，用小火煮30分钟，加入阿胶及盐、味精，溶解即可食用。

功效 滋阴养血，温中健脾。

牛鞭汤

配方 牛鞭1根，韭菜子、菟丝子、仙灵脾各15克。

做法及用法 先将牛鞭洗净切段，再将其与韭菜子、菟丝子、仙灵脾加水共煮即可。弃药渣，吃肉喝汤。

功效 可预防阳痿、早泄等症。

牛髓补益膏

配方 黑牛髓、地黄叶、白蜜各等量。

做法及用法 将黑牛髓、地黄叶、白蜜三者混匀，隔水蒸熟。空腹时服1勺。

功效 滋润脏腑，补益气血。适用于身体消瘦者。

食物小百科

黄牛肉肌肉呈深红色，肉质较软，为肥度在中等以上的肉，肌肉间还夹杂着脂肪；水牛肉的肉色比黄牛肉暗，并带棕红色，肌肉纤维粗而且松弛，脂肪为白色；牦牛肉脂肪多，肉质细嫩、味美，质量优于黄牛肉。

羊肉

摄入量（每餐）50克

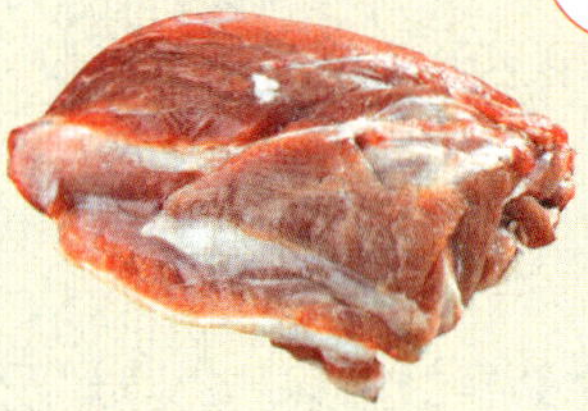

别名 山羊肉、绵羊肉

性味归经 性温，味甘；归脾、肾经

宜忌人群 一般人都可以食用

	名称（单位）	含量
	热量（千卡/100克）	203
	胆固醇（毫克/100克）	92
	膳食纤维（克/100克）	-
三大营养素	蛋白质（克/100克）	19
	脂肪（克/100克）	14.1
	碳水化合物（克/100克）	-
维生素	维生素A（微克/100克）	22
	维生素B_1（毫克/100克）	0.05
	维生素B_2（毫克/100克）	0.14
	维生素B_6（毫克/100克）	0.1
	维生素B_{12}（微克/100克）	-
	维生素C（毫克/100克）	-
	维生素D（微克/100克）	-
	维生素E（毫克/100克）	0.26
	烟酸（毫克/100克）	4.5
	叶酸（微克/100克）	3.7
	生物素（微克/100克）	-
矿物质	钾（毫克/100克）	232
	钠（毫克/100克）	80.6
	钙（毫克/100克）	6
	镁（毫克/100克）	20
	磷（毫克/100克）	146
	锌（毫克/100克）	3.22
	铜（毫克/100克）	0.75
	锰（毫克/100克）	0.02
	硒（微克/100克）	32.2
	铁（毫克/100克）	2.3

主要营养功效

◎**冬令暖身**：羊肉有很好的补充热量的作用，有助于冬令暖身。虚弱怕冷的人食之能增强体质，提高机体的抗寒能力。

◎**补虚劳不足**：羊肉加中药当归，生姜，红糖一并炖食，以补虚疗损，对虚劳羸瘦、腰膝酸软、肢体不温、精神委靡、眩晕短气有效。

◎**产后补血调虚**：产后多因出血而导致血虚，虚则寒凝气滞、腹中冷痛，羊肉最擅温暖宫胞，故可用作女性产后补血。

◎**散寒止痛**：寒疝主要表现为腹中绵绵作痛，痛引胁肋拘挛、小腹冷，多因血虚寒滞、脉络不通、筋脉失于温养所致，而羊肉有温补气血、散寒止痛的作用。寒甚者可加川椒、当归、干姜一并炖食。

◎**补肾壮阳**：羊肉性温，能温阳，助元阳，补精血，疗肺虚，益劳损，是一种滋补强壮美食。

选购或储存小妙招

◎挑选羊肉时以肉色鲜红、带光泽的肉品为佳。新鲜的羊肉脂肪洁白或乳白；弹性好，指压后凹陷能立即恢复，不粘手；肉质纤维细软，少有脂肪夹杂，有羊肉的膻气。

◎羊肉一般以现购现烹为宜，如暂时吃不了，可用少许盐腌渍2天，可保存10天左右。

相宜相克速查

黄金搭配

- 羊肉+姜=改善寒凉所致的腹痛
- 羊肉+香菜=滋补强壮身体

韭菜炒羊肝

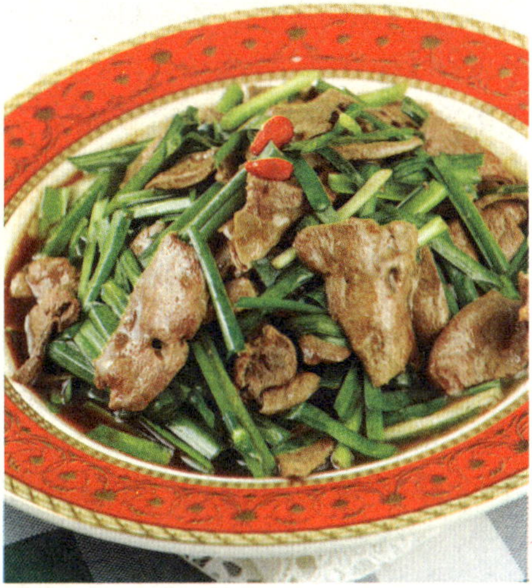

材料 韭菜 300 克，羊肝 100 克，葱、姜、枸杞子各适量。

调料 花椒粉、淀粉、酱油、味精、盐各适量。

做法 ❶ 韭菜洗净切段；葱洗净切丝；羊肝洗净切片，加酱油、淀粉拌匀。
❷ 油锅烧至七成熟时，倒入羊肝片，炒至变色后，下韭菜段、葱丝、姜、花椒粉，炒熟后，加入盐、味精调味，撒枸杞子即可。

养生食疗方

桂圆羊肉汤

配方 红枣 8 颗，桂圆肉 15 克，羊肉 200 克，白萝卜 100 克，葱、姜、盐、味精、胡椒粉、羊骨汤、香油、香菜各适量。

做法及用法 红枣洗净去核；桂圆肉洗净；羊肉切厚片；白萝卜洗净切片；锅中加入羊骨汤、葱、姜、红枣、桂圆肉片、羊肉片同煮，待羊肉将熟时放白萝卜片，加盐、味精、胡椒粉调味；材料熟透后，取出葱、姜，淋香油、撒香菜即可佐餐食用。

功效 益气补虚、促进血液循环，增强御寒能力。

当归羊肉粥

配方 当归 15 克，羊肉 100 克，粳米 250 克，姜、葱各适量，料酒 2 小匙，盐半小匙，胡椒粉、味精各少许。

做法及用法 姜切片；葱切段；当归用水浸透，切薄片；羊肉洗净，汆烫去血水，切成 2 厘米见方的块；粳米淘洗干净；将粳米、姜、葱、料酒、羊肉、当归同放入锅内，加适量清水，用大火煮沸，再用小火煮 35 分钟，加入盐、味精、胡椒粉搅匀即成。佐餐食用。

功效 可温养肾精、补气养血。适用于肾阳虚之不孕。

食物小百科

烧羊肉时，可放入一些胡萝卜，再加些葱、姜、酒等作料一同烧制。羊肉与胡萝卜同烧，不但可以去掉膻味，还能弥补羊肉所缺乏的胡萝卜素和维生素，这样烧出来的羊肉吃起来不仅不觉得油腻，而且能提高食用营养价值。

鸡肉

摄入量（每餐）100克

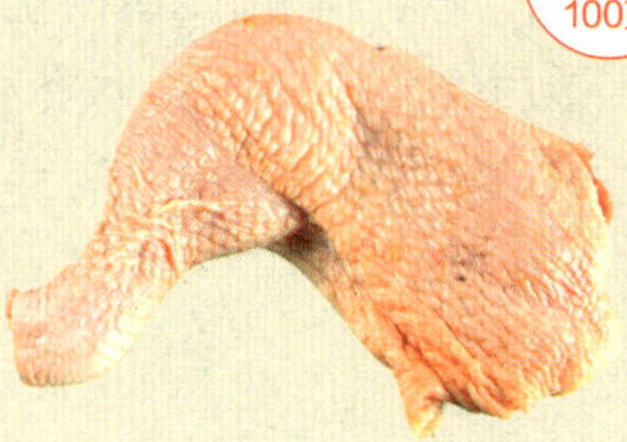

别名 家鸡肉、母鸡肉、公鸡肉

性味归经 性温，味甘；归脾、胃、肝经

宜忌人群 一般人都可食用

	名称（单位）	含量
	热量（千卡/100克）	167
	胆固醇（毫克/100克）	106
	膳食纤维（克/100克）	-
三大营养素	蛋白质（克/100克）	19.3
	脂肪（克/100克）	9.4
	碳水化合物（克/100克）	1.3
维生素	维生素A（微克/100克）	48
	维生素B_1（毫克/100克）	0.05
	维生素B_2（毫克/100克）	0.09
	维生素B_6（毫克/100克）	0.2
	维生素B_{12}（微克/100克）	-
	维生素C（毫克/100克）	-
	维生素D（微克/100克）	-
	维生素E（毫克/100克）	0.67
	烟酸（毫克/100克）	5.6
	叶酸（微克/100克）	6.5
	生物素（微克/100克）	-
矿物质	钾（毫克/100克）	251
	钠（毫克/100克）	63.3
	钙（毫克/100克）	9
	镁（毫克/100克）	19
	磷（毫克/100克）	156
	锌（毫克/100克）	1.09
	铜（毫克/100克）	0.07
	锰（毫克/100克）	0.03
	硒（微克/100克）	11.75
	铁（毫克/100克）	1.4

主要营养功效

◎**增强体力，强壮身体**：鸡肉中的蛋白质的含量比例较高，种类多，而且消化率高，很容易被人体吸收利用，有增强体力、强壮身体的作用。

◎**改善营养不良、贫血等症**：鸡肉对营养不良、畏寒怕冷、乏力疲劳、月经不调、贫血、虚弱等均有很好的食疗作用。

◎**滋补佳品**：乌鸡具有温中益气、补肾填精、养血乌发、滋润肌肤的作用。凡虚劳羸瘦、面瘦、面色无华、水肿消渴、产后血虚乳少者，可将之作食疗滋补之品。

◎**增强免疫力，缓解感冒症状**：在感冒流行的季节，对健康人而言，多喝些鸡汤可提高自身免疫力、将流感病毒拒之门外。对于那些已被流感病毒感染的患者而言，多喝点鸡汤有助于缓解感冒引起的鼻塞、咳嗽等症状。

选购或储存小妙招

◎购买时，以肉厚、结实、具有光泽、外皮带有黄色、毛孔突出者为佳。

◎若要存放烹饪过的鸡肉，最好能将肉和配料或肉汁分开封装冷藏，并尽量在2天内吃完。

相宜相克速查

黄金搭配

- ✔ 鸡肉+西蓝花=促进儿童成长
- ✔ 鸡肉+黄豆=预防慢性病
- ✔ 鸡肉+蛤蜊=缓解更年期综合征

禁忌搭配

- ✘ 鸡肉+虾=消化不良

松香鸡片

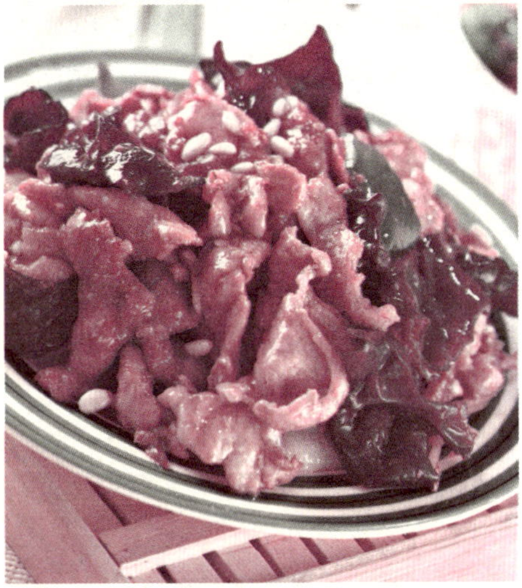

材料 鸡脯肉350克，松子、青椒各30克，水发黑木耳50克，蛋清适量，葱花、姜丝各少许。

调料 淀粉、酱油、料酒、味精、盐各适量。

做法 ❶ 将鸡脯肉洗净，切片，加入蛋清、淀粉抓匀；水发黑木耳、青椒均切块。

❷ 油锅烧热，下入松子炸至金黄色，捞起，沥油。

❸ 另起油锅，烧至三成热，下入鸡脯肉片滑散，放入青椒块、水发黑木耳块滑油，捞起，控净油备用。

❹ 锅内留底油，下葱花、姜丝爆香，烹入料酒，下入鸡脯肉片、水发黑木耳块、青椒块，调入酱油、盐、味精翻炒均匀，起锅装盘，撒上松子即可。

巴归乌鸡汤

配方 乌鸡肉500克，巴戟天10克，当归15克，姜片、葱花、花椒、酱油、盐各适量。

做法及用法 将乌鸡肉洗净切成小方块，油锅烧热，下姜片、葱花、花椒稍炒一下，放进乌鸡块，炒至发白，再加入酱油、盐、当归、巴戟天煮沸，去浮沫；改用小火煨至鸡肉熟软，拣去姜、葱、当归、巴戟天即可食用。

功效 可温补肾阳。

乌鸡黄芪汤

配方 净乌鸡1只，黄芪、当归各60克，红糖150克。

做法及用法 将乌鸡洗净，在鸡腹中放入黄芪、当归、红糖隔水蒸熟。吃乌鸡肉、喝汤，分3次服完，每半月1次，连续食用2个月。

功效 此方可养心安神、滋阴补血。

食物小百科

一般来讲，鸡肉的营养价值比鸡汤高。以蛋白质为例，汤里所含的蛋白质只是肉中蛋白质含量的一小部分，其他营养元素的含量也不如鸡肉高。但鸡汤的美味可刺激胃液分泌，增加食欲，帮助消化。所以，科学的用膳方法是将鸡肉与鸡汤一起吃下去。

鸭肉

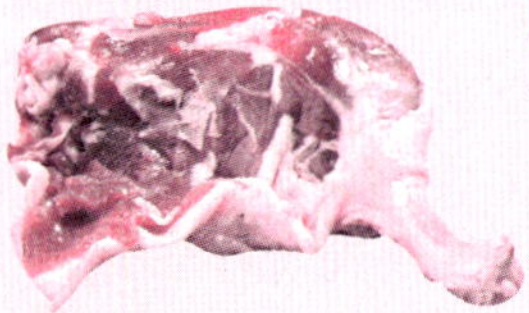

摄入量（每次）80克

别名 鹜肉、家凫肉

性味归经 性微寒，味甘、酸；归心、肺、胃经

宜忌人群 适用于体热、上火的人食用，特别适于虚弱、食少、便秘和有水肿的人食用

	名称（单位）	含量
	热量（千卡／100克）	240
	胆固醇（毫克／100克）	94
	膳食纤维（克／100克）	-
三大营养素	蛋白质（克／100克）	15.5
	脂肪（克／100克）	19.7
	碳水化合物（克／100克）	0.2
维生素	维生素A（微克／100克）	52
	维生素B_1（毫克／100克）	0.08
	维生素B_2（毫克／100克）	0.22
	维生素B_6（毫克／100克）	-
	维生素B_{12}（微克／100克）	-
	维生素C（毫克／100克）	-
	维生素D（微克／100克）	-
	维生素E（毫克／100克）	0.27
	烟酸（毫克／100克）	4.2
	叶酸（微克／100克）	-
	生物素（微克／100克）	-
矿物质	钾（毫克／100克）	191
	钠（毫克／100克）	69
	钙（毫克／100克）	6
	镁（毫克／100克）	14
	磷（毫克／100克）	122
	锌（毫克／100克）	1.33
	铜（毫克／100克）	0.21
	锰（毫克／100克）	0.06
	硒（微克／100克）	12.25
	铁（毫克／100克）	2.2

主要营养功效

◎**易消化吸收**：鸭肉的营养价值比较高，其中蛋白质含量约16%～25%，比畜肉含量高得多。其脂肪含量适中，较均匀地分布于全身组织中，而且脂肪酸主要是不饱和脂肪酸和低碳饱和脂肪酸，因此熔点低，非常易于消化吸收。

◎**健体抗衰**：鸭肉中B族维生素和维生素E含量也比较多。B族维生素对人体新陈代谢以及神经、心脏、消化和视觉的维护都有良好的作用；维生素E则有助于人体多余自由基的清除，有抗衰老的作用。

◎**缓解心脏疾病**：鸭肉中丰富的烟酸是构成人体内两种重要辅酶的成分之一，对心肌梗死等心脏疾病患者有保护作用。

◎**具有滋阴利水等多种功效**：《日用本草》记载：鸭肉可“滋五脏三阴，清虚劳之热补血解水，养胃生津”。中医认为，鸭肉味甘、咸，性微寒，具有滋阴养胃、清肺补血、利水消肿的功效。

选购或储存小妙招

挑选鸭肉时以肉厚、结实、具光泽的肉品为佳。

相宜相克速查

黄金搭配

- 鸭肉+山药=降低胆固醇，滋补身体
- 鸭肉+红小豆=利尿解毒
- 鸭肉+当归=补血
- 鸭肉+白菜=促进血液中胆固醇的代谢

相克的禁忌搭配

- 鸭肉+鳖=令人阳虚，水肿腹泻

美味私房菜

啤酒鸭

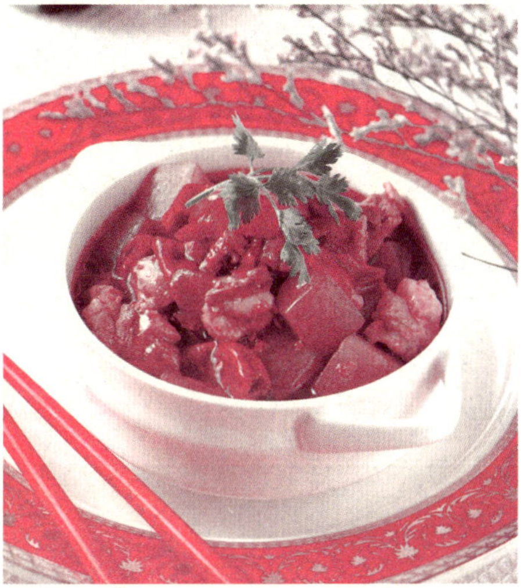

材料 啤酒半瓶，鸭肉300克，魔芋100克，泡椒50克，姜适量，香菜少许。

调料 盐、鸡精各少许，豆瓣酱、香油各1小匙。

做法 ❶ 鸭肉洗净，切块；姜、泡椒洗净，切片；魔芋洗净，切块。

❷ 将鸭肉块放入沸水中汆烫一下，捞出，沥干水分。

❸ 起锅热油，放入豆瓣酱、姜片、泡椒片炒香，下入鸭肉块、魔芋块爆炒，再倒入啤酒，转入沙锅煲。

❹ 待鸭肉熟透后，加入盐、鸡精，淋上香油，放上香菜即可。

养生食疗方

薏仁陈皮鸭肉汤

配方 鸭肉250克，炒薏仁、莲子各30克，陈皮6克，生姜4片。

做法及用法 鸭肉洗净，剁块，把其他材料洗净一齐放入锅内，加清水，大火煮沸后，改小火煲2～3小时即可食用。

功效 健脾祛湿。

鸭蛋牡蛎粥

配方 咸鸭蛋2个，粳米60克，干牡蛎50克。

做法及用法 将咸鸭蛋和粳米一同煮粥，粥熟时捞出咸鸭蛋剥去外壳，切碎后和干牡蛎一起放入粥内，稍煮片刻，调味后即可食用。

功效 鸭蛋和牡蛎皆有消炎作用，能缓解牙齿肿痛。

酸醋鸭蛋方

配方 醋250克，鸭蛋1～2个。

做法及用法 将以上两味共煮熟。吃蛋饮醋。

功效 健脾，消炎，止泻。适用于慢性肝炎。

食物小百科

老鸭不易炖酥烂，可取猪胰脏1块切碎，与老鸭同煮，鸭肉易酥烂且汤汁鲜美；或将老鸭肉用凉水加少量醋浸泡2小时，再用小火炖，鸭肉就容易酥烂且能返嫩了。

鹅肉

摄入量
（每次）
50~80克

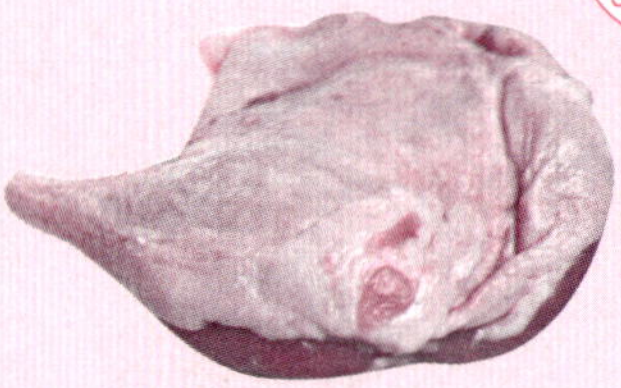

别名 家雁肉

性味归经 味甘，性平；归脾、肺经

宜忌人群 适宜身体虚弱、气血不足、营养不良者

	名称（单位）	含量
	热量（千卡/100克）	251
	胆固醇（毫克/100克）	74
	膳食纤维（克/100克）	-
三大营养素	蛋白质（克/100克）	17.9
	脂肪（克/100克）	19.9
	碳水化合物（克/100克）	-
维生素	维生素A（微克/100克）	42
	维生素B_1（毫克/100克）	0.07
	维生素B_2（毫克/100克）	0.23
	维生素B_6（毫克/100克）	-
	维生素B_{12}（微克/100克）	-
	维生素C（毫克/100克）	-
	维生素D（微克/100克）	-
	维生素E（毫克/100克）	0.22
	烟酸（毫克/100克）	4.9
	叶酸（微克/100克）	-
	生物素（微克/100克）	-
矿物质	钾（毫克/100克）	232
	钠（毫克/100克）	58.8
	钙（毫克/100克）	4
	镁（毫克/100克）	18
	磷（毫克/100克）	144
	锌（毫克/100克）	1.36
	铜（毫克/100克）	0.43
	锰（毫克/100克）	0.04
	硒（微克/100克）	17.68
	铁（毫克/100克）	3.8

主要营养功效

◎**补阴益气，暖胃开津**：中医认为，鹅肉具有解五脏之热、补阴益气、暖胃开津和缓解铅毒之功效，所以民间有“喝鹅汤，吃鹅肉，一年四季不咳嗽”的说法。

◎**易消化吸收**：鹅肉脂肪含量较低，而且品质好，多为有益健康的不饱和脂肪酸，特别是亚麻酸含量均超过其他肉类，对人体健康有利；而其脂肪的熔点亦很低，质地柔软，容易被人体消化吸收。

◎**防癌**：鹅肉中富含抑制癌细胞发育的物质，被世界卫生组织推荐为最佳防癌肉食产品之一。

选购或储存小妙招

◎肉色呈新鲜红色、血水不会渗出太多的鹅肉才新鲜，如果肉色已呈暗红，就不太新鲜了。最好是选择白鹅之肉，以翼下肉厚、尾部肉多而柔软、表皮光泽的为佳。

◎鹅肉较容易变质，购买后要马上放进冰箱里。如果一时吃不完，最好将剩下的鹅肉煮熟保存，而不要在生的时候保存。

相宜相克速查

黄金搭配

- 鹅肉+菜花=减少对胆固醇的吸收
- 鹅肉+胡萝卜=预防癌症、心脏病，维持眼睛与皮肤健康
- 鹅肉+柠檬=益气补虚，解铅毒

禁忌搭配

- 鹅肉+梨=刺激肾脏

美味私房菜

人参炖老鹅

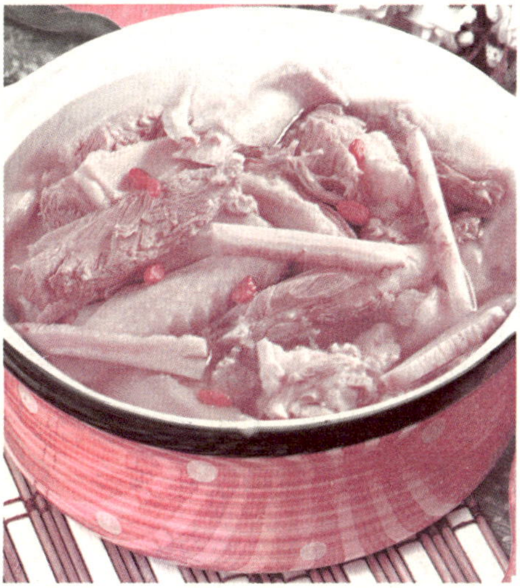

材料 老鹅1只，人参10克，红枣、枸杞子各适量。

调料 盐、味精各少许。

做法 ❶老鹅去内脏，洗净，切小块，入沸水中汆烫，漂净血水、浮沫。

❷将鹅块放入锅中，加清水烧开，转小火慢慢炖3~4个小时。

❸人参洗净，泡发后切长条，与红枣、枸杞子一同放入锅中，与鹅肉同炖至烂熟，出锅前加盐、味精调味。

功效 鹅肉性平偏寒，能滋补阴阳气血，人参更是五脏均补。煲汤时，很多人认为营养都在汤内，因此只喝汤，而弃掉汤中的食材和药材。其实不管怎么煲，食材中的营养是无法全部融入汤中的，因此喝该汤时，要吃掉鹅肉和人参。

养生食疗方

鹅肉粳米粥

配方 鹅肉200克，粳米150克，淀粉、酱油、料酒、花椒粉各适量，盐、味精各少许。

做法及用法 鹅肉洗净，切细，放入碗中，用淀粉、酱油、料酒、花椒粉拌匀，备用；粳米淘洗干净，与适量清水一同放入锅中煮粥，待沸后加入鹅肉；粥熟后，加入盐、味精调味，再煮沸1～2次即成。佐餐食用。

功效 益气补虚、生津止渴、安神。

补血汤

配方 鹅肉100克，当归、枸杞子各15克，党参、黄芪、山药各30克，盐适量。

做法及用法 水煎，去渣，饮汤吃鹅肉。

功效 此汤适合气血不足、头晕目眩、手足麻木者常饮。

食物小百科

炖鹅肉时，将几片樱桃叶放入锅中一起炖，鹅肉不仅易烂，味道也会很鲜美。此外，烹调鹅肉时宜多放蒜。蒜不仅能调味，而且能杀菌去霉，对人体健康大有裨益。在鹅肉中多放蒜会使肉更香更好吃，也不会因为消化不良而产生腹泻。

鸡蛋

摄入量(每日) 1~2个

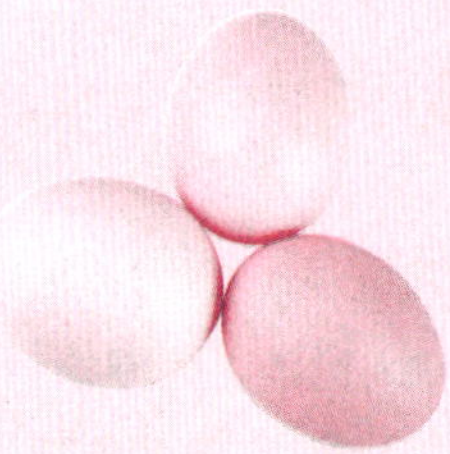

别名 鸡子、鸡卵

性味归经 性平，味甘；归肺、脾、胃经

宜忌人群 一般人都适合

	名称（单位）	含量
	热量（千卡/100克）	144
	胆固醇（毫克/100克）	585
	膳食纤维（克/100克）	-
三大营养素	蛋白质（克/100克）	13.3
	脂肪（克/100克）	8.8
	碳水化合物（克/100克）	2.8
维生素	维生素A（微克/100克）	234
	维生素B_1（毫克/100克）	0.11
	维生素B_2（毫克/100克）	0.27
	维生素B_6（毫克/100克）	-
	维生素B_{12}（微克/100克）	-
	维生素C（毫克/100克）	-
	维生素D（微克/100克）	-
	维生素E（毫克/100克）	1.84
	烟酸（毫克/100克）	0.2
	叶酸（微克/100克）	-
	生物素（微克/100克）	-
矿物质	钾（毫克/100克）	154
	钠（毫克/100克）	131.5
	钙（毫克/100克）	56
	镁（毫克/100克）	10
	磷（毫克/100克）	130
	锌（毫克/100克）	1.1
	铜（毫克/100克）	0.15
	锰（毫克/100克）	0.04
	硒（微克/100克）	14.34
	铁（毫克/100克）	2

主要营养功效

◎**蛋白质的重要来源**：鸡蛋是人类最好的营养来源之一，因为鸡蛋中含有大量的维生素和矿物质及高蛋白质。对人体而言，鸡蛋的蛋白质品质最佳，仅次于母乳。

◎**促进身体发育，有益神经系统，健脑益智**：鸡蛋中含有丰富的DHA和卵磷脂，对神经系统和身体的发育有很大的作用，能健脑益智，避免老年人智力衰退，并有助于改善各个年龄层的记忆力。

◎**防癌抗癌**：鸡蛋其所含的维生素B_2及少量的微量元素有助于分解和氧化体内的致癌物质，具有防癌作用。

选购或储存小妙招

◎选购鸡蛋要注意“一看、二摇、三试”，一看：鲜蛋的蛋壳上附着一层白霜，蛋壳颜色鲜明，气孔明显，反之则为陈蛋。二摇：用手轻轻摇动，没有声音的是鲜蛋，有水声的是陈蛋。三试：将鸡蛋放入冷水中，下沉的是鲜蛋，上浮的是陈蛋。

◎新鲜的鸡蛋在家最好放在冰箱中冷藏，温度一般在4℃左右，鸡蛋存放的位置应该大头朝上，小头朝下，放在蛋托或纸格内，保鲜期为3～4个月。

相宜相克速查

黄金搭配

- 鸡蛋+茼蒿=预防慢性病
- 鸡蛋+菠菜=营养均衡
- 鸡蛋+西红柿=保护心血管

相克的禁忌搭配

- 鸡蛋+白糖=对身体不利

美味私房菜

鸡蛋荸荠炒蛤蜊

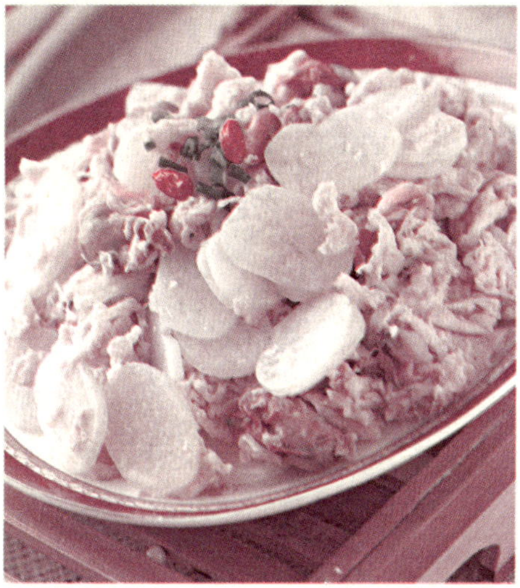

材料 蛤蜊200克，鸡蛋2个，荸荠50克，葱、姜末、枸杞子各1大匙。

调料 盐、料酒、胡椒粉、鸡精各少许。

做法 ❶将蛤蜊洗净后，放入沸水锅中汆烫，取出去壳取肉；荸荠去皮，洗净，切片；鸡蛋打入碗中，加入盐、料酒、胡椒粉、鸡精、葱末、姜末搅拌均匀，放入蛤蜊肉中和荸荠片拌匀。❷油锅烧热，下入做法❶的食材，翻炒至熟，放入枸杞子即可。

养生食疗方

醋蛋降压方

配方 醋500毫升，红皮鸡蛋1个。

做法及用法 将醋倒入带盖的容器内，鸡蛋洗净后浸入醋中浸泡一周。剥去鸡蛋软皮吃下，每周1个，3次为一个疗程。

功效 可显著降低血压，尤其是对由于情绪波动较大引起的血压升高有很好的疗效。

蜂胶鸡蛋方

配方 蜂蜡30克，阿胶粉10克，鸡蛋1个。

做法及用法 蜂蜡化开后加入鸡蛋和阿胶粉，搅匀。日服1剂，分2次服用。

功效 滋阴补血，增强抗病能力。适用于慢性白血病之肝脾肿大者。

无花果鸡蛋方

配方 鲜无花果60克，米酒15克，鸡蛋1个。

做法及用法 将鲜无花果加水煮汁，去药渣，将鸡蛋放入煮熟，去蛋壳后再煮，再加米酒稍煮。吃蛋喝汤。

功效 祛风通络，舒筋活血。适用于筋骨酸痛、风湿麻木等症。

食物小百科

鸡蛋如用来“补”发热病人，就用之不当了。因为鸡蛋中的蛋白质被消化吸收后，在体内产生一定量的“额外热量”，而发烧病人本来就有大量热滞留在体内难于散发，再吃鸡蛋如同“火上浇油”，不利于病人的退烧和早日康复。

鸭 蛋

摄入量（每餐）100克

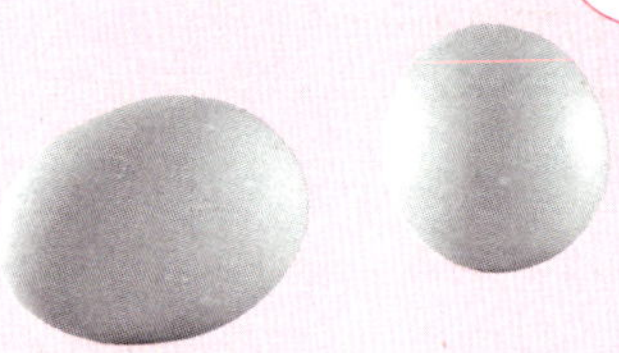

别名 鸭卵

性味归经 性凉，味甘；归肺、脾经

宜忌人群 一般人均可食用，最适宜阴虚火旺者

	名称（单位）	含量
	热量（千卡／100克）	180
	胆固醇（毫克／100克）	565
	膳食纤维（克／100克）	-
三大营养素	蛋白质（克／100克）	12.6
	脂肪（克／100克）	13
	碳水化合物（克／100克）	3.1
维生素	维生素A（微克／100克）	261
	维生素B_1（毫克／100克）	0.17
	维生素B_2（毫克／100克）	0.35
	维生素B_6（毫克／100克）	-
	维生素B_{12}（微克／100克）	-
	维生素C（毫克／100克）	-
	维生素D（微克／100克）	-
	维生素E（毫克／100克）	4.98
	烟酸（毫克／100克）	0.2
	叶酸（微克／100克）	125.4
	生物素（微克／100克）	17
矿物质	钾（毫克／100克）	135
	钠（毫克／100克）	106
	钙（毫克／100克）	62
	镁（毫克／100克）	13
	磷（毫克／100克）	226
	锌（毫克／100克）	1.67
	铜（毫克／100克）	0.11
	锰（毫克／100克）	0.04
	硒（微克／100克）	15.68
	铁（毫克／100克）	2.9

主要营养功效

◎**润肺美肤，强壮体格**：鸭蛋中含有大量的蛋白质，有养阴清肺、补心止热、润肺美肤、强壮体格的作用。

◎**有益骨骼发育，预防贫血**：和鸡蛋相比，鸭蛋中所含的矿物质的总量超过鸡蛋很多，特别是铁和钙的含量更为丰富，这些矿物质有益骨骼发育，预防贫血。

◎**保持头发、指甲、皮肤健康**：鸭蛋中含有丰富的维生素B_2，常吃可保持头发、指甲、皮肤的健康。

◎**中和胃酸，清凉降压**：鸭蛋经过碱化处理，就成为了松花蛋，它的矿物质含量较鸭蛋明显增加，脂肪含量有所降低，总热量也稍有下降。其具有独特风味，醇厚清香，肥而不腻，且营养易于消化吸收，并有中和胃酸，清凉降压的作用。

选购或储存小妙招

◎选购时，握住鸭蛋左右摇晃，不发出声音的就是好的鸭蛋。

◎鸭蛋宜放入冰箱保存，放置时注意大头朝上，小头在下，这样有益于保证鸭蛋的质量。

相宜相克速查

黄金搭配

- ✔ 鸭蛋+百合=清肺
- ✔ 鸭蛋+马齿苋=有益肠胃

禁忌搭配

- ✖ 鸭蛋+李子=引起中毒
- ✖ 鸭蛋+桑葚=引起肠胃不适

鹅 蛋

摄入量（每日）1~3个

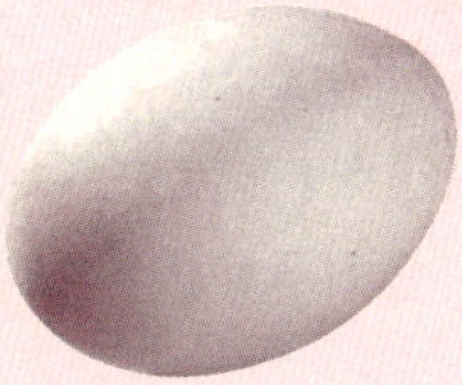

别名 鹅卵

性味归经 性温，味甘；归脾、胃经。

宜忌人群 一般人均可食用，是老年人、儿童、体虚者、贫血者的理想营养食品

	名称（单位）	含量
	热量（千卡／100克）	196
	胆固醇（毫克／100克）	704
	膳食纤维（克／100克）	-
三大营养素	蛋白质（克／100克）	11.1
	脂肪（克／100克）	15.6
	碳水化合物（克／100克）	2.8
维生素	维生素A（微克／100克）	192
	维生素B_1（毫克／100克）	0.08
	维生素B_2（毫克／100克）	0.3
	维生素B_6（毫克／100克）	0.08
	维生素B_{12}（微克／100克）	-
	维生素C（毫克／100克）	-
	维生素D（微克／100克）	-
	维生素E（毫克／100克）	4.5
	烟酸（毫克／100克）	0.4
	叶酸（微克／100克）	11
	生物素（微克／100克）	51
矿物质	钾（毫克／100克）	47
	钠（毫克／100克）	90.6
	钙（毫克／100克）	34
	镁（毫克／100克）	12
	磷（毫克／100克）	130
	锌（毫克／100克）	1.43
	铜（毫克／100克）	0.09
	锰（毫克／100克）	0.04
	硒（微克／100克）	27.24
	铁（毫克／100克）	4.1

主要营养功效

◎**有利于人体吸收**：鹅蛋中含有多种蛋白质，最多和最主要的是蛋白中的卵白蛋白和蛋黄中的卵黄磷蛋白，蛋白质中富含人体所必需的各种氨基酸，是完全蛋白质，易于人体消化吸收。

◎**促进人体脑部及神经组织发育**：鹅蛋中的脂肪绝大部分集中在蛋黄内，且含有较多的磷脂，其中约一半是卵磷脂，这些成分对大脑及神经组织的发育有重大作用。

◎**补中益气，抵抗寒冷**：鹅蛋甘温，可补中益气。在寒冷的节气里多食，可以补益身体，防御寒冷空气的侵袭。

◎**清脑益智，增强记忆**：鹅蛋1个，打入碗内加适量白糖搅匀，蒸熟早晨空腹服用，连服5天，有清脑益智功能。

选购或储存小妙招

◎鲜鹅蛋外壳有一层白霜粉末，手指摩擦时应不太光滑。

◎捏住鹅蛋摇动，手摇时发出晃荡的声音的是变质的鹅蛋。

◎鹅蛋的保鲜期相对鸡蛋会短些，因此，鹅蛋通常会被腌制成“咸鹅蛋”。

美味私房菜

煎鹅蛋

材料 鹅蛋数只。

调料 盐适量。

做法 ❶鹅蛋打碎与细盐调匀。

❷于热油锅中煎约5分钟即成。

鹌鹑蛋

摄入量（每日）3~5个

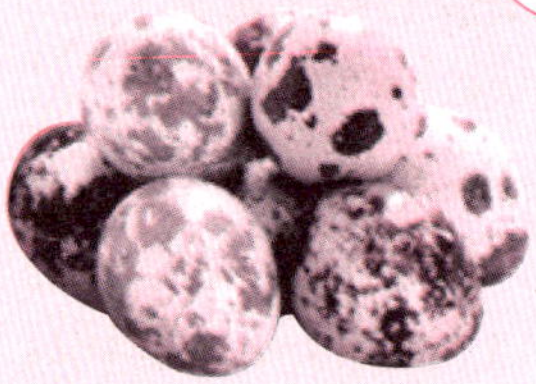

别名 鹑鸟蛋、鹌鹑卵

性味归经 性平，味甘；归脾、肺经

宜忌人群 一般人均可食用

	名称（单位）	含量
	热量（千卡/100克）	152
	胆固醇（毫克/100克）	480
	膳食纤维（克/100克）	-
三大营养素	蛋白质（克/100克）	11.6
	脂肪（克/100克）	11.7
	碳水化合物（克/100克）	-
维生素	维生素A（微克/100克）	98
	维生素B_1（毫克/100克）	0.01
	维生素B_2（毫克/100克）	0.06
	维生素B_6（毫克/100克）	-
	维生素B_{12}（微克/100克）	-
	维生素C（毫克/100克）	-
	维生素D（微克/100克）	-
	维生素E（毫克/100克）	5.34
	烟酸（毫克/100克）	0.3
	叶酸（微克/100克）	-
	生物素（微克/100克）	-
矿物质	钾（毫克/100克）	41
	钠（毫克/100克）	711.5
	钙（毫克/100克）	157
	镁（毫克/100克）	8
	磷（毫克/100克）	209
	锌（毫克/100克）	1.43
	铜（毫克/100克）	0.13
	锰（毫克/100克）	0.03
	硒（微克/100克）	11.6
	铁（毫克/100克）	2.6

主要营养功效

◎**补益气血**：有补益气血的作用。用于肺痨气血不足，常与白芨同用；用于小儿气血不足，面黄肌瘦，可单用本品打入米汤内煮熟食用。

◎**健脾消食**：鹌鹑蛋能补脾益气，对虚羸少气、疳积、营养不良等症有一定的辅助治疗作用。

◎**软化血管，促进大脑发育**：现代药理研究证明，鹌鹑蛋除含高蛋白质和脂肪、维生素、卵磷脂、铁等外，还含有芦丁和对大脑有益的脑磷脂、激素等，尤其是脑磷脂是构成神经组织和脑代谢中的重要物质，芦丁具有软化血管、防止微细血管和脑血管脆化、出血作用。常食对小儿厌食症、小儿消化不良、小儿营养不良及小儿大脑发育迟缓等症有一定的帮助。

选购或储存小妙招

◎鹌鹑蛋的外壳为灰白色，还有红褐色的和紫褐色的斑纹，优质的鹌鹑蛋色泽鲜艳，壳硬，蛋黄呈深黄色，蛋白黏稠。

◎鹌鹑蛋外面有自然的保护层，生鹌鹑蛋常温下可以存放45天，熟鹌鹑蛋常温下可存放3天。

相宜相克速查

黄金搭配

✔ 银耳+鹌鹑蛋=补益脾胃，润肺滋阴

二者合用，对于素体阴虚有火者尤宜。

禁忌搭配

✖ 鹌鹑蛋+螃蟹=中毒

肉末菜心鹌鹑蛋粥

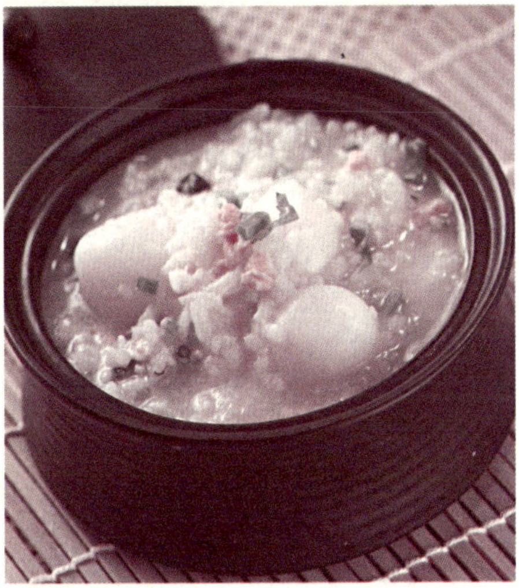

材料 鹌鹑蛋4个，猪肉末25克，油菜心2棵，粳米150克，葱末5克，姜末3克。

调料 香油、料酒、盐、味精各少许，高汤200毫升。

做法 ❶将鹌鹑蛋煮熟，去壳，洗净；猪肉末入油锅翻炒，加入料酒、香油翻炒至熟，备用；油菜心洗净，入沸水中汆烫，捞出备用；粳米用清水淘洗干净，然后用冷水浸泡半小时，沥干水分，备用。

❷锅置火上，将粳米放入锅中，加入适量冷水，用大火烧沸，加入鹌鹑蛋、猪肉末和高汤，改用小火慢熬45分钟；然后加入盐、味精搅拌均匀，放入油菜心，最后撒上葱末、姜末即可食用。

菊花鹌鹑蛋方

配方 菊花15克，鹌鹑蛋1个。

做法及用法 将菊花洗净，加水煎煮，打入鹌鹑蛋煮熟，调味食用即可。佐餐食用，常食有效。

功效 疏风清热，补气益血。

桂圆红枣鹌鹑蛋粥

配方 鹌鹑蛋4个，桂圆20克，薏米30克，红枣10颗，红糖25克。

做法及用法 先将鹌鹑蛋煮熟，剥皮待用，锅内加水适量，然后加入桂圆、薏米、红枣煮粥。粥煮熟后，再加入鹌鹑蛋及红糖即可食用。每日服1次，连用60天。

功效 可有效改善贫血、病后体虚等症。

银耳鹌鹑蛋

配方 银耳30克，鹌鹑蛋5个，冰糖30克。

做法及用法 将银耳用清水浸泡12小时，放碗中，加冰糖、鹌鹑蛋，隔水炖30~60分钟即可。每天早晨空腹食用1次。

功效 有补益脾胃、润肺滋阴的作用，适用于阴虚体质者。对肺结核咯血、老年人习惯性便秘、高血压、动脉血管硬化等均有一定的疗效，病后体虚者也可食用。

牛奶

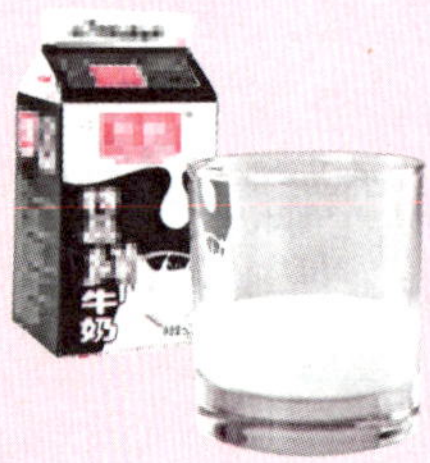

摄入量（每日）300毫升

别名 牛乳

性味归经 性平，味甘；归心、脾、肺、胃经

宜忌人群 一般人群均可食用

名称（单位）		含量
	热量（千卡/100克）	54
	胆固醇（毫克/100克）	15
	膳食纤维（克/100克）	-
三大营养素	蛋白质（克/100克）	3
三大营养素	脂肪（克/100克）	3.2
三大营养素	碳水化合物（克/100克）	3.4
维生素	维生素A（微克/100克）	24
维生素	维生素B_1（毫克/100克）	0.03
维生素	维生素B_2（毫克/100克）	0.14
维生素	维生素B_6（毫克/100克）	-
维生素	维生素B_{12}（微克/100克）	-
维生素	维生素C（毫克/100克）	1
维生素	维生素D（微克/100克）	-
维生素	维生素E（毫克/100克）	0.21
维生素	烟酸（毫克/100克）	0.1
维生素	叶酸（微克/100克）	5.5
维生素	生物素（微克/100克）	-
矿物质	钾（毫克/100克）	109
矿物质	钠（毫克/100克）	37.2
矿物质	钙（毫克/100克）	104
矿物质	镁（毫克/100克）	11
矿物质	磷（毫克/100克）	73
矿物质	锌（毫克/100克）	0.42
矿物质	铜（毫克/100克）	0.02
矿物质	锰（毫克/100克）	0.03
矿物质	硒（微克/100克）	1.94
矿物质	铁（毫克/100克）	0.3

主要营养功效

◎**健胃**：牛奶含有大量乳糖，有调节胃酸、促进胃肠蠕动和消化腺分泌的作用，并有助于乳酸杆菌繁殖，抑制腐败菌生长。

◎**安眠**：牛奶中的色胺酸在人体中可以转换成影响情绪及睡眠的5–羟色胺与褪黑激素，能安定神经、帮助入睡。

◎**美容**：经常喝牛奶能使皮肤滋润，因为牛奶中所含的维生素A及多种矿物质对皮肤十分有益。

◎**补钙**：牛奶是人体钙的最佳来源，一杯牛奶大约含290毫克钙，低脂肪或脱脂后的牛奶含钙量更高，一般每天饮3杯牛奶即可满足人体对钙的需要。

◎**抗衰防病**：中医认为，牛奶能补虚损、益肺胃、生津润肠、养颜美肤。现代研究认为牛奶具有补钙、健脑、助生长、减肥、美容、抗衰老、防治多种慢性病的功能。

选购或储存小妙招

◎牛奶经过阳光照射后会提高温度，增加酸度，缩短保存时间，容易变质，并且会极大破坏牛奶中的维生素。因此，选购牛奶一定要选择有色避光的包装材料。

◎夏日牛奶易变质，通常应放在10℃以下的冰箱内贮存。但保存牛奶不宜冰冻，因为解冻后牛奶的蛋白质易沉淀、凝固而变质。

相宜相克速查

黄金搭配

- 牛奶+西红柿=美容
- 牛奶+鱼=促进儿童骨骼发育
- 牛奶+火腿=促进儿童成长

美味私房菜

甜奶黑芝麻粥

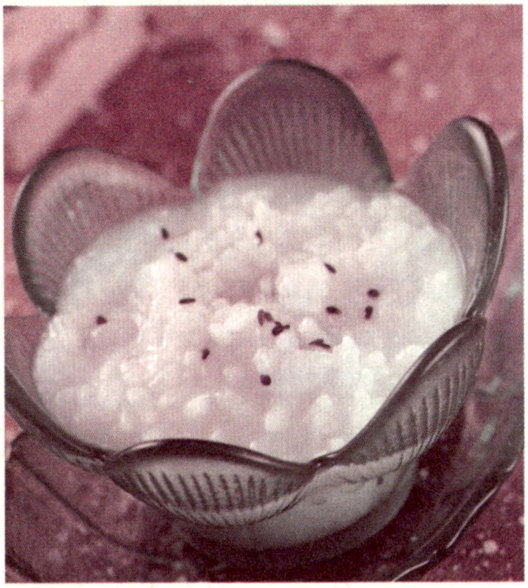

材料 大米100克，鲜牛奶1杯，熟黑芝麻1大匙，枸杞子少许。

调料 白糖1大匙。

做法 ❶ 大米用清水淘洗干净，然后浸泡30分钟。

❷ 锅置火上，放入大米，加入适量清水，大火烧开后转小火熬煮40分钟成稠粥。

❸ 粥内加入鲜牛奶，中火烧沸，再加入枸杞子和白糖，搅匀，撒上熟黑芝麻，出锅装碗即可。

养生食疗方

猕猴桃牛奶汁

配方 猕猴桃1个，小麦胚芽、蜂蜜各1大匙，牛奶300毫升。

做法及用法 将猕猴桃洗净后去皮，切成小块；然后放入榨汁机中，再将小麦胚芽及蜂蜜放入，最后倒入牛奶，充分搅打均匀之后便可饮用。

功效 此饮有助于皮肤伤口的愈合、降低胆固醇。

姜韭牛奶汤

配方 韭菜250克，牛奶250毫升，生姜25克。

做法及用法 将韭菜、生姜切碎，捣烂，去渣取汁，与牛奶一起煮沸即可。

功效 具有温胃健脾的功效。适用于胃寒型胃溃疡。

牛奶蜂蜜饮

配方 牛奶250毫升，蜂蜜100克。

做法及用法 将以上两味混合煮沸。每天早晨空腹服1次。

功效 通便润燥。常用于辅助治疗习惯性便秘、大便燥结。

食物小百科

牛奶豆浆，男女有别

对男女来说，分别多进食牛奶和豆浆也是养生诀窍之一。牛奶和豆浆都是人们喜欢的高蛋白饮料，男女都应适量多食，这对改善饮食结构和提高身体素质很有益处。但针对男女性别特点，有所侧重很有必要，男性多喝牛奶会更健康强壮，女性多饮豆浆会更健美漂亮。

酸奶

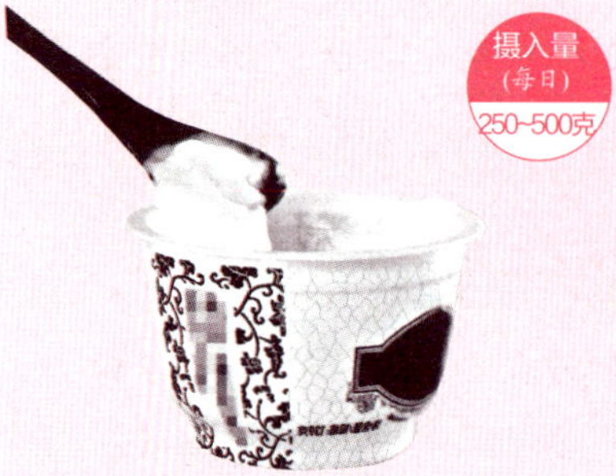

别名 酸牛奶

性味归经 性平，味甘；归心、脾、肺、胃经

宜忌人群 一般人群均可食用

	名称（单位）	含量
	热量（千卡／100克）	72
	胆固醇（毫克／100克）	15
	膳食纤维（克／100克）	-
三大营养素	蛋白质（克／100克）	2.5
	脂肪（克／100克）	2.7
	碳水化合物（克／100克）	9.3
维生素	维生素A（微克／100克）	26
	维生素B_1（毫克／100克）	0.03
	维生素B_2（毫克／100克）	0.15
	维生素B_6（毫克／100克）	-
	维生素B_{12}（微克／100克）	-
	维生素C（毫克／100克）	1
	维生素D（微克／100克）	-
	维生素E（毫克／100克）	0.12
	烟酸（毫克／100克）	0.2
	叶酸（微克／100克）	4.1
	生物素（微克／100克）	-
矿物质	钾（毫克／100克）	150
	钠（毫克／100克）	39.8
	钙（毫克／100克）	118
	镁（毫克／100克）	12
	磷（毫克／100克）	85
	锌（毫克／100克）	0.53
	铜（毫克／100克）	0.03
	锰（毫克／100克）	0.02
	硒（微克／100克）	1.71
	铁（毫克／100克）	0.4

主要营养功效

◎**促进消化吸收**：酸奶中含有大量的乳酸和有益于人体健康的活性乳酸菌，有利于人体消化吸收，激活胃蛋白酶，增强消化机能，提高人体对矿物质元素钙、磷、铁的吸收率。

◎**防癌抗癌**：酸奶所含的双歧乳杆菌在发酵过程中会产生醋酸、乳酸和甲酸，能抑制硝酸盐还原菌，阻断致癌物质亚硝胺的形成，起到了防癌的作用。

◎**调节肠道**：由于乳酸菌能分解牛奶中的乳糖而形成乳酸，使肠道趋于酸性，抑制易在中性或碱性环境中生长繁殖的腐败菌，还能合成人体必需的B族维生素、叶酸和维生素E等营养物质，加上其本身又富含蛋白质和维生素A，因此年老体弱者常饮酸牛奶十分有益。

选购或储存小妙招

◎酸奶容易变质，一定要现买现吃。

◎酸奶需在4℃下冷藏，在保存中酸度会不断提高而使酸奶变得更酸。夏天购买酸奶一定要看是不是冰柜保存，否则很难保证酸奶的质量。

相宜相克速查

黄金搭配

- ✔ 酸奶+青木瓜=减肥又丰胸
- ✔ 酸奶+各种甜味水果块=新鲜又营养
- ✔ 酸奶+面包（点心）=营养丰富

禁忌搭配

- ✖ 酸奶+黄豆=影响钙的消化吸收

美味私房菜

酸奶水果布丁

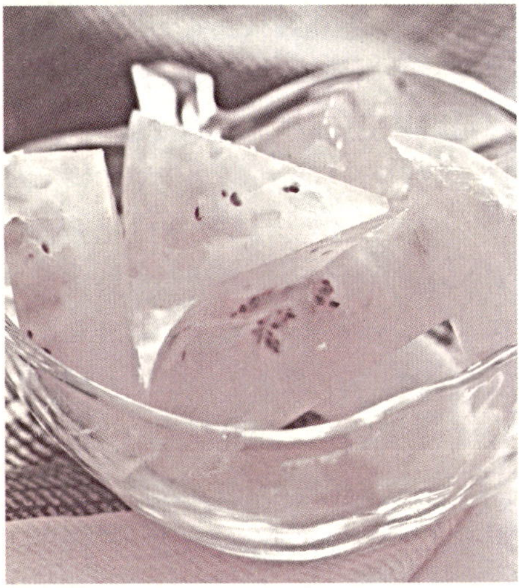

材料 酸奶200克，水蜜桃汁100克，水果丁300克。

调料 吉利丁粉、冰糖各适量。

做法 ❶ 锅内放入水和吉利丁粉，用小打蛋器搅拌溶化；将锅移至炉上，开小火，慢慢加热，同时轻轻搅拌，待煮沸变稠状即可熄火。

❷ 加入水蜜桃汁搅拌均匀，再盛入模型杯，放入水果丁，等到变凉后再加入冰糖冷藏；凝固后，取出布丁，淋上酸奶即可食用。

功效 补益气血，养阴生津。

养生食疗方

香蕉酸奶汁

配方 酸奶1杯，香蕉1根。

做法及用法 香蕉去皮、切块，将以上两味一同放入榨汁机中榨汁，倒入杯中即可饮用。每晚睡前食用。

功效 此方对半夜不能入睡的患者尤为有效，饮用后可使患者血糖升高，快速入睡。

木瓜山药酸奶饮

配方 木瓜150克，酸奶、山药、蜂蜜各适量。

做法及用法 木瓜去皮切丁，山药去皮蒸熟；将酸奶和蒸熟的山药、木瓜丁、蜂蜜一起放入搅拌机里打匀，盛出装玻璃杯即可饮用。

功效 能调补气血，丰乳健胸。

酸奶炼乳饮

配方 酸奶150毫升，炼乳2匙。

做法及用法 每天餐前将酸奶和炼乳搅拌均匀即可食用。

功效 减肥丰胸。

食物小百科

酸奶是由优质的牛奶经过乳酸菌发酵而成的，本质上属于牛奶的范畴；而酸奶饮料只是饮料的一种，不再是牛奶。二者营养成分的含量差别很大。酸奶饮料可以作为消暑、解渴的饮品，它在解渴的同时还有一定的营养价值，但是绝不能代替牛奶和酸奶。

黄油

摄入量（每餐）10~15克

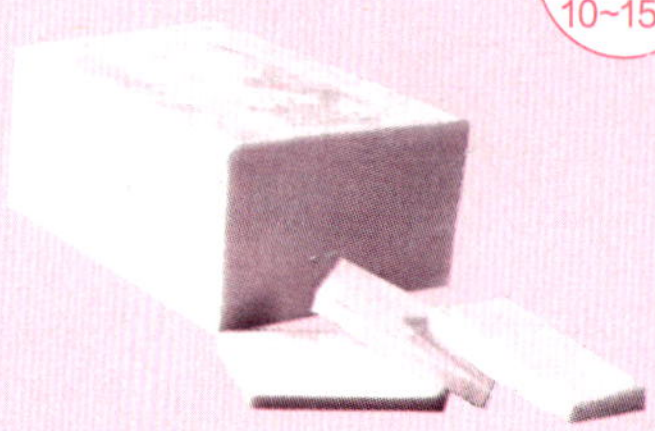

别名 白脱油

性味归经 性平，味甘；归心、脾、肺、胃经

宜忌人群 一般人都可食用

	名称（单位）	含量
	热量（千卡 / 100克）	888
	胆固醇（毫克 / 100克）	296
	膳食纤维（克 / 100克）	-
三大营养素	蛋白质（克 / 100克）	1.4
	脂肪（克 / 100克）	98
	碳水化合物（克 / 100克）	-
维生素	维生素A（微克 / 100克）	-
	维生素B_1（毫克 / 100克）	-
	维生素B_2（毫克 / 100克）	0.02
	维生素B_6（毫克 / 100克）	-
	维生素B_{12}（微克 / 100克）	-
	维生素C（毫克 / 100克）	-
	维生素D（微克 / 100克）	-
	维生素E（毫克 / 100克）	-
	烟酸（毫克 / 100克）	-
	叶酸（微克 / 100克）	-
	生物素（微克 / 100克）	-
矿物质	钾（毫克 / 100克）	39
	钠（毫克 / 100克）	40.3
	钙（毫克 / 100克）	35
	镁（毫克 / 100克）	7
	磷（毫克 / 100克）	8
	锌（毫克 / 100克）	0.11
	铜（毫克 / 100克）	0.01
	锰（毫克 / 100克）	0.05
	硒（微克 / 100克）	1.6
	铁（毫克 / 100克）	0.8

主要营养功效

◎**营养丰富**：黄油是直接从新鲜牛奶中提炼出的，不添加任何防腐剂的纯天然食品，营养极为丰富，是乳和乳制品之冠，因为50~60克酸奶才可提取2克左右的黄油，足见其珍贵。黄油是维生素A和维生素D的极好来源，浓缩了牛奶中丰富的蛋白质、钙质和维生素A、B族维生素、维生素D和脂肪等物质，它的黄色则得益于胡萝卜素成分。另外，黄油中还含有大量饱和脂肪酸、胆固醇。

◎**西点的最佳配料**：黄油常用于涂抹面包、饼干、馒头，制作烘焙食品及西餐配料，如用于面包、松饼制作和煎烤、烹饪之用及作为馅饼、烘焙食品、酱汁、菜肴的配料等。也常用于制作甜点、冰淇淋。

美味私房菜

蛋包西红柿

材料 西红柿1个，鸡蛋3个，洋葱15克。

调料 黄油30克，牛奶50克，盐适量。

做法 ❶ 将鸡蛋磕入碗内，加牛奶、盐，用筷子搅打成蛋糊；西红柿洗净，用沸水烫一下，去皮，切小丁；洋葱去老皮，切碎。

❷ 油锅放入黄油烧熔化，下洋葱碎，炒至微黄时，加入西红柿丁炒透，盛出。

❸ 煎盘放入油再上火烧热，倒入蛋糊后转动煎盘，使其成为圆饼状，两面煎透后，将西红柿丁、洋葱碎放在中央，将蛋饼两端叠起成椭圆形，再用铲子将其翻身至两面上色即成。

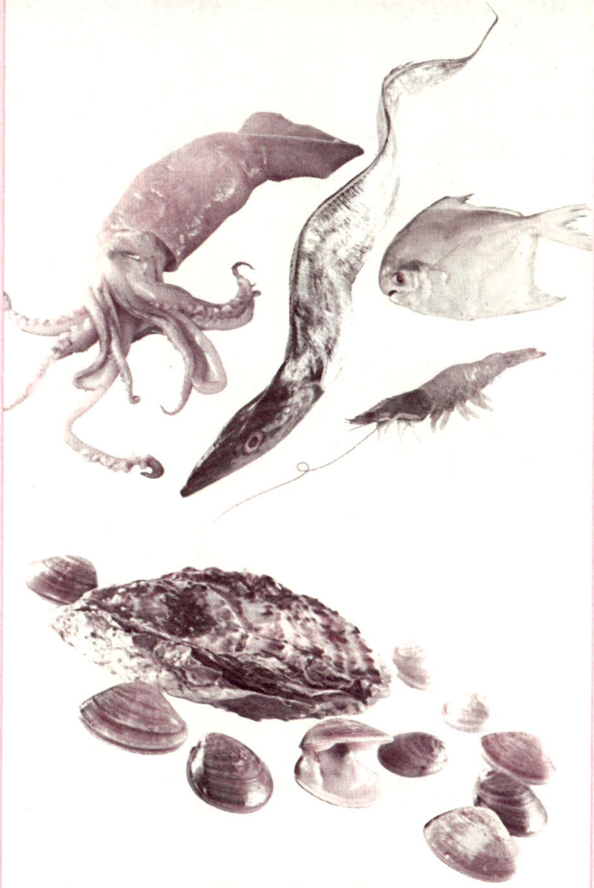

第五章

鱼虾蟹贝养生全扫描

鱼虾蟹贝等水产品味道鲜美，蛋白质含量很高，而且大多数是优质蛋白，很容易被人体消化和吸收。同时，水产品还富含多种人体必需的维生素和矿物质，脂肪含量相对较低，是公认的健康食品。

鲤鱼

摄入量（每餐）100克

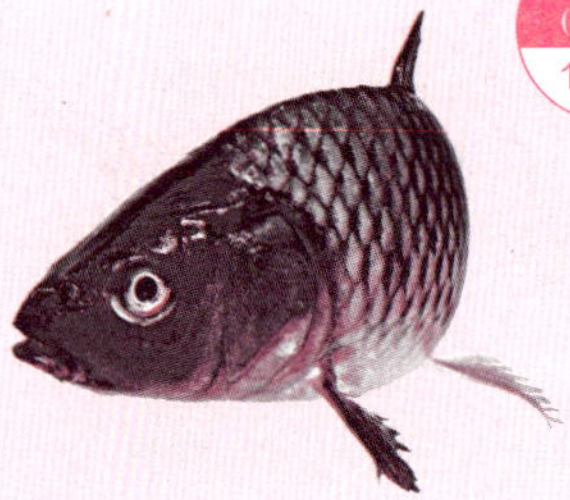

别名 赤鲤、白鲤、赖鲤

性味归经 性平，味甘；归脾、肾经

宜忌人群 一般人都能食用

	名称（单位）	含量
	热量（千卡／100克）	109
	胆固醇（毫克／100克）	84
	膳食纤维（克／100克）	-
三大营养素	蛋白质（克／100克）	17.6
	脂肪（克／100克）	4.1
	碳水化合物（克／100克）	0.5
维生素	维生素A（微克／100克）	25
	维生素B_1（毫克／100克）	0.03
	维生素B_2（毫克／100克）	0.09
	维生素B_6（毫克／100克）	-
	维生素B_{12}（微克／100克）	-
	维生素C（毫克／100克）	-
	维生素D（微克／100克）	-
	维生素E（毫克／100克）	1.27
	烟酸（毫克／100克）	2.7
	叶酸（微克／100克）	36.4
	生物素（微克／100克）	-
矿物质	钾（毫克／100克）	334
	钠（毫克／100克）	53.7
	钙（毫克／100克）	50
	镁（毫克／100克）	33
	磷（毫克／100克）	204
	锌（毫克／100克）	2.08
	铜（毫克／100克）	0.06
	锰（毫克／100克）	0.05
	硒（微克／100克）	15.38
	铁（毫克／100克）	1

主要营养功效

◎**补脾健胃，利水消肿等多种功效**：中医认为：鲤鱼全身都是宝，具有滋补健胃、利水消肿、止嗽下气的功效。可以辅助治疗各种水肿、腹胀、少尿、黄疸等症。

◎**消毒，缓解口眼歪斜**：鲤鱼血可用于辅助治疗小儿丹毒及疮瘘，对口眼歪斜也有很好的食疗作用。

◎**明目健脑，止痛**：鲤鱼的眼可辅助治疗脑卒中、肿痛、视力减退等症；其脑可止痛，健脑。

◎**除恶露，下乳汁**：鲤鱼含有丰富的蛋白质，能促进子宫收缩，去恶露。据中医研究表明，鲤鱼有利小便、解毒的功效，能有效缓解水肿胀满、肝硬腹水、女性血崩、产后无乳等多种病症。产妇可用活鲤鱼一尾，黄酒煮熟吃下，可以辅助治疗女性产后淤血留滞子宫的病变。另外，鲤鱼还有生乳汁的作用。

◎**减肥**：鲤鱼肉蛋白质组织结构松软，易被人体吸收，利用率高。同时，鲤鱼的脂肪含量较低，且多为不饱和脂肪酸。这种高蛋白、低脂肪的特点使鲤鱼尤适于因水气盛而形体虚胖者食用。

相宜相克速查

黄金搭配

- ✔ 鲤鱼+醋=消除疲劳
- ✔ 鲤鱼+黄瓜=美容
- ✔ 鲤鱼+白菜=美容

禁忌搭配

- ✘ 鲤鱼+鸡蛋=易生异味，小儿长疮

美味私房菜

鲤鱼冬瓜汤

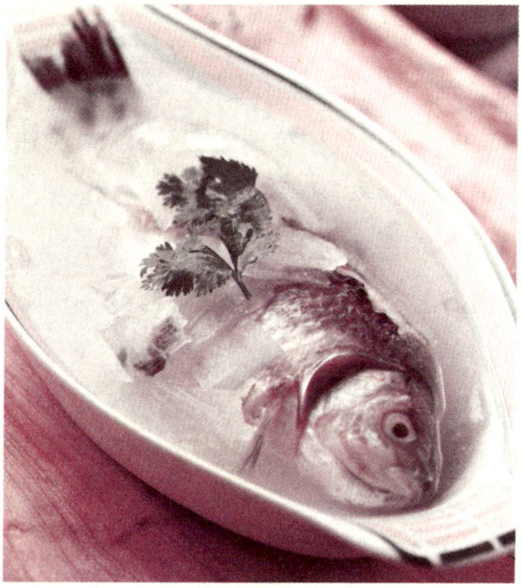

材料 鲤鱼、冬瓜各500克，法香少许。

调料 盐、味精、料酒各适量。

做法 ❶ 鲤鱼处理干净，冬瓜去皮切片，加料酒一起放入锅中，加适量清水煮汤。

❷ 煮至鱼熟汤浓后，放入盐、味精，点缀法香即可。

功效 清热解渴，利肺消肿。

养生食疗方

参芪鲤鱼煲

配方 红参6克，黄芪20克，巴戟天10克，活鲤鱼1条，蒜、葱花、料酒、盐、味精各适量。

做法及用法 将红参、黄芪、巴戟天放清水内浸泡1小时；活鲤鱼宰杀去鳃、鳞、鳍、内脏，洗净后在鱼身两侧切上十字花刀；油锅烧至六成热，下鲤鱼，炸成金黄色，烹上料酒，捞出沥油；把处理好的鲤鱼放入瓦罐中，红参、黄芪、巴戟天及所浸的水一起倒入瓦罐，再投入蒜、盐，大火烧沸后，改小火煲，30分钟后加味精调味，撒上葱花即可食用。

功效 健脾益气，强心活血，利水消肿，降低血压。

红枣黑豆炖鲤鱼

配方 鲤鱼500克，红枣10颗，黑豆20克，枸杞子少许，盐适量。

做法及用法 将鲤鱼宰杀、洗净；红枣去核，洗净；将黑豆放入锅中炒至豆壳微裂，再洗净备用；将鲤鱼、黑豆、红枣放入锅里，加入适量水，盖上盖子，隔水炖3小时，加盐调味，点缀枸杞子即成。

功效 此汤有补虚利水、养血通乳功效。适用于神经衰弱人群。

食物小百科

鲤鱼肉中蛋白质含量随季节变化有所不同，夏秋季营养最丰富，秋季的鲤鱼经过了长时间的饲养，恢复了素质，增肥长肉。这个时候的鲤鱼具有肉爽皮滑、肥美鲜甜等特点。同时，秋冬季节也是人体进补的时候，此时用含丰富蛋白质和多种维生素的鲤鱼做菜，能增进食欲，有滋补强身的作用。

鳝鱼

摄入量（每次）50克

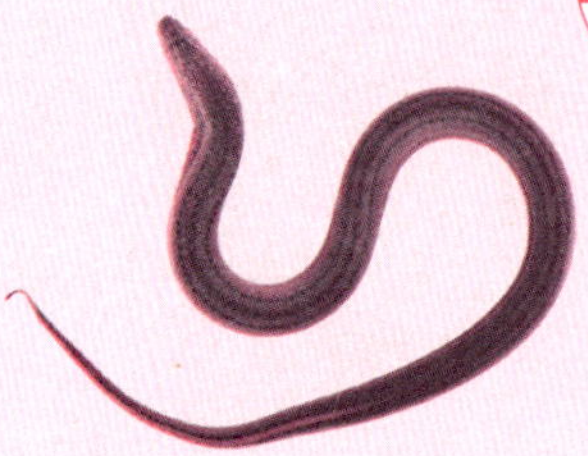

别名 黄觛、觛鱼、海蛇、黄鳝

性味归经 性温，味甘；归肝、脾、肾经

宜忌人群 一般人群均可食用

	名称（单位）	含量
	热量（千卡/100克）	89
	胆固醇（毫克/100克）	126
	膳食纤维（克/100克）	-
三大营养素	蛋白质（克/100克）	18
	脂肪（克/100克）	1.4
	碳水化合物（克/100克）	1.2
维生素	维生素A（微克/100克）	50
	维生素B_1（毫克/100克）	0.06
	维生素B_2（毫克/100克）	0.98
	维生素B_6（毫克/100克）	-
	维生素B_{12}（微克/100克）	-
	维生素C（毫克/100克）	-
	维生素D（微克/100克）	-
	维生素E（毫克/100克）	1.34
	烟酸（毫克/100克）	3.7
	叶酸（微克/100克）	-
	生物素（微克/100克）	-
矿物质	钾（毫克/100克）	263
	钠（毫克/100克）	70.2
	钙（毫克/100克）	42
	镁（毫克/100克）	18
	磷（毫克/100克）	206
	锌（毫克/100克）	1.97
	铜（毫克/100克）	0.05
	锰（毫克/100克）	2.22
	硒（微克/100克）	34.56
	铁（毫克/100克）	2.5

主要营养功效

◎**补中益血**：据历代本草记载，鳝鱼可补中益血，治虚疗损。民间常用鳝血来辅助治疗面神经麻痹、中耳炎等。还可与其他药配合辅助治疗阳盛阴虚型阳痿。

◎**降血糖**：在鳝鱼中提取的黄鳝素A和黄鳝素B对降血糖和恢复血糖的调节功能有显著作用。糖尿病患者可适当食用。

◎**补脾胃**：用于改善脾胃阳虚所致的腹冷肠鸣。

◎**祛风湿，通脉络**：用于风寒湿邪所致的各种症状。

选购或储存小妙招

◎挑选鳝鱼时，以表皮柔软、颜色灰黄、肉质细致、闻起来没有臭味者为佳。

◎鳝鱼最好是在宰后马上烹煮食用，因为鳝鱼死后容易产生组胺，易引发中毒现象，不利于人体健康。

相宜相克速查

黄金搭配

- ✔ 鳝鱼+豆腐=加倍吸收钙。鳝鱼与豆腐皆富含钙，同食可使钙的吸收量加倍，并有助于发挥鳝鱼所含维生素A的护眼功效
- ✔ 鳝鱼+青椒=降血糖
- ✔ 鳝鱼+木瓜=促进吸收
- ✔ 鳝鱼+金针菇=补中益血
- ✔ 鳝鱼+松子=美容养颜

禁忌搭配

- ✖ 鳝鱼+菠菜=腹泻
- ✖ 鳝鱼+葡萄=降低营养价值

美味私房菜

紫龙脱袍

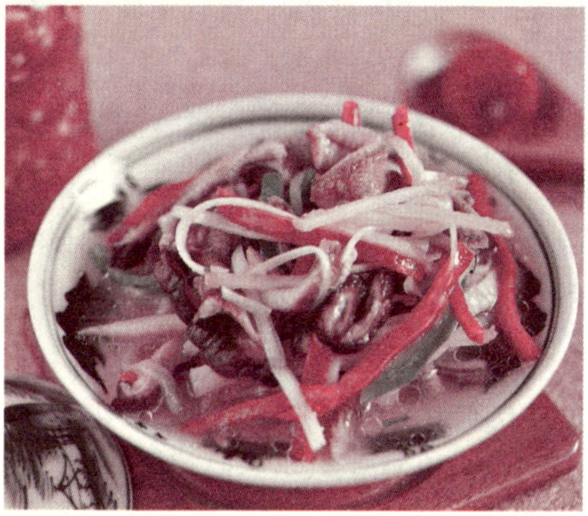

材料 鳝鱼500克，冬笋丝、红椒丝、香菇丝各适量，葱、姜丝各少许，鸡蛋2个（取蛋清）。

调料 盐、味精各少许，水淀粉、料酒、胡椒粉、香油各适量。

做法 ❶ 将鳝鱼洗净切丝，用鸡蛋清、水淀粉上浆。

❷ 起锅放油烧热，下入鳝鱼丝滑散，捞出控油；冬笋丝、红椒丝、香菇丝过油。

❸ 锅留底油，爆香葱、姜丝，放入鳝鱼丝、冬笋丝、香菇丝、红椒丝、盐、味精及料酒，翻炒均匀后，撒入胡椒粉，淋上香油即可。

养生食疗方

鳝鱼强筋健骨汤

配方 鳝鱼1条（重约250克），党参、牛蹄筋各15克，当归10克，料酒、葱段、姜片、肉汤各适量。

做法及用法 牛蹄筋用温水泡发后撕去筋膜，切段；党参、当归洗净切片，装入纱布袋后扎口；鳝鱼宰杀，去内脏，洗去血水，去骨和头，鳝鱼肉切条，入油锅炸至金黄色；锅中加适量肉汤，加入牛蹄筋、鳝鱼肉、盐、药包、料酒、葱段、姜片，煮至肉和蹄筋熟烂，拣去药包、葱段、姜片即可食用。

功效 本汤具有补气益血、强筋健骨、通络止痛的功效。适用于气血虚弱、筋骨软弱无力及外伤性骨折等症。

归参鳝鱼汤

配方 当归、党参各15克，盐、葱、姜各适量，鳝鱼500克。

做法及用法 将鳝鱼去头、骨、内脏后洗净切丝；当归、党参用纱布包起来，加水煎煮1小时后捞出，加入鳝鱼丝、盐、葱、姜调味后煮熟。佐餐食用，喝汤吃鱼。

功效 适用于面神经麻痹等症。

食物小百科

鳝鱼属于比较有力的水产类，所以在杀时，最好先在其头部用刀背拍一下，这样比较容易宰杀。宰杀鳝鱼较普遍的方法是：在大缸内放上适量盐和醋，将鳝鱼放入，再倒入开水，立即盖上缸盖，待鳝鱼张开嘴，即可取出剖腹洗净。

泥鳅

摄入量（每餐）50克

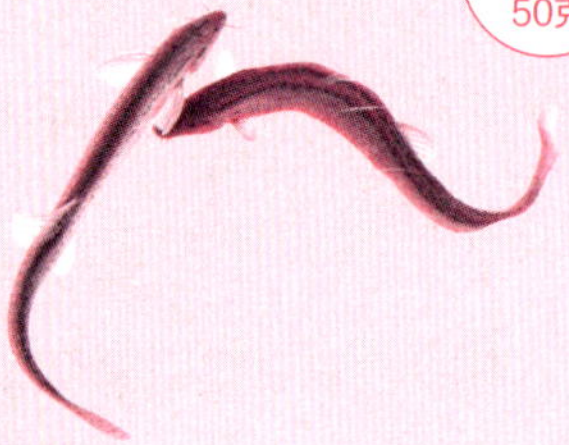

别名 鳅鱼

性味归经 性平，味甘；归脾经

宜忌人群 一般人都适合食用

	名称（单位）	含量
	热量（千卡/100克）	96
	胆固醇（毫克/100克）	136
	膳食纤维（克/100克）	-
三大营养素	蛋白质（克/100克）	17.9
	脂肪（克/100克）	2
	碳水化合物（克/100克）	1.7
维生素	维生素A（微克/100克）	14
	维生素B_1（毫克/100克）	0.1
	维生素B_2（毫克/100克）	0.33
	维生素B_6（毫克/100克）	-
	维生素B_{12}（微克/100克）	-
	维生素C（毫克/100克）	-
	维生素D（微克/100克）	-
	维生素E（毫克/100克）	0.79
	烟酸（毫克/100克）	6.2
	叶酸（微克/100克）	-
	生物素（微克/100克）	-
矿物质	钾（毫克/100克）	282
	钠（毫克/100克）	74.8
	钙（毫克/100克）	299
	镁（毫克/100克）	28
	磷（毫克/100克）	302
	锌（毫克/100克）	2.76
	铜（毫克/100克）	0.09
	锰（毫克/100克）	0.47
	硒（微克/100克）	35.3
	铁（毫克/100克）	2.9

主要营养功效

◎**预防动脉粥样硬化**：泥鳅肉中含脂肪较少，胆固醇更少，并且含有一种类似甘碳戊烯酸的不饱和脂肪酸，可软化血管，有效预防动脉粥样硬化。

◎**滋阴止渴，清热祛湿**：泥鳅煮食能滋阴止渴，清热祛湿。凡热耗阴湿之口渴不解，或湿热蕴蒸之黄疸、消渴、小便不利，均可做辅助食疗品。

◎**改善贫血**：因为泥鳅中含铁量多，对贫血等疾病有很好的辅助疗效。

◎**补肾壮阳，恢复元气**：中医认为，泥鳅是著名的食疗补品，尤其适于男性，对阳痿、早泄有显著疗效。且补而能清，诸病不忌，是泌尿系统疾病患者的上好辅助治疗佳品。

选购或储存小妙招

把泥鳅用清水洗一下，然后放进一个不透气的塑料袋里，装入清水，将袋口扎紧。然后把扎紧的塑料袋摆进冰箱的冷冻室里冻起。食用时，从塑料袋里取出结成块状的泥鳅，放进一盆干净的冷水里（切不可用热水），待冰块融化后，又可得到活蹦乱跳的泥鳅了。

相宜相克速查

黄金搭配

- ✔ 泥鳅+豆腐=补肾强肝
- ✔ 泥鳅+黑木耳=补气养血，健体强身

禁忌搭配

- ✖ 泥鳅+茼蒿=影响消化吸收
- ✖ 泥鳅+蟹=中毒

泥鳅山药汤

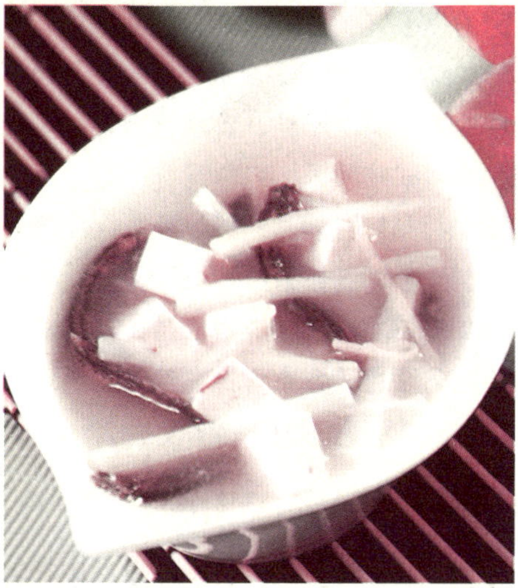

材料 泥鳅5条，山药100克，豆腐250克，生姜适量。

调料 料酒、盐、味精各适量。

做法 ❶ 泥鳅宰杀，去内脏，洗净，沥干水分。

❷ 山药洗净，切细条；豆腐切小块。

❸ 油锅烧热，将泥鳅放入热油锅中，煎至微黄时，放入生姜、料酒，然后小火煲10分钟。

❹ 山药细条放入开水中汆烫，与豆腐块一同放入鱼锅中，加足量的清水，煮30分钟后，下味精、盐调味，搅匀后即可起锅。

功效 泥鳅可为人体提供大量的营养成分；生姜有开胃、帮助消化的作用，因此本汤品非常适合营养不良者食用。

芝麻黑豆泥鳅汤

配方 泥鳅250克，黑芝麻、黑豆各30克，枸杞子、鸡精、盐各适量。

做法及用法 将黑豆、黑芝麻用清水洗净备用；将泥鳅放入冷水锅内，加盖，加热烫死，然后取出，去内脏，洗净，沥干水分后下油锅煎黄，铲起备用；另起净锅，把全部材料放入锅内，加清水适量，大火煮沸后，再用小火续炖至黑豆烂熟时，放入盐和鸡精调味即可食用。

功效 此汤具有补肾健脾、养血生发的功效。

参芪泥鳅汤

配方 泥鳅250克，黄芪、党参、山药各30克，红枣5颗，生姜3片，盐适量。

做法及用法 将泥鳅用淡盐水喂养1～2天，把喂养好的泥鳅用少许盐去黏液，再放入开水中汆烫，备用；油锅烧热，放入生姜片，爆香后放入泥鳅，炸至金黄时，铲起备用；再将黄芪、党参、红枣、山药洗净，与泥鳅同放入沙煲里，加适量清水，小火慢煲2小时，最后用盐调味即可食用。

功效 黄芪具有镇静中枢神经系统、提高免疫力、加快新陈代谢的作用。此汤品有养心、养血、安神的作用。

银鱼

摄入量（每次）30~50克

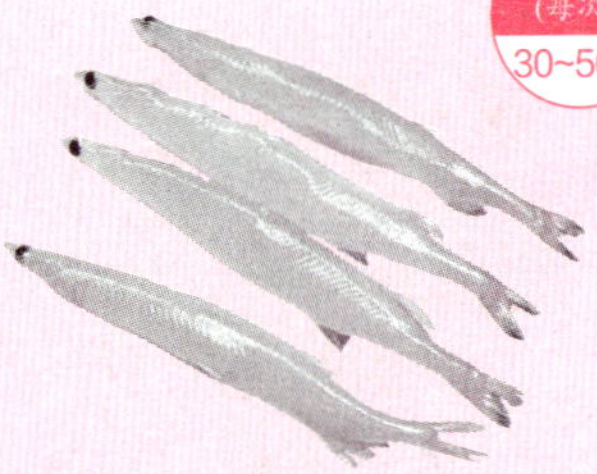

别名 银条鱼、面条鱼、面丈鱼

性味归经 性平，味甘；归脾、胃、肺经

宜忌人群 一般人均可食用

	名称（单位）	含量
	热量（千卡／100克）	105
	胆固醇（毫克／100克）	361
	膳食纤维（克／100克）	-
三大营养素	蛋白质（克／100克）	17.2
	脂肪（克／100克）	4
	碳水化合物（克／100克）	-
维生素	维生素A（微克／100克）	-
	维生素B_1（毫克／100克）	0.03
	维生素B_2（毫克／100克）	0.05
	维生素B_6（毫克／100克）	-
	维生素B_{12}（微克／100克）	-
	维生素C（毫克／100克）	-
	维生素D（微克／100克）	-
	维生素E（毫克／100克）	1.86
	烟酸（毫克／100克）	0.2
	叶酸（微克／100克）	-
	生物素（微克／100克）	-
矿物质	钾（毫克／100克）	246
	钠（毫克／100克）	8.6
	钙（毫克／100克）	46
	镁（毫克／100克）	25
	磷（毫克／100克）	22
	锌（毫克／100克）	0.16
	铜（毫克／100克）	-
	锰（毫克／100克）	0.07
	硒（微克／100克）	9.54
	铁（毫克／100克）	0.9

主要营养功效

◎**润肺止咳，宽中健胃，补虚利尿**：银鱼可辅助治疗肺热咳嗽、脾虚泄泻、营养不良、消化不良、身体消瘦等病症。

◎**含有多种营养成分，全身可食**：银鱼含有丰富的蛋白质、脂肪、碳水化合物、多种维生素和矿物质等，堪称河鲜之首。无论干鲜，都具有益脾、润肺、补肾、壮阳等功效，是上等滋补品。

◎**肠癌患者的首选辅助治疗食品**：银鱼富含低脂肪高蛋白，且富含钙，经常食用可有效地预防结肠癌和直肠癌的发生。

选购或储存小妙招

◎银鱼干品以鱼身干爽、色泽自然明亮者为佳品，需要注意的是，鱼的颜色太白并不能证明其质优，要提防鱼中掺有荧光剂或漂白剂。

◎冰鲜银鱼或化冻后的冻银鱼呈自然弯曲状，体表色泽呈自然色，无明显异常；如果体表特别光亮，形体呈直线状，可能是用甲醛浸泡过的。无异味、腥味及特别刺激性气味属正常；带有刺激性气味的银鱼可能含有甲醛等有机化学试剂或受到其他污染。通过手指挤压，质量好的银鱼肉质色泽有透明感，易破碎；含有甲醛的银鱼，外体较硬。

相宜相克速查

黄金搭配

✔ 银鱼+蕨菜=减肥，补虚，健胃

禁忌搭配

✖ 银鱼+甘草=对身体不利

美味私房菜

滑蛋韭香炒银鱼

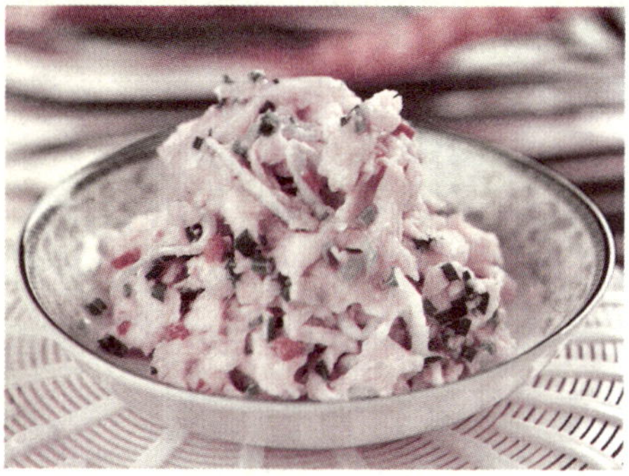

材料 鸡蛋4个，小银鱼200克，韭菜薹、红椒末、姜片各适量。

调料 盐、酱油各适量。

做法 ❶ 将小银鱼放入沸水中汆烫，捞出，沥干水分，然后过油；韭菜薹切末；鸡蛋打散成蛋液。

❷ 小银鱼、韭菜薹末、红椒末放入碗中，加盐、姜片、酱油调味，然后搅拌均匀。

❸ 另起油锅烧热，倒入蛋液，加入做法❷中材料滑炒熟即可。

养生食疗方

银鱼粳米粥

配方 粳米100克，银鱼60克，葱花1大匙，枸杞子少许，盐适量。

做法及用法 将粳米洗净，浸泡1小时左右；银鱼冲洗干净后沥干水分，备用；锅中放入粳米、水和银鱼，用大火煮开后，改小火煮至米粒较稠，再加盐调味；起锅前撒上葱花和枸杞子拌一拌即可。佐餐食用。

功效 银鱼属于高蛋白低脂肪食品。中医认为其味甘性平，善补脾胃，且可宜肺、利水，可缓解和改善脾胃虚弱、肺虚咳嗽。

山楂银鱼汤

配方 银鱼50克，山楂15克，谷芽30克。

做法及用法 将以上原料煎汤服食。连服数日。

功效 有滋阴补肾、益肺止咳、宽中健胃、利水补虚的功效。可用于辅助治疗小儿疳积、消化不良、营养不良、腹胀水肿等症。

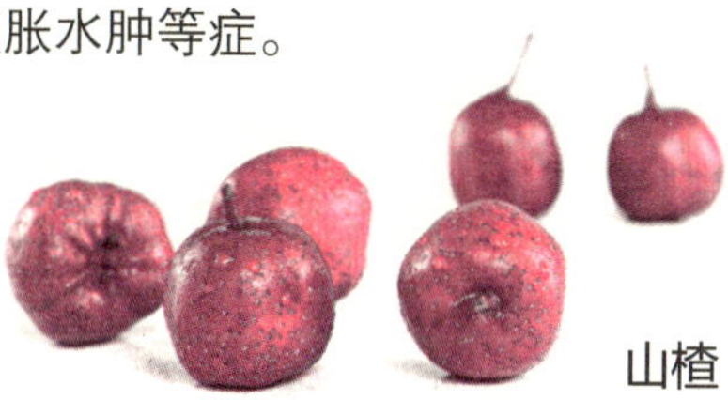

山楂

食物小百科

洗银鱼的方法

由于银鱼的个头较小，许多人不知该如何清洗，其实方法很简单：准备一小盆清水，把银鱼倒进去，然后用手轻轻搅拌，让脏东西沉淀下来，接着用滤网把小鱼捞起，照这个方法冲洗3～4次，然后用开水将银鱼烫一下，就可以放心地烹调了。

鲫鱼

摄入量（每餐）40克

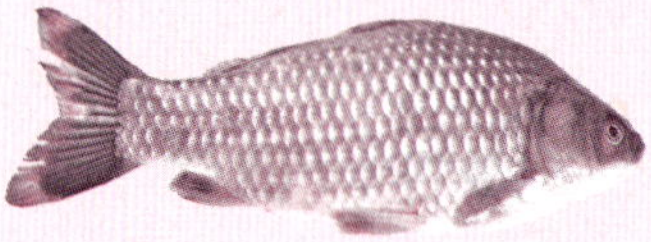

别名 鲋鱼、喜头鱼、童子鲫、鲭

性味归经 性平，味甘；归脾、胃、大肠经

宜忌人群 一般人均可食用

	名称（单位）	含量
	热量（千卡/100克）	108
	胆固醇（毫克/100克）	130
	膳食纤维（克/100克）	-
三大营养素	蛋白质（克/100克）	17.1
	脂肪（克/100克）	2.7
	碳水化合物（克/100克）	3.8
维生素	维生素A（微克/100克）	17
	维生素B_1（毫克/100克）	0.04
	维生素B_2（毫克/100克）	0.09
	维生素B_6（毫克/100克）	-
	维生素B_{12}（微克/100克）	-
	维生素C（毫克/100克）	-
	维生素D（微克/100克）	-
	维生素E（毫克/100克）	0.68
	烟酸（毫克/100克）	2.5
	叶酸（微克/100克）	-
	生物素（微克/100克）	-
矿物质	钾（毫克/100克）	290
	钠（毫克/100克）	41.2
	钙（毫克/100克）	79
	镁（毫克/100克）	41
	磷（毫克/100克）	193
	锌（毫克/100克）	1.94
	铜（毫克/100克）	0.08
	锰（毫克/100克）	0.06
	硒（微克/100克）	14.31
	铁（毫克/100克）	1.3

主要营养功效

◎**催乳**：鲫鱼又称喜头鱼，意即生子有喜时食用，民间常给产后女性炖食鲫鱼汤，有良好的催乳作用，对母体身体恢复也有很好的补益作用。

◎**补虚损，强身体**：鲫鱼所含的蛋白质质优、齐全、容易消化吸收，是肝肾疾病、心脑血管疾病患者补充蛋白质的最佳选择。适用于劳倦所伤引起的身体瘦弱、倦怠乏力、抵抗力低下的补养。

◎**温补脾胃**：经常用于食欲缺乏、消化不良、呕吐、乳少、子宫脱垂、四肢无力等病症的调补。

◎**去湿利水**：鲫鱼是改善脾虚水肿的佳品，尤其对慢性肾小球肾炎水肿和营养不良性水肿效果颇佳。

选购或储存小妙招

◎选购鲫鱼时，以鱼眼睛略凸、眼球颜色黑白分明并且有光泽的为佳。

◎刚买回的鲫鱼如果暂时不烹调，可养在清水里或用浸湿的纸贴在鱼的眼睛上，防止鱼视神经后的死亡腺离开水后断掉。用此法，死亡腺可以保持一段时间，从而延长鱼的保存期。

相宜相克速查

黄金搭配

- 鲫鱼+西红柿=美容
- 鲫鱼+韭菜=预防慢性病
- 鲫鱼+豆腐=能补充异黄酮，期综合征
- 鲫鱼+黑木耳=美容养颜
- 鲫鱼+蘑菇=清利小便

美味私房菜

鲜虾丝瓜鲫鱼汤

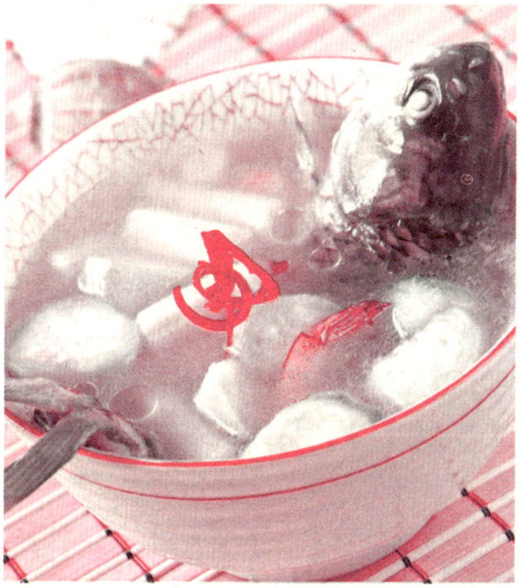

材料 鲫鱼1条，玉米笋30克，鲜虾、丝瓜各50克，葱末少许。

调料 盐适量，虾酱、鱼露各1大匙，清汤适量。

做法 ❶ 鲫鱼去除鳞、内脏，洗净；鲜虾去除头壳，挑去虾线洗净；丝瓜去子，切块；玉米笋洗净；虾酱、鱼露放入容器罐内搅匀成酱汁，备用。

❷ 汤锅内加适量清汤烧沸，放入所有原料滚沸，加入捣好的酱汁焖煮10分钟，调入盐，稍作装饰即可。

养生食疗方

鲫鱼黄芪汤

配方 鲫鱼500克，黄芪40克，炒枳壳15克。

做法及用法 将鲫鱼洗净，与黄芪、炒枳壳一起放入沙锅中加水用小火炖煮，至鱼烂熟。喝汤吃鱼。

功效 可补中益气。适用于胃下垂、脱肛病症患者。

黄豆银耳鲫鱼汤

配方 黄豆100克，白果适量，银耳2朵，鲫鱼1条，姜2片，盐少许。

做法及用法 黄豆洗净；白果去壳、衣、心，清洗干净；银耳用水浸20分钟，冲洗干净，然后剪碎；鲫鱼去鳞、内脏、清洗干净，用油把鲫鱼略煎，盛起；烧滚适量水，下黄豆、白果、银耳碎、鲫鱼和姜片，水滚后改小火煲约90分钟，下盐调味即成。

功效 银耳有滋阴清热、润肺止咳、养胃生津、益气和血、补肾强心、健脑提神、消除疲劳等功效；鲫鱼可温补脾胃、祛湿利尿。银耳与鲫鱼搭配，有益肺气、健脾胃、补虚损的功效。可用于辅助治疗食欲缺乏、消化不良、体瘦乏力、阴虚咳嗽、脾虚水肿等病症。

食物小百科

在处理鲫鱼时，人们往往会刮鳞抠鳃、剖腹去脏，却很少有去掉其咽喉齿的，这样的鲫鱼尤其是在清炖、红烧时，其汤汁味道就会差一些，且泥味较重。故鲫鱼在下锅前最好去掉其咽喉齿。

虾

摄入量（每次）30~50克

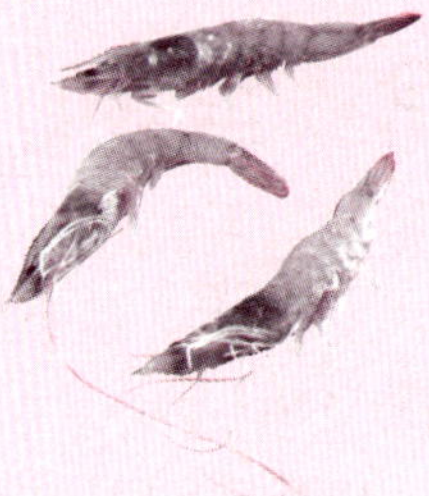

别名 长须公、虎头公

性味归经 性温，味甘；归肝、肾经

宜忌人群 一般人均可食用

	名称（单位）	含量
	热量（千卡 / 100克）	93
	胆固醇（毫克 / 100克）	193
	膳食纤维（克 / 100克）	-
三大营养素	蛋白质（克 / 100克）	18.6
	脂肪（克 / 100克）	0.8
	碳水化合物（克 / 100克）	2.8
维生素	维生素A（微克 / 100克）	15
	维生素B_1（毫克 / 100克）	0.01
	维生素B_2（毫克 / 100克）	0.07
	维生素B_6（毫克 / 100克）	-
	维生素B_{12}（微克 / 100克）	-
	维生素C（毫克 / 100克）	-
	维生素D（微克 / 100克）	-
	维生素E（毫克 / 100克）	0.62
	烟酸（毫克 / 100克）	1.7
	叶酸（微克 / 100克）	-
	生物素（微克 / 100克）	-
矿物质	钾（毫克 / 100克）	215
	钠（毫克 / 100克）	165.2
	钙（毫克 / 100克）	62
	镁（毫克 / 100克）	43
	磷（毫克 / 100克）	228
	锌（毫克 / 100克）	2.38
	铜（毫克 / 100克）	0.34
	锰（毫克 / 100克）	0.12
	硒（微克 / 100克）	33.72
	铁（毫克 / 100克）	1.5

主要营养功效

◎**保护心血管**：虾营养极为丰富，其中的镁对心脏活动具有重要的调节作用，能很好地保护心血管系统。

◎**补虚**：虾的肉质和鱼一样松软，易消化，不失为老年人食用的营养佳品。

◎**补肾壮阳**：明代医学家李时珍说“虾能壮阳道”。适用于肾阳虚衰所致的阳痿、早泄、性欲减退、腰膝酸软、四肢乏力、畏寒等。女性月经不调者多吃虾后亦有一定的辅助治疗作用。

◎**通乳**：气血虚弱，症见体倦乏力、产妇乳汁不下等均可用虾来进行调理。用虾下乳汁，可取虾炒熟，下酒食用，再喝适量猪蹄汤。也可取虾和猪蹄一起煮食。

◎**温补托毒**：可将其放在新瓦上焙干，研作末，搽患处可温补托毒。利于久患不愈的臁疮、痈疽、肿毒等病症的康复。

选购或储存小妙招

买虾的时候，要挑选虾体完整、甲壳密集、外壳清晰鲜明、肌肉紧实、身体有弹性并且体表干燥洁净的；至于肉质疏松、颜色泛红、闻之有腥味的，则是不够新鲜的虾，不宜食用。

相宜相克速查

黄金搭配

- ✓ 虾+黄瓜=美容
- ✓ 虾+砂糖=消除疲劳

禁忌搭配

- ✗ 虾+果汁=造成腹胀和腹痛
- ✗ 虾+柿子=降低蛋白质吸收，刺激肠胃

黄瓜腰果炒虾仁

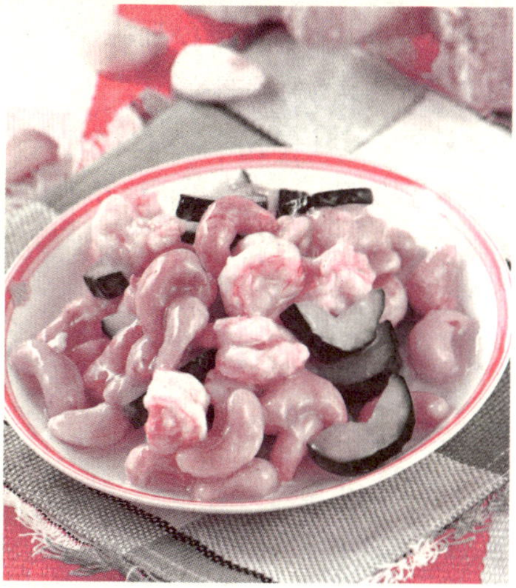

材料 黄瓜250克，腰果50克，虾仁150克，胡萝卜、葱花各少许。

调料 盐、味精、香油各适量。

做法 ❶将黄瓜剖开，除去子，洗净，然后切成片；腰果洗净；胡萝卜洗净，也切成同黄瓜片大小一致的片，装盘备用。

❷锅中放适量清水，以大火烧开，待水沸后，将虾仁下入锅中汆烫一下，立即捞出，沥去水分。

❸油锅烧至六成热时，将洗净的腰果下入油锅中炸熟，然后捞出，沥去油，备用。

❹锅内留少许底油，烧至八成热时，放葱花炸出香味，倒入黄瓜片、腰果、虾仁、胡萝卜片同炒，加入盐、味精调味，淋香油即成。

鲜虾米酒方

配方 鲜虾250克，米酒150毫升，盐、味精各适量。

做法及用法 将鲜虾放入米酒中浸泡半小时后，取出炒熟，用盐、味精调味即可食用。

功效 有效改善阳痿、腰冷腿软等症。

酸枣仁虾壳方

配方 虾壳15克，酸枣仁、远志各9克。

做法及用法 将以上三味用水煎服。每日1次。

功效 适用于神经衰弱等症。

莲子核桃炒虾仁

配方 莲子、核桃仁各25克，山楂10克，虾仁100克，姜、葱、盐、味精各适量。

做法及用法 莲子洗净，煮熟后捞出，沥水；山楂去核切片；虾仁洗净；姜切片；葱切段；炒锅置大火上烧热，加入植物油，六成热时，放入核桃仁，改用小火炸香，捞出沥油；锅内留底油烧至六成热时下入姜片、葱段爆香，随即下入虾仁、山楂片、莲子、盐，放入已炸香的核桃仁、味精，炒匀即成。每日1次，佐餐食用。

功效 具有强心、降脂、祛淤的功效。适用于高血脂、动脉粥样硬化等症。

螃蟹

摄入量（每次）60克

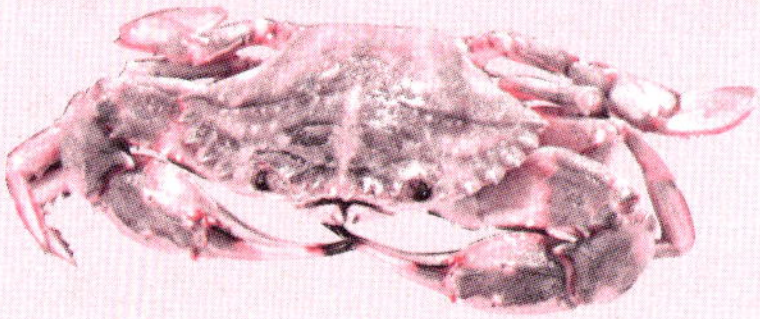

别名 河蟹、毛蟹

性味归经 性寒，味咸；归肝、胃经

宜忌人群 一般人均可食用。

	名称（单位）	含量
	热量（千卡／100克）	62
	胆固醇（毫克／100克）	65
	膳食纤维（克／100克）	-
三大营养素	蛋白质（克／100克）	11.6
	脂肪（克／100克）	1.2
	碳水化合物（克／100克）	1.1
维生素	维生素A（微克／100克）	-
	维生素B_1（毫克／100克）	0.03
	维生素B_2（毫克／100克）	0.09
	维生素B_6（毫克／100克）	-
	维生素B_{12}（微克／100克）	-
	维生素C（毫克／100克）	-
	维生素D（微克／100克）	-
	维生素E（毫克／100克）	2.91
	烟酸（毫克／100克）	4.3
	叶酸（微克／100克）	-
	生物素（微克／100克）	-
矿物质	钾（毫克／100克）	214
	钠（毫克／100克）	270
	钙（毫克／100克）	231
	镁（毫克／100克）	41
	磷（毫克／100克）	159
	锌（毫克／100克）	2.15
	铜（毫克／100克）	1.33
	锰（毫克／100克）	0.31
	硒（微克／100克）	3.33
	铁（毫克／100克）	1.8

主要营养功效

◎**补肾壮骨**：蟹肉具有清热散结，通脉滋阴，补肝肾，生精髓，壮筋骨的功效。凡肝虚血少、肾亏骨软，症见腰酸腿软、眩晕健忘者可将其为食疗补品。

◎**祛火解毒**：蟹肉性寒，食之能祛痰火，解毒热。以微量盐煮取汁，可缓解湿热内蕴或痰火上扰所致面肿、喉风肿痛、疟疾、黄疸等症。

选购或储存小妙招

◎选购螃蟹时，同样大小的越沉越新鲜，而且新鲜的螃蟹腹部和螯足内侧呈乳白色（蟹肚上有铁锈斑颜色的为老蟹），蟹鳃呈青白色，无异味。

◎螃蟹保存宜用封闭保鲜法：宜要保暖性好，可用纸盒、纸缸等容器，底下放一层棉絮或6厘米厚的米糠，再放螃蟹，数量不超过2~3只，无光线。蟹装妥后，上面再盖一层棉絮或10厘米厚的米糠，蟹便不动也不争斗了；需注意蟹从水中捉上来后不再落水，整个保存期也不加水。用这样的方法储养，一般情况下健壮的活蟹可以保鲜15天。

相宜相克速查

黄金搭配

- 螃蟹+芦笋=促进儿童成长
- 螃蟹+青椒=营养均衡、帮助消化

禁忌搭配

- 螃蟹+茶叶=肠蠕动变慢、便秘
- 螃蟹+牡蛎=造成胆固醇升高

麻辣蟹

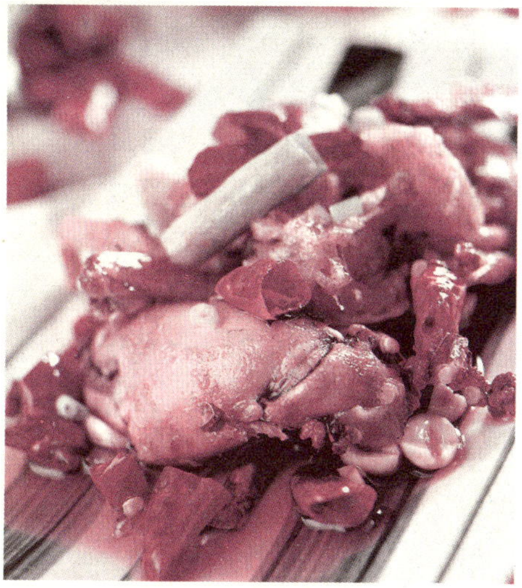

材料 海蟹3只，油炸花生仁适量，青蒜、葱各1根，姜1块，蒜4瓣。

调料 干辣椒5个，花椒10粒，料酒、干淀粉、水淀粉各1小碗，辣椒粉、黄油各2大匙，香油2小匙，盐、味精、白糖各适量。

做法 ❶ 海蟹洗净，切大块，蟹钳拍破，均匀裹上干淀粉；青蒜切末；干辣椒切节；葱、姜、蒜均切末。

❷ 锅内放油，烧至六成热，放海蟹块下锅炸至变色，捞出。

❸ 锅留底油，放干辣椒节、花椒炒香，加入姜末、蒜末、青蒜末炒香，放海蟹块，再加料酒、黄油、辣椒粉、盐、味精、白糖炒匀；最后用水淀粉勾芡，淋香油，撒上油炸花生仁和葱末，装盘即成。

蟹壳解毒方

配方 螃蟹壳5克，皂角刺7个，黄酒适量。

做法及用法 将前两味用小火焙干研末，用黄酒冲服。

功效 清热解毒，适用于痈、无名肿毒。

河蟹黄酒饮

配方 鲜河蟹250克，黄酒适量。

做法及用法 将鲜河蟹捣烂，以黄酒煨热，温浸20分钟左右。取汁多次饮之，并用其渣敷患处。

功效 对脱臼有较好的疗效。

螃蟹山楂方

配方 螃蟹、山楂各30克，黄酒适量。

做法及用法 将螃蟹、山楂一起焙干，共研细末。每次15～20克，黄酒送服。

功效 此方具有活血化淤的功效。可有效改善女性产后因血淤引起的腹痛等症。

食物小百科

生螃蟹在去壳时，宜先用开水烫3分钟，这样蟹肉就很容易取下来了；在煮食螃蟹时，宜加入一些紫苏叶、鲜生姜，以解蟹毒，减其寒性；蒸蟹时应将蟹捆住，防止蒸熟后掉腿和流黄。

甲鱼

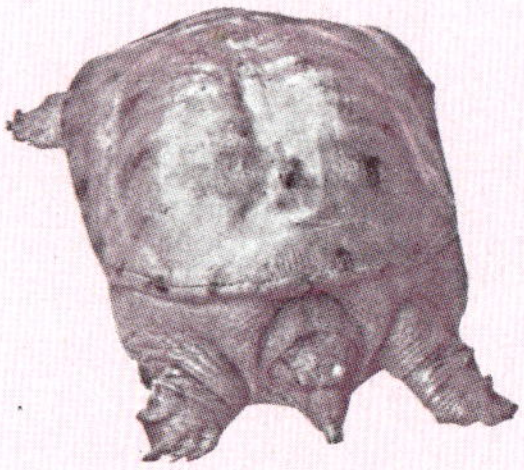

摄入量（每次）30克

别名 鳖、水鱼、团鱼、鼋鱼

性味归经 性平，味甘；归肝经

宜忌人群 身体虚弱的人适合食用

	名称（单位）	含量
	热量（千卡／100克）	118
	胆固醇（毫克／100克）	101
	膳食纤维（克／100克）	-
三大营养素	蛋白质（克／100克）	17.8
	脂肪（克／100克）	4.3
	碳水化合物（克／100克）	2.1
维生素	维生素A（微克／100克）	139
	维生素B_1（毫克／100克）	0.07
	维生素B_2（毫克／100克）	0.14
	维生素B_6（毫克／100克）	-
	维生素B_{12}（微克／100克）	-
	维生素C（毫克／100克）	-
	维生素D（微克／100克）	-
	维生素E（毫克／100克）	1.88
	烟酸（毫克／100克）	3.3
	叶酸（微克／100克）	-
	生物素（微克／100克）	-
矿物质	钾（毫克／100克）	196
	钠（毫克／100克）	96.9
	钙（毫克／100克）	70
	镁（毫克／100克）	15
	磷（毫克／100克）	114
	锌（毫克／100克）	2.31
	铜（毫克／100克）	0.12
	锰（毫克／100克）	0.05
	硒（微克／100克）	15.19
	铁（毫克／100克）	2.8

主要营养功效

◎**消除疲劳**：甲鱼肉可“补劳伤，壮阳气，大补阴之不足”。食甲鱼有助消除疲劳。从事繁重体力劳动、剧烈体育运动等而感疲劳者可适当食用甲鱼，既补充营养，又能较快地消除疲劳，有利于身心保健。

◎**有滋阴补血等多种功效**：甲鱼的肉、甲、头、血皆可做药用。甲鱼肉具有补阴、凉血、益气、补肾等功能，甲鱼肉主要的功效在于“滋肝肾之阴，清虚劳之热”，即补阴清热。这里的“热”，属于“虚热”。可辅助治疗温痹、骨蒸痨热、漏下等疾。将甲鱼熬成胶服用，可滋阴、补血、退热、消淤。整甲具有补阴气、潜肝阳、消瘕、益肾健骨等功能，可辅疗精神疲乏、跌打损伤等病症，有抑制结缔组织增生和提高血浆蛋白的作用。

选购或储存小妙招

◎优质甲鱼腹部和背部光洁明亮，肉肥厚，裙厚且向上翘，体外无伤病痕迹。

◎将甲鱼仰翻在地上，如果头腿活动灵活，能很快翻回来，是质量较好的甲鱼。

相宜相克速查

黄金搭配

- ✔ 甲鱼+大米=利于脱肛、缓解脾肿大
- ✔ 甲鱼+枸杞=滋阴补肾

甲鱼肉能滋阴凉血，主要适用于阴虚内热及久疟等。

禁忌搭配

- ✖ 甲鱼+鸡肉=容易生痈疮

美味私房菜

老干妈烧甲鱼

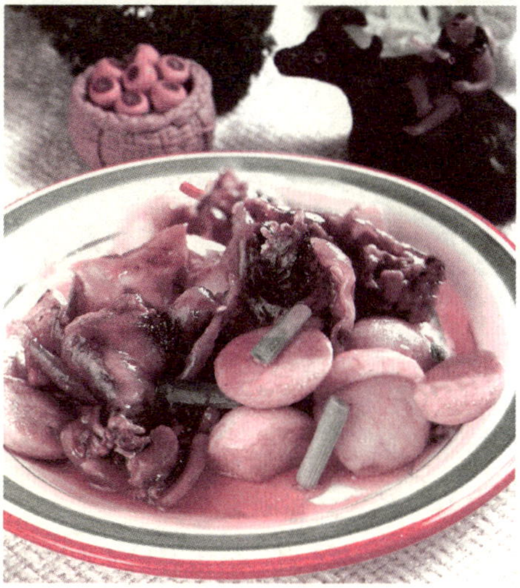

材料 芋头200克，蒜苗1根，甲鱼1只，姜1小块，葱适量。

调料 豆瓣酱2大匙，老干妈豆豉酱1大匙，高汤1大碗，酱油、盐、水淀粉、味精各适量。

做法 ❶ 芋头洗净，切成滚刀块；蒜苗择洗干净，切段；姜拍破；豆瓣酱、老干妈豆豉酱均剁细。

❷ 甲鱼宰杀后，放沸水中氽烫一下，捞出；刮去粗皮，取下甲壳，取出内脏，洗净，剁成小块。

❸ 油烧热，放入剁好的豆瓣酱炒香，再加老干妈豆豉酱、甲鱼块煸炒至水分干，加入高汤、酱油、盐、姜、葱、芋头块，小火慢烧至熟；去掉姜、葱，加入蒜苗段、味精略烧，用水淀粉勾薄芡即成。

养生食疗方

甲鱼山楂汤

配方 甲鱼1只，生山楂30克。

做法及用法 将甲鱼去头、肠，不去甲，与生山楂煮至肉熟烂，去山楂。吃肉喝汤，每周1次。

功效 预防和缓解黄疸症状。

淮杞甲鱼汤

配方 淮山15克，枸杞子10克，骨碎补20克，甲鱼1只，姜、盐、料酒各适量。

做法及用法 甲鱼宰杀，去内脏、洗净；备用；将上述各味中药一起放入布袋中，与甲鱼一起放入沙锅中，加入适量清水，用小火炖煮至甲鱼熟烂，最后加入姜、盐、料酒调味即可食用。

功效 滋阴补肾、益气健脾。

食物小百科

现代营养学研究发现，甲鱼营养丰富，但是食用甲鱼并不是对所有人都有益。对于慢性肾衰患者来说，甲鱼中的蛋白质能使患者的血尿素氮水平进一步升高，从而加重尿毒症症状；而其所含的钙、磷和无机酸又会加剧钙磷失调，不利于酸中毒的消除。所以，慢性肾衰患者食用甲鱼等于雪上加霜。

墨鱼

摄入量（每次）30~50克

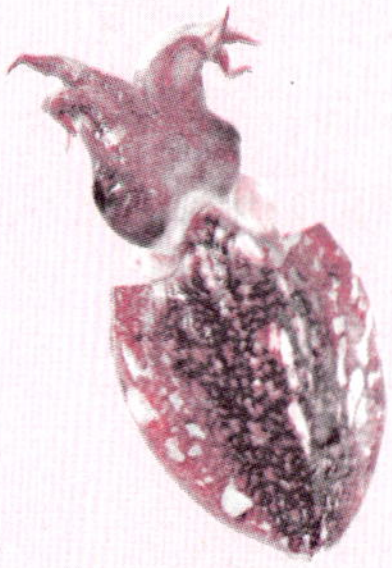

别名 乌贼鱼、墨斗鱼、目鱼

性味归经 性平，味咸；归肝、肾经

宜忌人群 一般人均能食用

	名称（单位）	含量
	热量（千卡／100克）	83
	胆固醇（毫克／100克）	226
	膳食纤维（克／100克）	-
三大营养素	蛋白质（克／100克）	15.2
三大营养素	脂肪（克／100克）	0.9
三大营养素	碳水化合物（克／100克）	3.4
维生素	维生素A（微克／100克）	-
维生素	维生素B_1（毫克／100克）	0.02
维生素	维生素B_2（毫克／100克）	0.04
维生素	维生素B_6（毫克／100克）	-
维生素	维生素B_{12}（微克／100克）	-
维生素	维生素C（毫克／100克）	-
维生素	维生素D（微克／100克）	-
维生素	维生素E（毫克／100克）	1.49
维生素	烟酸（毫克／100克）	1.8
维生素	叶酸（微克／100克）	7.2
维生素	生物素（微克／100克）	-
矿物质	钾（毫克／100克）	400
矿物质	钠（毫克／100克）	165.5
矿物质	钙（毫克／100克）	15
矿物质	镁（毫克／100克）	39
矿物质	磷（毫克／100克）	165
矿物质	锌（毫克／100克）	1.34
矿物质	铜（毫克／100克）	0.69
矿物质	锰（毫克／100克）	0.1
矿物质	硒（微克／100克）	37.52
矿物质	铁（毫克／100克）	1

主要营养功效

◎**养血滋阴等多重功效：**墨鱼有去淤通经、补益肝肾的作用。《大明本草》载其“益人，通月经”；《随息居饮食谱》称其“疗口咸，滋肝肾，补血脉，理奇经，愈崩淋，利胎产，调经带，疗疝瘕，最益妇人”。女性食用有养血、明目、通经、安胎、利产、止血、催乳和崩漏等功效。

◎**抑制胃酸：**墨鱼的内壳，中药名海螵蛸，含碳酸钙，制酸作用较强，有抑制胃酸过多的作用，亦可作为胃溃疡的止血剂，又能消除胃的刺痛，常用于胃痛泛酸者和溃疡性的胃痛辅助治疗上。

◎**固精止带，收敛止血：**墨鱼可用于血虚经闭、崩漏带下，其骨可缓解胃及十二指肠溃疡、胃酸过多、肺结核咯血。另外，它还有固精止带的作用，可用于辅助治疗崩漏、吐血、便血、遗精及女性带下。

选购或储存小妙招

挑选生墨鱼时，宜选择色泽鲜亮洁白、无异味、无黏液、肉质富有弹性的。挑选干墨鱼时，最好能用手捏一捏鱼身是否干燥，闻一下是否有异味，优质的墨鱼带有海腥味，但没有腥臭味。

相宜相克速查

黄金搭配

- 墨鱼+南瓜=护眼、增进视力
- 墨鱼+菜花=预防感冒，助消化

禁忌搭配

- 墨鱼+酸性果汁=破坏蛋白质的吸收

美味私房菜

泡椒墨鱼仔

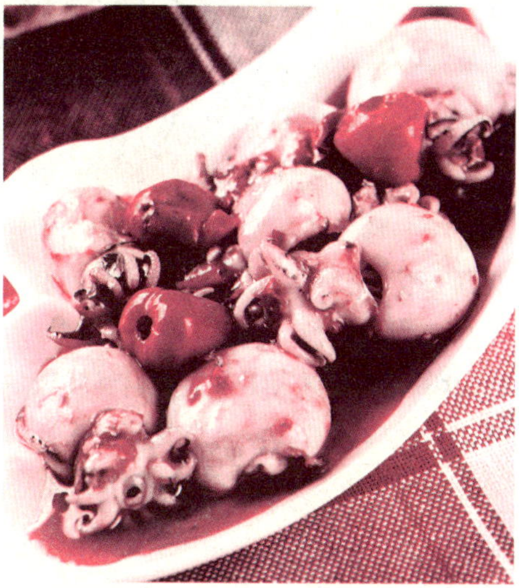

材料 墨鱼仔400克，泡椒50克，葱末、姜末、蒜末、香菜末各适量。

调料 盐、味精、醋、料酒、清汤、香油、水淀粉各适量。

做法 ❶ 墨鱼仔洗净；泡椒洗净切段放碗中备用。

❷ 锅内倒油，烧至六成热，放入墨鱼仔滑炒至熟，捞出沥油。

❸ 锅内留适量底油，放葱末、姜末、蒜末炒香，加入盐、味精、醋、料酒调味。

❹ 倒入泡椒段、清汤与墨鱼仔炒匀，加入香菜末，用水淀粉勾芡，淋上香油即可。

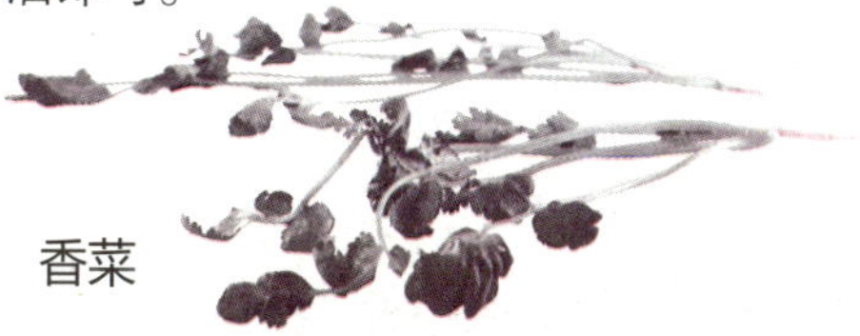

香菜

养生食疗方

生姜酸菜墨鱼汤

配方 墨鱼200克，生姜40克，酸菜30克，盐适量。

做法及用法 墨鱼洗净，熬成墨鱼胶，制成鱼丸备用；生姜洗净，切薄片；酸菜洗净，切丝；把鱼丸、生姜片、酸菜丝放入锅内，加清水适量，大火煮20分钟，再用盐调味即可食用。

功效 此汤品以墨鱼为主要材料，具有养血滋阴、养颜美容、抗辐射、抗癌的功效。适合经常接触放射性物质的人群饮用。

桃仁煲墨鱼汤

配方 桃仁30克，墨鱼1条，盐适量。

做法及用法 将墨鱼洗净切块，连骨与桃仁一起加适量水煲汤，汤成后加盐调味即可。饮汤食鱼。

功效 具有理气、活血化淤的功效。适宜于淤血阻络型胃与十二指肠溃疡病人服用。

食物小百科

墨鱼味道鲜美，营养丰富，药食价值极高，是海洋带给人类的一种高蛋白、低脂肪的佳食良药。在清洗墨鱼前，最好将其泡在溶有小苏打粉的热水中，直至泡透，这样就能很容易去掉鱼骨，剥去表皮。

鱿 鱼

摄入量（每次）30~50克

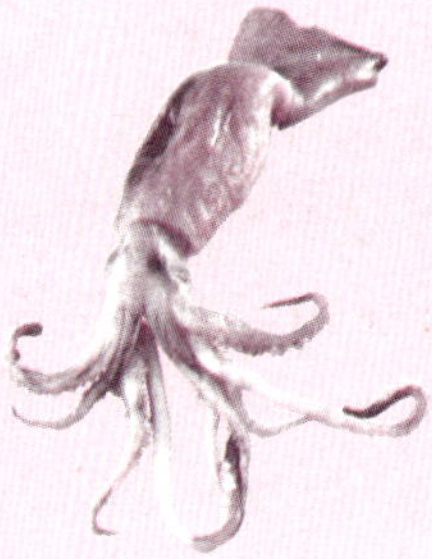

别名 柔鱼、枪乌贼

性味归经 性平，味甘、咸；归肝、肾经

宜忌人群 胃弱者应少食用

	名称（单位）	含量
	热量（千卡 / 100克）	313
	胆固醇（毫克 / 100克）	871
	膳食纤维（克 / 100克）	-
三大营养素	蛋白质（克 / 100克）	60
三大营养素	脂肪（克 / 100克）	4.6
三大营养素	碳水化合物（克 / 100克）	7.8
维生素	维生素A（微克 / 100克）	-
维生素	维生素B_1（毫克 / 100克）	0.02
维生素	维生素B_2（毫克 / 100克）	0.13
维生素	维生素B_6（毫克 / 100克）	-
维生素	维生素B_{12}（微克 / 100克）	0.3
维生素	维生素C（毫克 / 100克）	-
维生素	维生素D（微克 / 100克）	18
维生素	维生素E（毫克 / 100克）	9.72
维生素	烟酸（毫克 / 100克）	4.9
维生素	叶酸（微克 / 100克）	-
维生素	生物素（微克 / 100克）	-
矿物质	钾（毫克 / 100克）	1131
矿物质	钠（毫克 / 100克）	965.3
矿物质	钙（毫克 / 100克）	87
矿物质	镁（毫克 / 100克）	192
矿物质	磷（毫克 / 100克）	392
矿物质	锌（毫克 / 100克）	11.24
矿物质	铜（毫克 / 100克）	1.07
矿物质	锰（毫克 / 100克）	0.18
矿物质	硒（微克 / 100克）	156.12
矿物质	铁（毫克 / 100克）	4.1

主要营养功效

◎**补血，促进骨骼发育**：鱿鱼中含有丰富的钙、磷、铁元素，这些都是维持人体健康所必需的营养成分，对骨骼发育和造血十分有益，可预防贫血。

◎**抑制胆固醇，缓解疲劳**：它除了富含蛋白质及人体所需的氨基酸外，还含有大量牛磺酸，是一种低热量食品，可抑制血液中的胆固醇含量，预防成人病，缓解疲劳，恢复视力。

◎**护肝解毒**：鱿鱼具有促进肝脏解毒排毒的功效，可改善肝脏功能。而其含的多肽和硒等微量元素有抗病毒、抗射线的作用。

选购或储存小妙招

选购时，先以味道来判断，闻起来不要有刺鼻的霉味。另外，鱼干体形完整、光滑洁净、表面微有些白粉、口感清爽的为好。

相宜相克速查

黄金搭配

- 鱿鱼+菠萝=促进儿童成长
- 鱿鱼+西红柿=护精
- 鱿鱼+猪蹄=促进儿童成长
- 鱿鱼+黑木耳=预防慢性病
- 鱿鱼+生姜+胡椒=补充元气
- 鱿鱼+香菇=清热补血
- 鱿鱼+辣椒=均衡营养，帮助消化

禁忌搭配

- 鱿鱼+冬瓜=身体不适
- 鱿鱼+鸭蛋=身体不适
- 鱿鱼+茶=降低蛋白质的吸收

美味私房菜

沙茶炒鲜鱿

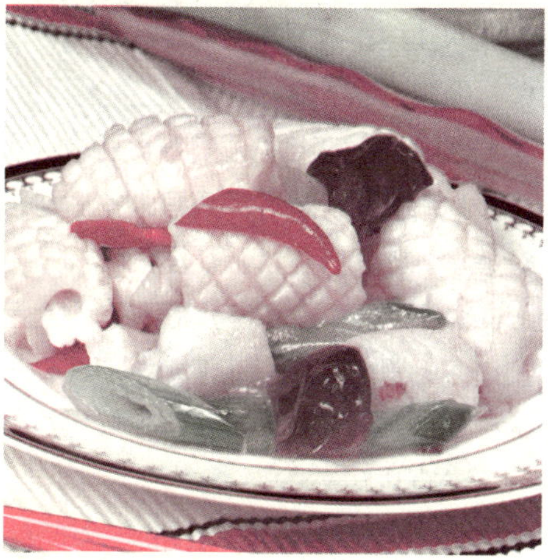

材料 新鲜鱿鱼（或泡发黄鱿鱼）150克，芹菜1根，青、红椒各1个，黑木耳1朵，姜2片，蒜末适量。

调料 沙茶酱1小匙，蚝油1大匙，白胡椒粉、水淀粉各半小匙。

做法 ❶洗净材料，将鲜鱿鱼切花块，芹菜、青、红椒与黑木耳均切片。

❷鲜鱿鱼块用开水汆烫10秒钟取出，再放入芹菜片、黑木耳片汆烫半分钟；用2大匙油爆香姜片、蒜末后加入芹菜片、黑木耳片和沙茶酱快炒数下；最后加入鲜鱿鱼块、青、红椒片和剩下的调味料炒匀即可。

养生食疗方

芹菜藕片鱿鱼汤

配方 鱿鱼200克，莲藕100克，芹菜150克，姜片少许，盐、胡椒粉各适量，料酒1大匙，味精少许。

做法及用法 鱿鱼洗净，切段，将切好的鱿鱼段汆烫，捞出备用；莲藕去皮，切薄片；芹菜洗净，切段；油锅烧热，下入姜片、鱿鱼段翻炒，调入料酒，倒入适量的清水，煮沸后放入芹菜段、莲藕片、盐、味精、胡椒粉，10分钟后即可起锅。佐餐食用。

功效 润肺、止血、通利小便。

宫爆鱿鱼卷

配方 鱿鱼300克，花生仁、青椒、酱油、鸡精、米酒、干辣椒、醋、番茄酱、水淀粉、香油、蒜片、花椒各适量。

做法及用法 青椒去子洗净，切菱形块；鱿鱼洗净，切花切块，放入滚水中汆烫，捞起沥干；油锅烧热，放入干辣椒、花椒爆香，再加蒜片、花生仁略炒；最后加汆烫好的鱿鱼卷、青椒块，放入酱油、鸡精、米酒、番茄酱、醋炒匀，再加水淀粉勾芡，淋香油。即可食用。

功效 消食化积，活血化淤

食物小百科

取纯碱500克，石灰200克，沸水4500毫升，混合后再加4500毫升冷水搅匀，至水冷却后，除去渣，便成为5%的熟碱溶液。将在冷水中浸泡3小时的干鱿鱼捞出，放入熟碱溶液中再泡3小时，便能涨足发好，取出放冷水中反复漂洗，除尽碱味。

蛤蜊

摄入量（每次）50克

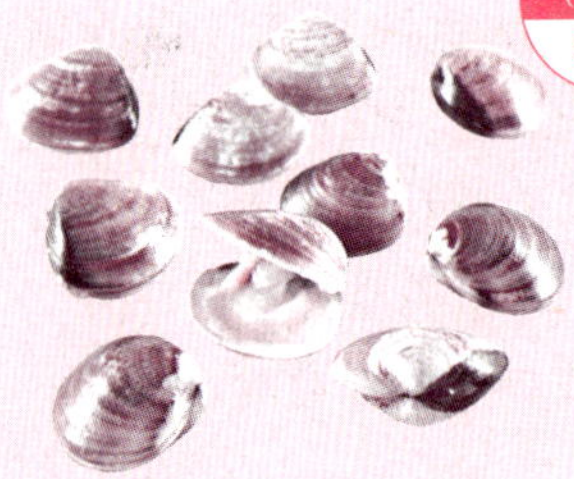

别名 沙蛤、沙蜊

性味归经 性寒，味咸；归胃经

宜忌人群 一般人都可以吃

	名称（单位）	含量
	热量（千卡/100克）	62
	胆固醇（毫克/100克）	156
	膳食纤维（克/100克）	-
三大营养素	蛋白质（克/100克）	10.1
	脂肪（克/100克）	1.1
	碳水化合物（克/100克）	2.8
维生素	维生素A（微克/100克）	21
	维生素B_1（毫克/100克）	0.01
	维生素B_2（毫克/100克）	0.13
	维生素B_6（毫克/100克）	-
	维生素B_{12}（微克/100克）	-
	维生素C（毫克/100克）	-
	维生素D（微克/100克）	-
	维生素E（毫克/100克）	2.41
	烟酸（毫克/100克）	1.5
	叶酸（微克/100克）	-
	生物素（微克/100克）	-
矿物质	钾（毫克/100克）	140
	钠（毫克/100克）	425.7
	钙（毫克/100克）	133
	镁（毫克/100克）	78
	磷（毫克/100克）	128
	锌（毫克/100克）	2.38
	铜（毫克/100克）	0.11
	锰（毫克/100克）	0.44
	硒（微克/100克）	54.31
	铁（毫克/100克）	10.9

主要营养功效

◎**降低胆固醇**：蛤蜊肉富含牛磺酸，能有效降低血液中的胆固醇，抑制胆固醇在肝脏合成和加速排泄胆固醇的独特作用，从而使体内胆固醇下降。

◎**清爽宜人，解除烦恼**：人们在食用蛤蜊和贝类食物后，常有一种清爽宜人的感觉，这对解除一些烦恼症状无疑是有益的。

◎**化痰软坚，散结**：蛤蜊可用于辅助治疗喘咳痰多，胃及十二指肠溃疡，崩漏，带下，烫伤，水肿，痰积，痔疮、淋巴结肿大、甲状腺肿大等。

◎**滋阴润燥**：蛤蜊可用于五脏阴虚消渴、纳少、干咳、失眠、腰酸、目干等病症的调养和辅助治疗，有很好的润燥止渴作用。肺结核阴虚者可用蛤蜊肉同淡菜炖食。

◎**利尿消肿**：蛤蜊能排除体内多余水分，帮助排尿，缓解水肿症状。

选购或储存小妙招

选购蛤蜊时，可拿起轻敲，若为“砰砰”声，则蛤蜊是死的；相反若为“咯咯”较清脆的声音，则蛤蜊是活的。

相宜相克速查

黄金搭配

- 牡蛎+姜=退火解热，杀菌
- 蛤蜊+胡萝卜=改善贫血，促进发育
- 蛤蜊+甜椒=美容瘦身
- 蛤蜊+韭菜=强身健体

禁忌搭配

- 蛤蜊+牡蛎=破坏对铁的吸收

美味私房菜

蒜香蛤蜊

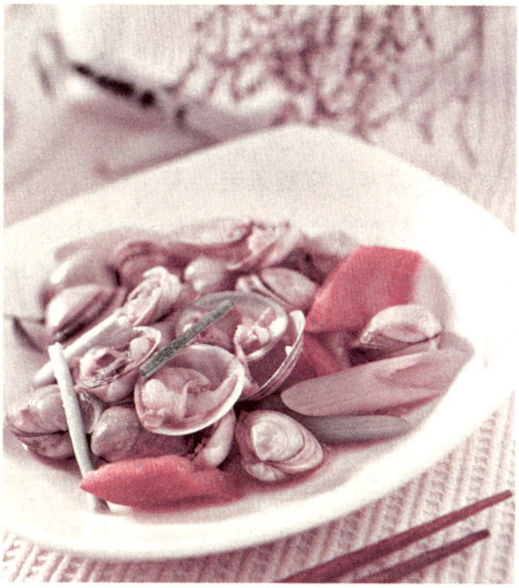

材料 鲜蛤蜊300克，红辣椒1个，葱1根，蒜3瓣。

调料 A:酱油、蚝油、白糖各1大匙，香油适量;B:料酒1大匙,淀粉2大匙。

做法 ❶ 鲜蛤蜊洗净后去杂质，拌调料B稍腌,然后汆烫冲凉备用;蒜拍碎;红辣椒切片；葱切段。

❷ 热锅入油将蒜碎、红辣椒片、葱段炒香，加入除香油外的调料A拌匀，汁开时加入鲜蛤蜊，改大火再烧开即熄火，滴香油盛出。

养生食疗方

补阴蛤蜊汤

配方 蛤蜊肉200克，玉竹15克，百合、淮山各30克，姜、味精、盐、料酒各适量。

做法及用法 先将蛤蜊肉置于笼内蒸30分钟，然后将百合、玉竹、淮山分别洗净，淮山切片；油锅烧热，放入姜、料酒及适量水，倒入蒸好的蛤蜊肉，放入百合、玉竹、淮山片，用大火烧沸，改用小火炖15分钟，加味精、盐调味即成。佐餐食用。

功效 此汤有益气养阴、补肺固肾的功效。适用于阴血不足所致的习惯性流产。

蛤蜊青菜汤

配方 蛤蜊15克，青菜100克，盐、香油各适量。

做法及用法 将蛤蜊、青菜洗净，加入清水煲汤，煮沸后加入盐，转小火煲20分钟，淋香油。佐餐食用。

功效 适用于癌症转移性胸膜炎。

川芎蛤蜊汤

配方 蛤蜊肉200克，川芎10克，葱、土豆、盐各适量。

做法及用法 将川芎加适量水煎取约50毫升的药汁，过滤去渣后备用；把土豆切片放入锅中，倒入药汁和适量的水，煮至土豆将熟时，把用盐水洗过的蛤蜊肉放入锅中，煮开后加入葱即可食用。

功效 本品具有强精、活血、造血及安神等功效。适用于冠心病、心绞痛、月经不调、痛经等症。

海参

摄入量（每次）100克

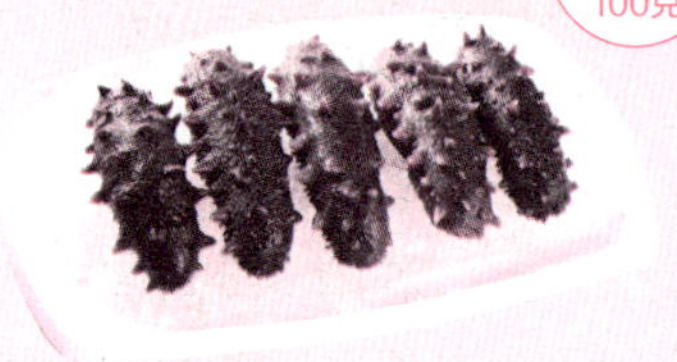

别名 刺参、海鼠、海瓜

性味归经 性平，味咸；归心、肝、肾经

宜忌人群 伤风感冒、对蛋白质过敏者不宜多食

	名称（单位）	含量
	热量（千卡/100克）	78
	胆固醇（毫克/100克）	51
	膳食纤维（克/100克）	-
三大营养素	蛋白质（克/100克）	16.5
	脂肪（克/100克）	0.2
	碳水化合物（克/100克）	2.5
维生素	维生素A（微克/100克）	-
	维生素B_1（毫克/100克）	0.03
	维生素B_2（毫克/100克）	0.04
	维生素B_6（毫克/100克）	-
	维生素B_{12}（微克/100克）	-
	维生素C（毫克/100克）	-
	维生素D（微克/100克）	-
	维生素E（毫克/100克）	3.14
	烟酸（毫克/100克）	0.1
	叶酸（微克/100克）	-
	生物素（微克/100克）	-
矿物质	钾（毫克/100克）	43
	钠（毫克/100克）	502.9
	钙（毫克/100克）	285
	镁（毫克/100克）	149
	磷（毫克/100克）	28
	锌（毫克/100克）	0.63
	铜（毫克/100克）	0.05
	锰（毫克/100克）	0.76
	硒（微克/100克）	63.93
	铁（毫克/100克）	13.2

主要营养功效

◎**降血压**：海参是典型的高蛋白、低脂肪、低胆固醇食物，对高血压、冠心病、肝炎等病人及老年人堪称食疗佳品，常食可预防和缓解动脉粥样硬化，有助于改善高血压和冠心病等疾病。

◎**促进生长发育，延缓衰老**：海参体内所含的18种氨基酸能够增强组织的代谢功能，增强机体细胞活力，可促进人体生长发育。另外，海参富含蛋白质、矿物质、维生素等50多种天然珍贵活性物质，可消除疲劳，提高人体免疫力，延缓衰老。

◎**防癌抗癌**：在海参的体壁、内脏和腺体等组织中含有大量的海参毒素，又叫海参皂甙。海参毒素是一种抗毒剂，对人体安全无毒，但能抑制肿瘤细胞的生长与转移，可有效防癌、抗癌。

选购或储存小妙招

◎选购时以形体标准、干燥、腹中无沙为佳。海参如果含水多，不但价格不合理，而且容易变质。

◎海参不易变质，但需防潮，故置于通风干燥处保存。发泡好的海参可用保鲜膜包好，放入冰箱冷冻室（0℃以下）保存，但不可久储，以免影响质感 。

相宜相克速查

黄金搭配

- 海参+菠菜=生津润燥，补血补铁
- 海参+豆腐=强身健体

禁忌搭配

- 海参+醋=破坏海参营养成分

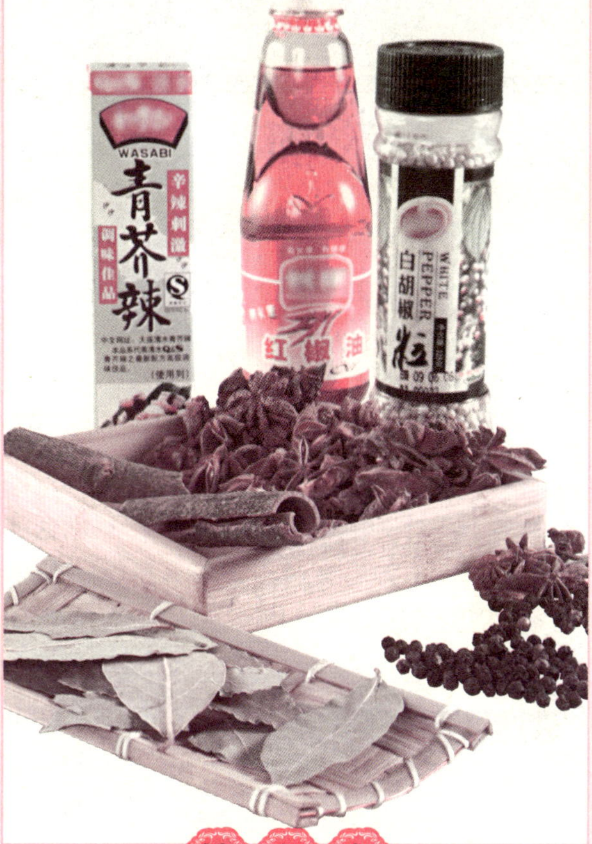

第六章

调味品养生全扫描

烹饪中加入适量调味品，能够改善食物的味道，有增香、增鲜的效果，满足人的感官需要，从而刺激食欲，促进人体健康。但是有些调味品是用各种化学香料混合加工而成，购买时需仔细鉴别。

玉米油

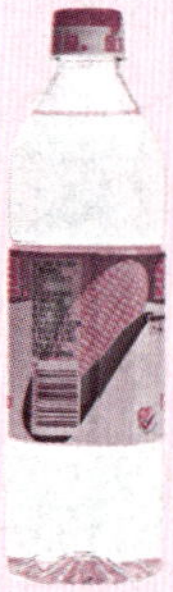

摄入量（每日）25克

别名 粟米油、玉米胚芽油

性味归经 性温，味甘；归胃、肾经

宜忌人群 一般人都适用

	名称（单位）	含量
	热量（千卡 / 100克）	895
	胆固醇（毫克 / 100克）	-
	膳食纤维（克 / 100克）	-
三大营养素	蛋白质（克 / 100克）	-
	脂肪（克 / 100克）	99.2
	碳水化合物（克 / 100克）	0.5
维生素	维生素A（微克 / 100克）	-
	维生素B_1（毫克 / 100克）	-
	维生素B_2（毫克 / 100克）	-
	维生素B_6（毫克 / 100克）	-
	维生素B_{12}（微克 / 100克）	-
	维生素C（毫克 / 100克）	-
	维生素D（微克 / 100克）	-
	维生素E（毫克 / 100克）	50.94
	烟酸（毫克 / 100克）	-
	叶酸（微克 / 100克）	-
	生物素（微克 / 100克）	-
矿物质	钾（毫克 / 100克）	2
	钠（毫克 / 100克）	1.4
	钙（毫克 / 100克）	1
	镁（毫克 / 100克）	3
	磷（毫克 / 100克）	18
	锌（毫克 / 100克）	0.26
	铜（毫克 / 100克）	0.23
	锰（毫克 / 100克）	0.04
	硒（微克 / 100克）	-
	铁（毫克 / 100克）	1.4

主要营养功效

◎**美容抗衰**：玉米油含有多种维生素，特别是维生素E含量丰富，作为一种天然氧化剂，维生素E对人体细胞分裂、延缓衰老有一定的作用，因而被誉为“美容食用油”。

◎**降低胆固醇，防治老年性疾病及糖尿病**：玉米油中亚油酸含量高达60%以上，易被人体所吸收。经常食用，可以降低人体血清中的胆固醇，有防止动脉粥样硬化、冠状动脉硬化和血栓形成的作用，并对多种老年性疾病及糖尿病具有积极防治作用。

◎**降低血脂，防治心脑血管疾病**：玉米胚芽有中不饱和脂肪酸含量达到84%，还有55%的亚油酸，不含胆固醇，口味清淡，用它做出来的菜清爽可口，不易让人产生油腻感，长期使用对于降低血脂、减少动脉粥样硬化、抵御冠心病和心血管疾病的发生有良好的效果。

选购或储存小妙招

◎挑选玉米油时要看说明书上是否标注100%源自优选玉米胚芽，选用非转基因原料。优质玉米油应采用现代工艺压榨而成，富含不饱和脂肪酸，其中亚油酸含量高达50%以上，自然纯净无胆固醇，还有特别丰富的镁、钙、维生素E以及植物甾醇。

◎玉米油在保存上没有什么特殊要求，放在避光处，一般保存一年半到两年没问题。

大豆油

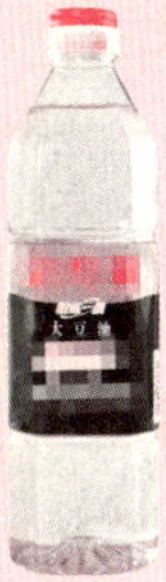

摄入量（每日）25克

别名 豆油

性味归经 性微温，味甘、酸；归大肠经

宜忌人群 一般人都可食用

	名称（单位）	含量
	热量（千卡／100克）	899
	胆固醇（毫克／100克）	-
	膳食纤维（克／100克）	-
三大营养素	蛋白质（克／100克）	-
	脂肪（克／100克）	99.9
	碳水化合物（克／100克）	-
维生素	维生素A（微克／100克）	-
	维生素B_1（毫克／100克）	-
	维生素B_2（毫克／100克）	-
	维生素B_6（毫克／100克）	-
	维生素B_{12}（微克／100克）	-
	维生素C（毫克／100克）	-
	维生素D（微克／100克）	-
	维生素E（毫克／100克）	93.08
	烟酸（毫克／100克）	-
	叶酸（微克／100克）	-
	生物素（微克／100克）	-
矿物质	钾（毫克／100克）	3
	钠（毫克／100克）	4.9
	钙（毫克／100克）	13
	镁（毫克／100克）	3
	磷（毫克／100克）	7
	锌（毫克／100克）	1.09
	铜（毫克／100克）	0.16
	锰（毫克／100克）	0.43
	硒（微克／100克）	-
	铁（毫克／100克）	2

主要营养功效

◎**预防肿瘤，降低血脂及胆固醇**：大豆油含有丰富的磷脂，维生素E等，有预防肿瘤、降低血脂和降低血胆固醇的作用；其所含大量的多价不饱和脂肪酸，有减少人体动脉上胆固醇沉积、预防动脉粥样硬化的作用。大豆油在人体内的消化率高达97.5%，是一种优质的植物油。

◎**有雌激素样作用**：大豆水解可以产生黄酮、染料元素、大豆皂醇等成分，这些成分有与雌激素相类似的作用。据报道，科学家在大豆中发现了抗生素的活性物质，并试制成“节育丸”，经临床对育龄女性试用显示，避孕效果明显。

选购或储存小妙招

◎优质大豆油呈黄色至橙黄色，完全清晰透明。具有大豆油固有的气味和大豆油固有的滋味，无异味。

◎大豆油通常密封后要放置在干燥、避免日照的阴凉处。如果保存不当，会出现高温、微生物繁殖、日光照射等所引起的脂肪氧化酸败现象，出现“哈喇味”，这表明豆油已经不能食用。

食物小百科

一般来说，植物油中不饱和脂肪酸的含量越丰富，对人体就越有益。营养学家的研究表明，植物油以橄榄油、芝麻油、葵花子油、玉米油、大豆油为上乘，其他油较次之。

花生油

摄入量（每日）
25克

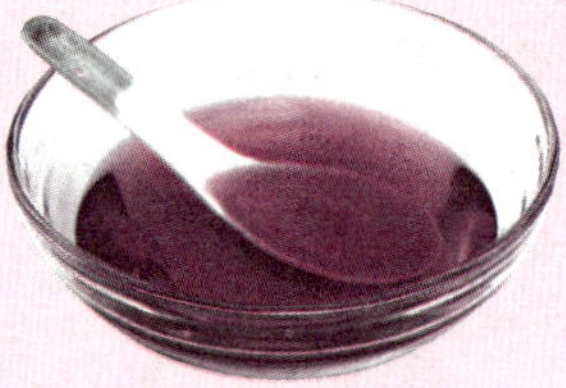

别名 落花生油、果油

性味归经 性平，味甘；归肺、胃经

宜忌人群 一般人均可食用，特别是适合中老年人食用

	名称（单位）	含量
	热量（千卡／100克）	899
	胆固醇（毫克／100克）	-
	膳食纤维（克／100克）	-
三大营养素	蛋白质（克／100克）	-
	脂肪（克／100克）	99.9
	碳水化合物（克／100克）	-
维生素	维生素A（微克／100克）	-
	维生素B_1（毫克／100克）	-
	维生素B_2（毫克／100克）	-
	维生素B_6（毫克／100克）	-
	维生素B_{12}（微克／100克）	-
	维生素C（毫克／100克）	-
	维生素D（微克／100克）	-
	维生素E（毫克／100克）	42.06
	烟酸（毫克／100克）	-
	叶酸（微克／100克）	-
	生物素（微克／100克）	-
矿物质	钾（毫克／100克）	1
	钠（毫克／100克）	3.5
	钙（毫克／100克）	12
	镁（毫克／100克）	2
	磷（毫克／100克）	15
	锌（毫克／100克）	0.48
	铜（毫克／100克）	0.15
	锰（毫克／100克）	0.33
	硒（微克／100克）	-
	铁（毫克／100克）	2.9

主要营养功效

◎**适宜大众补锌**：花生油的含锌量是色拉油、粟米油、菜子油、豆油的很多倍。虽然补锌的途径很多，但油脂是人们日常必需的补充物，所以食用花生油特别适宜于大众补锌。

◎**保护心脑血管**：花生油中富含3种有益心脑血管的保健成分——白藜芦醇、单不饱和脂肪酸和β-谷固醇。实验证明，这几种物质是肿瘤类疾病的化学预防剂，也是降低血小板聚集、预防动脉粥样硬化及心脑血管疾病的化学预防剂。

选购或储存小妙招

◎花生油常分淡黄、橙黄、棕黄色三种，黏度大、泡沫大、泡沫洁白且不易消失。

◎优质的花生油有花生特有的香味。

◎注意观察油瓶中的油是否有沉淀物或悬浮物，油在落锅后是否有气泡出现；如有，则非花生油或属劣质油。

◎小包装花生油的保质期一般为12～18个月，购买时应注意外包装上的生产日期和保质期。

食物小百科

不同种类的油有不同的颜色：豆油和麻油是箔黄色；菜子油黄中带绿或呈金黄色；花生油呈浅黄色或浅橙色；棉籽油呈淡黄色。如果油的颜色发深或发黑，则说明油的精炼度不够，油的质量不高。

橄榄油

摄入量（每日）25克

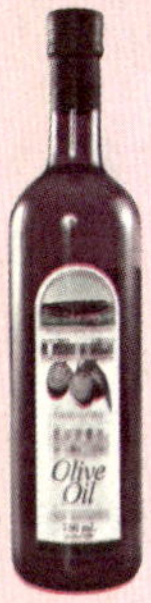

别名 洋橄榄油

性味归经 性温，味甘；归脾、胃经

宜忌人群 一般人均可食用

	名称（单位）	含量
	热量（千卡／100克）	899
	胆固醇（毫克／100克）	-
	膳食纤维（克／100克）	-
三大营养素	蛋白质（克／100克）	-
	脂肪（克／100克）	99.9
	碳水化合物（克／100克）	-
维生素	维生素A（微克／100克）	-
	维生素B_1（毫克／100克）	-
	维生素B_2（毫克／100克）	-
	维生素B_6（毫克／100克）	-
	维生素B_{12}（微克／100克）	-
	维生素C（毫克／100克）	-
	维生素D（微克／100克）	-
	维生素E（毫克／100克）	-
	烟酸（毫克／100克）	-
	叶酸（微克／100克）	-
	生物素（微克／100克）	-
矿物质	钾（毫克／100克）	-
	钠（毫克／100克）	-
	钙（毫克／100克）	-
	镁（毫克／100克）	-
	磷（毫克／100克）	-
	锌（毫克／100克）	-
	铜（毫克／100克）	-
	锰（毫克／100克）	-
	硒（微克／100克）	-
	铁（毫克／100克）	0.4

主要营养功效

◎**改善内分泌，促进血液循环：**橄榄油可以给任何烹饪物增添独特风味，从浅淡到浓烈，从甜蜜到辛辣，样样俱全。它含有80%以上的单不饱和脂肪酸和ω-3脂肪酸，能提高人体的新陈代谢功能，有效解决内分泌失调问题，同时可以松弛动脉，促进血液循环，防止因高血压造成的动脉损伤。

◎**健胃消食，抵御心脏病及癌症：**橄榄油还能增进消化系统功能，激发人的食欲，并易于被人体消化吸收，其含有的一种多酚抗氧化剂，可以抵御心脏病和癌症，并能与一种名叫鲨烯的物质聚合，从而减缓结肠癌和皮肤癌细胞的生长。

◎**降低血脂，防止心脑血管疾病：**橄榄油还具有良性的双向调节作用，可降低血黏度，有预防血栓形成和降低血压的作用。世界卫生组织的调查结果表明：以橄榄油为食用油的希腊，心血管系统疾病的发病率极低。究其原因，这与长期食用橄榄油有密切关系。

◎**是“可以吃的化妆品”：**橄榄油无论外用或食用都能减少皮肤皱纹的出现，使皮肤保持细腻柔和、自然弹性和适度光泽，被西方人称为“可以吃的化妆品”。

选购或储存小妙招

◎高品质的橄榄油透亮、浓，呈金黄色，颜色越深越好。

◎橄榄油中的果味易挥发，保存时忌与空气接触，忌高温和光照，且不宜久存。

香油

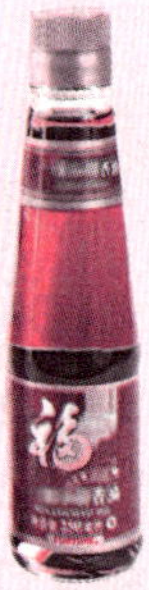

摄入量（每日）10~20克

别名 胡香油

性味归经 性凉，味甘；归大肠经

宜忌人群 一般人均可食用

	名称（单位）	含量
	热量（千卡/100克）	898
	胆固醇（毫克/100克）	-
	膳食纤维（克/100克）	-
三大营养素	蛋白质（克/100克）	-
	脂肪（克/100克）	99.7
	碳水化合物（克/100克）	0.2
维生素	维生素A（微克/100克）	-
	维生素B_1（毫克/100克）	-
	维生素B_2（毫克/100克）	-
	维生素B_6（毫克/100克）	-
	维生素B_{12}（微克/100克）	-
	维生素C（毫克/100克）	-
	维生素D（微克/100克）	-
	维生素E（毫克/100克）	68.53
	烟酸（毫克/100克）	-
	叶酸（微克/100克）	-
	生物素（微克/100克）	-
矿物质	钾（毫克/100克）	-
	钠（毫克/100克）	1.1
	钙（毫克/100克）	9
	镁（毫克/100克）	3
	磷（毫克/100克）	4
	锌（毫克/100克）	0.17
	铜（毫克/100克）	0.05
	锰（毫克/100克）	0.76
	硒（微克/100克）	-
	铁（毫克/100克）	2.2

主要营养功效

◎**促进食欲**：芝麻榨成油不但具有浓郁的香气，还可促进食欲，更有利于营养素的吸收。

◎**保肝护心，延缓衰老，改善脱发症状**：香油中含量近70%的维生素E具有优异的抗氧化作用，可以保肝护心，延缓衰老。黑芝麻富含生物素，对身体虚弱、早衰而导致的脱发效果最好，对药物性脱发、某些疾病引起的脱发也会有一定疗效。常吃芝麻还能增加皮肤弹性。

◎**改善营养，防止贫血**：芝麻油及芝麻酱含铁高达 48 毫克，比猪肝高 1 倍，比鸡蛋黄高 6 倍，经常食用不仅对调整偏食厌食有积极的作用，还能缓解和预防缺铁性贫血。

◎**补钙**：香油中含钙量比蔬菜和豆类都高得多，仅次于虾皮，经常食用对骨骼、牙齿的发育都大有益处。

◎**预防心脑血管疾病**：香油中含有的亚油酸、棕榈酸和花生四烯酸等不饱和脂肪酸达60%，这些物质能有效地防止动脉粥样硬化和预防心脑血管疾病。

选购或储存小妙招

◎纯正的小磨香油呈红铜色，清澈，香味扑鼻。

◎将新鲜的香油装入一个小口玻璃瓶内，按500克香油放1克盐的比例加盐，盖紧瓶盖，不断摇动，待盐化后，放在暗处。3日后，将香油倒入暗色玻璃瓶内，勿用橡胶塞，置避光处随吃随倒即可。

酱 油

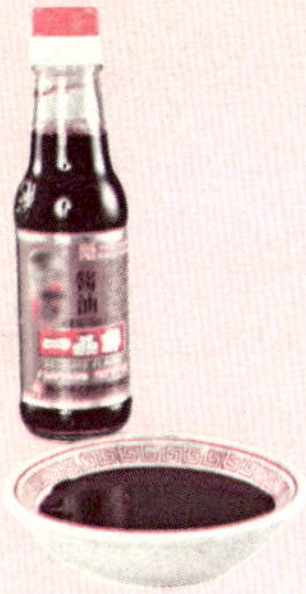

摄入量（每日）10~30克

别名 清酱、豉油

性味归经 性寒，味咸；归脾、胃、肾经

宜忌人群 一般人都适合食用

	名称（单位）	含量
	热量（千卡／100克）	63
	胆固醇（毫克／100克）	-
	膳食纤维（克／100克）	0.2
三大营养素	蛋白质（克／100克）	5.6
三大营养素	脂肪（克／100克）	0.1
三大营养素	碳水化合物（克／100克）	10.1
维生素	维生素A（微克／100克）	-
维生素	维生素B_1（毫克／100克）	0.05
维生素	维生素B_2（毫克／100克）	0.13
维生素	维生素B_6（毫克／100克）	-
维生素	维生素B_{12}（微克／100克）	-
维生素	维生素C（毫克／100克）	-
维生素	维生素D（微克／100克）	-
维生素	维生素E（毫克／100克）	-
维生素	烟酸（毫克／100克）	1.7
维生素	叶酸（微克／100克）	-
维生素	生物素（微克／100克）	-
矿物质	钾（毫克／100克）	337
矿物质	钠（毫克／100克）	5757
矿物质	钙（毫克／100克）	66
矿物质	镁（毫克／100克）	156
矿物质	磷（毫克／100克）	204
矿物质	锌（毫克／100克）	1.17
矿物质	铜（毫克／100克）	0.06
矿物质	锰（毫克／100克）	1.11
矿物质	硒（微克／100克）	1.39
矿物质	铁（毫克／100克）	8.6

主要营养功效

◎**促进消化吸收**：酱油里面含有各种有益身体的酶、酵母菌、乳酸菌等，具有增进食欲、促进消化、吸收的作用。

◎**杀菌**：酱油对伤寒菌、葡萄球菌、痢疾杆菌等致病菌具有很强的杀灭作用。

◎**防辐射，抗癌**：酱油中含有一种抵御γ射线作用的物质；日本科学家研究证明，酱油中含有300多种香气成分，其中HEMF（一种酱香型香料）具有抗癌作用。

选购或储存小妙招

◎优质酱油呈红褐色或棕色，鲜艳而有光泽；无光泽、发乌的为添加色素过多的酱油。

◎盛放酱油和醋的瓶子切勿混入生水，把酱油烧煮后密封起来或者在放酱油或醋的容器内放入少许香油，使其表面覆盖一层薄薄的油膜。也可以在瓶内放一段葱白或几个蒜瓣，或加一点烧酒，可以防霉。另外，将酱油煮开放凉后再装瓶也有助于储存。

食物小百科

新鲜的猪肉如果一时吃不完，酱油可以使其保鲜。其方法是：将新鲜的猪肉，切成400～500克的块，装在干净的盆里。酱油在锅内煮沸，浸泡3天左右，取出后吹风阴干，备用。待凉后，再放入盆内，酱油用数量以淹没猪肉为宜，然后盖上盖。采用这种方法贮藏的猪肉，过两三个月再吃，没有一点异味，用肉来做汤、炒菜，味道依然鲜美。

醋

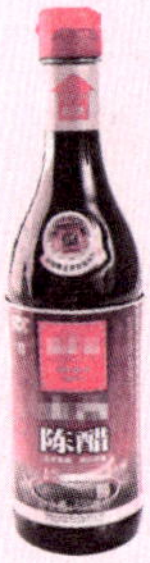

摄入量（每次）20毫升

别名 苦酒、酢

性味归经 性温，味酸、苦；归肝、脾经

宜忌人群 一般人均可食用

	名称（单位）	含量
	热量（千卡 / 100克）	114
	胆固醇（毫克 / 100克）	-
	膳食纤维（克 / 100克）	-
三大营养素	蛋白质（克 / 100克）	9.8
	脂肪（克 / 100克）	0.3
	碳水化合物（克 / 100克）	17.9
维生素	维生素A（微克 / 100克）	-
	维生素B_1（毫克 / 100克）	0.11
	维生素B_2（毫克 / 100克）	0.16
	维生素B_6（毫克 / 100克）	-
	维生素B_{12}（微克 / 100克）	-
	维生素C（毫克 / 100克）	-
	维生素D（微克 / 100克）	-
	维生素E（毫克 / 100克）	-
	烟酸（毫克 / 100克）	7.4
	叶酸（微克 / 100克）	-
	生物素（微克 / 100克）	-
矿物质	钾（毫克 / 100克）	715
	钠（毫克 / 100克）	836
	钙（毫克 / 100克）	125
	镁（毫克 / 100克）	132
	磷（毫克 / 100克）	124
	锌（毫克 / 100克）	4.38
	铜（毫克 / 100克）	0.82
	锰（毫克 / 100克）	7.97
	硒（微克 / 100克）	1
	铁（毫克 / 100克）	13.9

主要营养功效

◎**调味**：炒菜时放入少量的醋，可增加菜肴的鲜甜香等味道，不仅能使菜品脆嫩可口，祛除腥味，还能很好地保护菜肴的营养成分。

◎**促进消化吸收**：醋可以促进唾液和胃液的分泌，兴奋大脑神经中枢，帮助食物的消化吸收，促进食欲，消食化积。

◎**降低胆固醇**：醋同时对软化血管，降低胆固醇有很好的效果，非常适合心脑血管病人食用。

◎**缓解和消除疲劳**：醋含有丰富的有机酸，能促进糖代谢，并使肌肉乳酸和丙酮酸等疲劳物质分解而解除疲劳。

◎**调节血液的酸碱平衡，维持人体内环境的相对稳定**：醋是具有碱性的食品，大量进食酸性食品后，喝些醋可以发挥中和酸性功能，从而维持人体内环境的酸碱平衡。

◎**预防衰老**：醋能抑制和降低人体衰老过程中过氧化脂质的形成，减少老年斑。

◎**增强肝脏功能**：醋中含有丰富的氨基酸、醋酸、乳酸、苹果酸、琥珀酸等几十种营养物质，具有提高肝功能、解毒及促进新陈代谢等功能。从而可以减少肝病的发病率。

选购或储存小妙招

◎优质的醋透明澄清，浓度适当，酸而微甜，带有香味，没有杂质等变质现象，是调味佳品。

◎每次使用后要拿瓶盖盖好，放在避光阴凉处，可延长醋的存放时间。

盐

摄入量（每日）10克

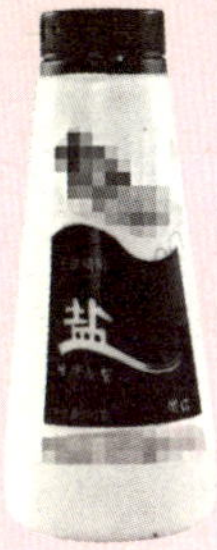

别名 咸鹾

性味归经 性寒，味咸；归胃、肾、大肠、小肠经

宜忌人群 一般人都可食用

	名称（单位）	含量
	热量（千卡／100克）	-
	胆固醇（毫克／100克）	-
	膳食纤维（克／100克）	-
三大营养素	蛋白质（克／100克）	-
	脂肪（克／100克）	-
	碳水化合物（克／100克）	-
维生素	维生素A（微克／100克）	-
	维生素B_1（毫克／100克）	-
	维生素B_2（毫克／100克）	-
	维生素B_6（毫克／100克）	-
	维生素B_{12}（微克／100克）	-
	维生素C（毫克／100克）	-
	维生素D（微克／100克）	-
	维生素E（毫克／100克）	-
	烟酸（毫克／100克）	-
	叶酸（微克／100克）	-
	生物素（微克／100克）	-
矿物质	钾（毫克／100克）	14
	钠（毫克／100克）	39311
	钙（毫克／100克）	22
	镁（毫克／100克）	2
	磷（毫克／100克）	-
	锌（毫克／100克）	0.24
	铜（毫克／100克）	0.14
	锰（毫克／100克）	0.29
	硒（微克／100克）	1
	铁（毫克／100克）	1

主要营养功效

◎**调味和中**：盐是人体生理活动中不可缺少的营养物质，它的主要成分是氯化钠，在调味时，能提鲜、祛除腥膻之味，使食物保持原料的本味。

◎**清火解毒，增进食欲，杀菌**：关于盐的营养保健作用，营养学界总结为催吐、清火、凉血、解毒、增进食欲等。盐水有杀菌、保鲜防腐作用，用来清洗创伤可以防止感染，撒在食物上可以短期保鲜，用来腌制食物还能防变质。

◎**清热消炎**：盐中含有的氟能起到消炎杀菌、防止蛀牙的作用。因此，早晚用盐水各漱口刷牙1次，能预防蛀牙。肝火牙痛患者用盐水漱口，能起到清热消炎的作用，可缓解牙痛之苦。

◎**预防便秘**：早晨起床后，空腹喝一杯水淡盐水，有利于保持大便通畅，改善胃肠的消化吸收功能，增进食欲。

选购或储存小妙招

◎优质盐色泽洁白，呈透明或半透明状；晶粒整齐，坚硬光滑，具有正常咸味；干燥，水分少，不结块，不易反卤吸潮。劣质盐色泽灰暗，有苦、涩味，结块，易反卤吸潮。假碘盐外观呈淡黄色或杂色，易受潮；用手抓捏呈团状，不易分散；有氨味和苦涩味。

◎盛放碘盐最好用陶瓷制成的储盐罐或玻璃容器，但都应该加盖密封。碘盐应放在阴凉、干燥处保存，避免日光直射和吸潮，并离开灶台保存，以免高温影响。

糖

摄入量（每日）30克

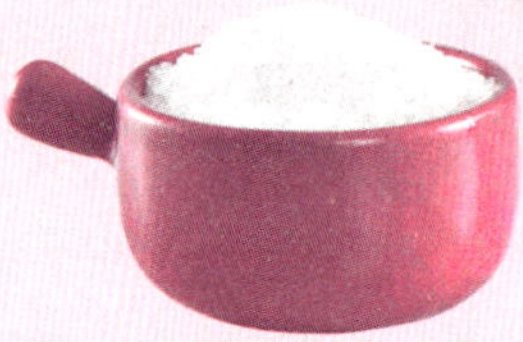

别名 石蜜、白糖、白霜糖

性味归经 性平，味甘；归脾、肺经

宜忌人群 除糖尿病患者外，一般人都可食用

	名称（单位）	含量
	热量（千卡／100克）	396
	胆固醇（毫克／100克）	-
	膳食纤维（克／100克）	-
三大营养素	蛋白质（克／100克）	0.1
	脂肪（克／100克）	-
	碳水化合物（克／100克）	98.9
维生素	维生素A（微克／100克）	-
	维生素B_1（毫克／100克）	-
	维生素B_2（毫克／100克）	-
	维生素B_6（毫克／100克）	-
	维生素B_{12}（微克／100克）	-
	维生素C（毫克／100克）	-
	维生素D（微克／100克）	-
	维生素E（毫克／100克）	-
	烟酸（毫克／100克）	-
	叶酸（微克／100克）	0.2
	生物素（微克／100克）	-
矿物质	钾（毫克／100克）	2
	钠（毫克／100克）	2
	钙（毫克／100克）	6
	镁（毫克／100克）	2
	磷（毫克／100克）	3
	锌（毫克／100克）	0.07
	铜（毫克／100克）	0.02
	锰（毫克／100克）	0.08
	硒（微克／100克）	0.38
	铁（毫克／100克）	0.2

主要营养功效

◎**保护肝脏，使人发胖：**糖是构成组织和保护肝脏功能的重要物质。体内葡萄糖过多时，多余部分将以糖元的形式贮存在肝脏内，当体内缺乏糖时，肝糖元再转为葡萄糖而被利用。当然，过多的葡萄糖还可以转变为脂肪组织，所以多吃糖类食物可以使人发胖。

◎**润肺生津：**冰糖养阴生津，润肺止咳，对肺燥咳嗽、干咳无痰、咳痰带血都有很好的辅助食疗作用。

◎**预防动脉粥样硬化：**医学研究证明，红糖中的黑色物质能阻止血清内的中性脂肪及胰岛素含量的上升，降低肠道对葡萄糖的过量吸收，故有预防和改善血管硬化的作用。

选购或储存小妙招

选购红糖时，以外观干燥、颗粒均匀、有光泽、闻之有清甜之香、无异味、无杂质的为佳。

食物小百科

◎**洗澡之前：**人在洗澡过程中吃糖可防虚脱。

◎**运动之前：**运动要消耗热能，糖能比其他食物更迅速地提高热量。

◎**疲劳饥饿时：**糖能快速提高血糖。

◎**患胃肠道疾病、吐泻时：**这时，病人消化功能不佳，脱水，营养不足，若吃一些糖或饮一些加了盐的糖水，等于口服补液。

葱

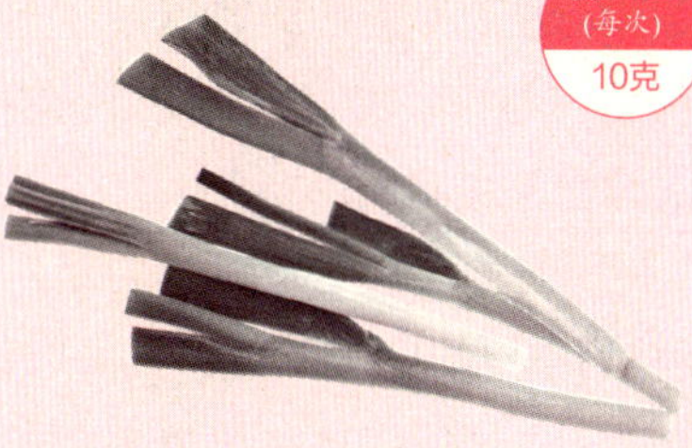

摄入量
（每次）
10克

别名 和事草
性味归经 性温，味辛；归肺、胃经
宜忌人群 一般人都可食用，脑力劳动者更宜

名称（单位）		含量
	热量（千卡/100克）	33
	胆固醇（毫克/100克）	-
	膳食纤维（克/100克）	1.3
三大营养素	蛋白质（克/100克）	1.7
	脂肪（克/100克）	0.3
	碳水化合物（克/100克）	6.5
维生素	维生素A（微克/100克）	10
	维生素B_1（毫克/100克）	0.03
	维生素B_2（毫克/100克）	0.05
	维生素B_6（毫克/100克）	-
	维生素B_{12}（微克/100克）	-
	维生素C（毫克/100克）	17
	维生素D（微克/100克）	-
	维生素E（毫克/100克）	0.3
	烟酸（毫克/100克）	0.5
	叶酸（微克/100克）	4
	生物素（微克/100克）	-
矿物质	钾（毫克/100克）	144
	钠（毫克/100克）	4.8
	钙（毫克/100克）	29
	镁（毫克/100克）	19
	磷（毫克/100克）	38
	锌（毫克/100克）	0.4
	铜（毫克/100克）	0.08
	锰（毫克/100克）	0.28
	硒（微克/100克）	0.67
	铁（毫克/100克）	0.7

主要营养功效

◎**促进消化吸收**：大葱可刺激人体消化液的分泌，能够健脾开胃、增进食欲。冬天气候转冷，一般人荤食需求量大，以葱烹调肉类，可以加强胃肠消化功能，又能增进食欲。

◎**抗菌，抗病毒**：大葱中所含的辣素具有明显的抵御细菌、病毒的作用。冬季，因天寒而感冒发病率明显增高，胃病、腹泻、痢疾也会随之发生。这时，适当多吃些葱，可杀菌解毒，预防消化道病发生，防止感冒。

◎**调节人体免疫系统功能**：多吃葱能诱导血细胞产生干扰素，增强人体的免疫功能，提高抗病能力。

◎**预防心脑血管疾病**：经常食用葱可以软化血管、稀释血液，不但能改善冠状动脉血液循环，预防冠心病，而且可以促进大脑血液运行，预防脑卒中及脑动脉硬化。

◎**预防癌症**：这种作用来自葱一种有机硫化物——硫化丙烯，这种成分可以促使体内排除致癌物质的酶活性增加，相对减少身体患癌症的概率。

选购或储存小妙招

◎选购葱时，软的部分宜扎实密致，绿色的部分最好能遍及其尖端，整根葱以白、绿分明为最好。

◎把葱切碎放在盒子里，底下铺放一层纸巾，放冰箱冷藏。因冰箱有干燥作用，可去除葱的水分变成干葱。食用时，只要用油加热爆香即能恢复其效果。

姜

摄入量
（每次）
10克

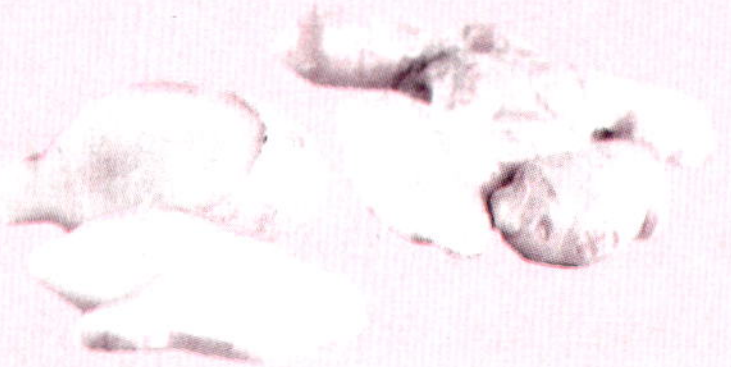

别名 生姜、鲜姜、均姜

性味归经 性温，味辛；归肺、胃、脾经

宜忌人群 一般人都可食用

	名称（单位）	含量
三大营养素	热量（千卡／100克）	46
	胆固醇（毫克／100克）	-
	膳食纤维（克／100克）	2.7
	蛋白质（克／100克）	1.3
	脂肪（克／100克）	0.6
	碳水化合物（克／100克）	10.3
维生素	维生素A（微克／100克）	28
	维生素B_1（毫克／100克）	0.02
	维生素B_2（毫克／100克）	0.03
	维生素B_6（毫克／100克）	-
	维生素B_{12}（微克／100克）	-
	维生素C（毫克／100克）	4
	维生素D（微克／100克）	-
	维生素E（毫克／100克）	-
	烟酸（毫克／100克）	0.8
	叶酸（微克／100克）	3.5
	生物素（微克／100克）	-
矿物质	钾（毫克／100克）	295
	钠（毫克／100克）	14.9
	钙（毫克／100克）	27
	镁（毫克／100克）	44
	磷（毫克／100克）	25
	锌（毫克／100克）	0.34
	铜（毫克／100克）	0.14
	锰（毫克／100克）	3.2
	硒（微克／100克）	0.56
	铁（毫克／100克）	1.4

主要营养功效

◎**健胃，促进食欲**：姜所含的姜辣素能刺激舌头上的味觉神经，刺激胃黏膜上的感受器，并通2髓的呼吸中枢和血管运动中枢均有兴奋作用；着凉、感冒时喝姜汤，能起到很好的预防及缓解作用。

◎**抗衰老**：姜所含的姜辣素进入体内后，能产生一种抗氧化酶，它能有效对付氧自由基，其效力比维生素E还要强得多，所以，吃姜能抗衰老，老年人常吃姜可除“老年斑”。

◎**使人思路开阔，产生创造力**：这主要是由姜含有丰富的姜辣素和挥发油决定的。姜辣素和挥发油能够稀释血液，这样血液流动就会更加畅通，从而给大脑提供更多的氧气。

选购或储存小妙招

◎嫩姜辣味小，老姜辣味大。

◎用作菜肴或腌渍则以嫩姜为宜；作调味或药用就适宜选择老姜。

食物小百科

肝炎病人过多食用姜，不但不能使肝炎病早日恢复，反而会使病情恶化。姜含姜辣素，变质后还含有黄樟素。姜辣素和黄樟素能使肝炎病人的肝细胞变性、坏死以及间质组织增生、炎症浸润而使肝功能失常。如果食用过多，则大量姜辣素经消化道吸收后，就会刺激肾脏，所以肾病患者应慎用。

蒜

摄入量（每次）1~4瓣

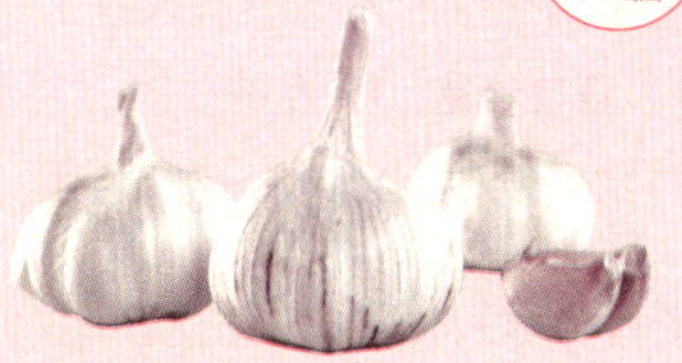

别名 蒜头、大蒜头、独蒜、胡蒜

性味归经 性温，味辛；归脾、胃、肺经

宜忌人群 一般人都可食用

	名称（单位）	含量
	热量（千卡／100克）	128
	胆固醇（毫克／100克）	-
	膳食纤维（克／100克）	1.1
三大营养素	蛋白质（克／100克）	4.5
	脂肪（克／100克）	0.2
	碳水化合物（克／100克）	27.6
维生素	维生素A（微克／100克）	5
	维生素B_1（毫克／100克）	0.04
	维生素B_2（毫克／100克）	0.06
	维生素B_6（毫克／100克）	-
	维生素B_{12}（微克／100克）	-
	维生素C（毫克／100克）	7
	维生素D（微克／100克）	-
	维生素E（毫克／100克）	1.07
	烟酸（毫克／100克）	0.6
	叶酸（微克／100克）	-
	生物素（微克／100克）	-
矿物质	钾（毫克／100克）	302
	钠（毫克／100克）	19.6
	钙（毫克／100克）	39
	镁（毫克／100克）	21
	磷（毫克／100克）	117
	锌（毫克／100克）	0.88
	铜（毫克／100克）	0.22
	锰（毫克／100克）	0.29
	硒（微克／100克）	3.09
	铁（毫克／100克）	1.2

主要营养功效

◎**健脑**：在饮食中适量吃些蒜，不仅会使大脑健康不衰，还有调节人体免疫系统的功能。

◎**防癌抗癌**：大蒜中的有机硫化物——蒜素、类黄酮素——杨霉素、槲皮素、芹菜素、对香豆酸等个个都是防癌高手，每个都有自己特有的防癌方式，因而造就了大蒜良好的防癌性能。

◎**预防心脑血管疾病的发生**：大蒜中的蒜素具有抗血小板凝结的功效，能有效预防心脑血管等疾病的发生，

◎**防止胃溃疡**：大蒜中的蒜素能抑制幽门杆菌的生长，防止胃溃疡的发生。

◎**抗菌**：夏天吃蒜不仅可以增加营养、改善食欲，还可防治多种疾病。现代医学认为，大蒜辣素和蒜素对许多细菌都有抵抗作用，尤其是对某些已具有耐药性的细菌，遇到大蒜就很敏感，比如大肠杆菌、痢疾杆菌。炎热的夏季是急性菌痢和急性肠炎的好发季节，每日吃几瓣生大蒜，可有效地防止其发生。

◎**降血糖**：蒜中含硒较多，对人体中胰岛素的合成起到一定的促进作用，所以，糖尿病患者多食大蒜有助于减轻病情。

选购或储存小妙招

◎选购大蒜以个大、瓣少、肉嫩、味辣的为佳。从颜色看，紫色辣味较重，白色辣味较轻。

◎保存大蒜时，可将其放入网袋中，然后悬挂在室内阴凉通风处即可。

辣椒

摄入量（每餐）100克

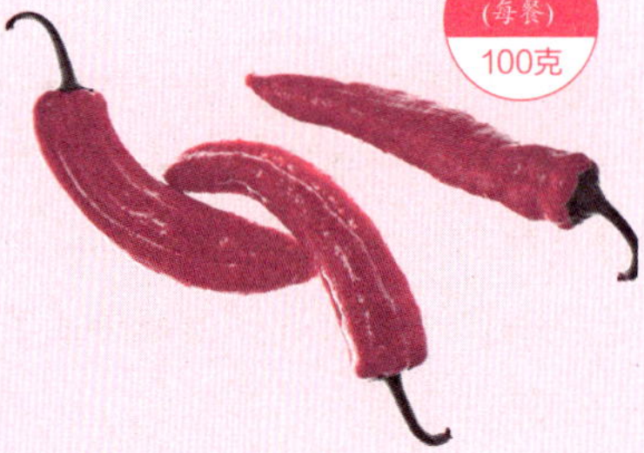

别名 辣子、辣角、牛角椒、红海椒、海椒

性味归经 性热，味辛；归心、脾经

宜忌人群 一般健康人都可以食用

	名称（单位）	含量
	热量（千卡／100克）	38
	胆固醇（毫克／100克）	-
	膳食纤维（克／100克）	3.2
三大营养素	蛋白质（克／100克）	1.3
	脂肪（克／100克）	0.4
	碳水化合物（克／100克）	8.9
维生素	维生素A（微克／100克）	232
	维生素B_1（毫克／100克）	0.03
	维生素B_2（毫克／100克）	0.06
	维生素B_6（毫克／100克）	0.83
	维生素B_{12}（微克／100克）	-
	维生素C（毫克／100克）	144
	维生素D（微克／100克）	-
	维生素E（毫克／100克）	0.44
	烟酸（毫克／100克）	0.8
	叶酸（微克／100克）	37.5
	生物素（微克／100克）	1.2
矿物质	钾（毫克／100克）	222
	钠（毫克／100克）	2.6
	钙（毫克／100克）	37
	镁（毫克／100克）	16
	磷（毫克／100克）	95
	锌（毫克／100克）	0.3
	铜（毫克／100克）	0.11
	锰（毫克／100克）	0.18
	硒（微克／100克）	1.9
	铁（毫克／100克）	1.4

主要营养功效

◎**降低胆固醇，预防癌症及其他慢性疾病**：辣椒含有丰富的维生素C，可控制心脏病及冠状动脉硬化，降低胆固醇；其所含抗氧化物质，可预防癌症及其他慢性疾病。

◎**开胃消食，改善食欲**：吃饭不香时，在菜里放上一些辣椒能改善食欲，增加饭量。

选购或储存小妙招

◎不同辣椒品种在烹调上的用途也不同。红尖辣椒主要用作干辣椒或腌、泡及做豆瓣酱用。若用于腌泡咸菜，最好选秋辣椒，其硬挺味辣，久泡不瓤。

◎保存辣椒可将辣椒串起来，充分晾干，取一个大小合适的塑料袋，将串辣椒的绳子从塑料袋底穿出，悬挂在屋檐下，每隔1～2个月取下塑料袋把辣椒晒一晒。

食物小百科

辣椒中所含的辣椒素既可致癌，又可抗癌，关键在于摄入量的多少。胃癌、结肠癌等的发生率与酷爱食辣椒密切相关。大量食用辣椒后，辣椒素使血压升高，能引起神经损伤及消化性溃疡，而且能刺激和诱发癌基因突变而引起癌肿的发生。但少量的辣椒素经血液循环到达肝脏，在肝脏的化合作用下，生成一种具抗癌作用的物质而产生抗癌作用。因此，在日常生活中，少量吃辣椒有益健康，过量吃则对身体有害。

花 椒

摄入量（每餐）10克

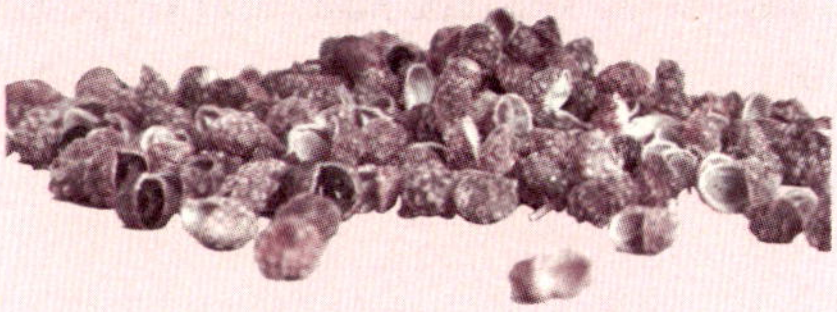

别名 香椒、大花椒、椒目

性味归经 性温，味辛；归脾、胃、肾经

宜忌人群 一般人都能食用

	名称（单位）	含量
三大营养素	热量（千卡 / 100克）	316
	胆固醇（毫克 / 100克）	-
	膳食纤维（克 / 100克）	28.7
	蛋白质（克 / 100克）	6.7
	脂肪（克 / 100克）	8.9
	碳水化合物（克 / 100克）	66.5
维生素	维生素A（微克 / 100克）	23
	维生素B_1（毫克 / 100克）	0.12
	维生素B_2（毫克 / 100克）	0.43
	维生素B_6（毫克 / 100克）	-
	维生素B_{12}（微克 / 100克）	-
	维生素C（毫克 / 100克）	-
	维生素D（微克 / 100克）	-
	维生素E（毫克 / 100克）	2.47
	烟酸（毫克 / 100克）	1.6
	叶酸（微克 / 100克）	-
	生物素（微克 / 100克）	-
矿物质	钾（毫克 / 100克）	204
	钠（毫克 / 100克）	47.4
	钙（毫克 / 100克）	639
	镁（毫克 / 100克）	111
	磷（毫克 / 100克）	69
	锌（毫克 / 100克）	1.9
	铜（毫克 / 100克）	1.02
	锰（毫克 / 100克）	3.33
	硒（微克 / 100克）	1.96
	铁（毫克 / 100克）	8.4

主要营养功效

◎**解腥，增加食欲**：花椒含有挥发油，所以能闻到芳香气味，也正是因为这个原因，它可以除各种肉类的腥臊臭气，改变口感，能促进唾液分泌，增加食欲。

◎**温中散寒、除湿止痛，抗衰老，降血压**：花椒可用于缓解和改善风湿、关节炎、呕吐、腹泻、感冒、牙痛，它对多种细菌有明显抑制作用，能局部麻醉止痛，还可促进性机能、抗衰老、增强内分泌腺机能等等。花椒能使血管扩张，从而能起到降低血压的作用。

◎**杀虫解毒**：服食花椒水能驱除寄生虫。

◎**抑菌作用**：川椒能对炭疽杆菌、溶血性链球菌、白喉杆菌、假白喉杆菌、肺炎双球菌、金黄色葡萄球菌、枯草杆菌等有抑制作用；对大肠杆菌、宋内氏痢疾杆菌、绿脓杆菌、霍乱弧菌、伤寒杆菌、副伤寒杆菌等有完全性抑制作用。

选购或储存小妙招

◎挑选花椒时，以颜色为棕褐或深红、干燥而富油润感的为佳。

◎花椒宜放在干燥密闭的容器中保存，通常情况下可保存3个月左右。

食物小百科

炖鸡时仅放适量的盐、葱、姜等，味道就很鲜美。如果再放入花椒等浓味的调料，反而会把鸡的鲜味驱走或掩盖掉。因鸡的肉质本身就含有谷氨酸钠，这是“自带味精”。

附录1

食物属性速查

食物的属性	主要食物
寒性食物	马齿苋、蒲公英、淡豆豉、酱、苦瓜、苦菜、莲藕、蟹、盐、甘蔗、西红柿、柿子、茭白、蕨菜、荸荠、紫菜、海带、海藻、陈皮、竹笋、西瓜、甜瓜、慈姑、香蕉、猪肠、桑葚、蛏肉、柚子、瓢瓜、冬瓜、黄瓜、田螺。
热性食物	花椒、辣椒、肉桂、白芥子、鳟鱼。
温性食物	姜、葱、大蒜、韭菜、小茴香、刀豆、芥菜、香菜、油菜子、韭菜、香花菜、南瓜、木瓜、高粱、糯米、酒、醋、杏、杏仁、桂圆、桃、樱桃、乌梅、石榴、荔枝、栗子、红枣、核桃仁、雀、鳝鱼、淡菜、虾、蚶、鳙鱼、鲢鱼、海参、鸡肉、羊肉、羊乳、猪肝、猪肚、火腿、鹅蛋、香橼、佛手、薤白。
凉性食物	小麦、大麦、小米、茄子、白萝卜、丝瓜、油菜、芹菜、绿豆、豆腐、柑、苹果、枇杷、梨、橙子、西瓜皮、芒果、橘、槐花、薏米、菱角、茶叶、蘑菇、猪皮、鸭蛋、荞麦、菠菜。
平性食物	白薯、土豆、洋葱、藕节、南瓜子、黄花菜、香菇、荠菜、青蒿、香椿、圆白菜、大头菜、芋头、扁豆、豌豆、胡萝卜、白菜、豇豆、黑大豆、赤小豆、黄豆、蚕豆、粳米、玉米、花生、白果、百合、橄榄、白糖、李仁、桃仁、酸枣仁、莲子、黑芝麻、榛子、荷叶、无花果、李子、葡萄、银耳、黑木耳、黄鱼、海蜇、泥鳅、鲳鱼、青鱼、鲤鱼、猪肺、猪心、猪腰、鹅肉、猪蹄、白鸭肉、鲫鱼、鳗鲡鱼、鸡蛋、鸽蛋、燕窝、鹌鹑、鹌鹑蛋、蜂蜜、蜂乳、芡实、牛肉、牛奶。

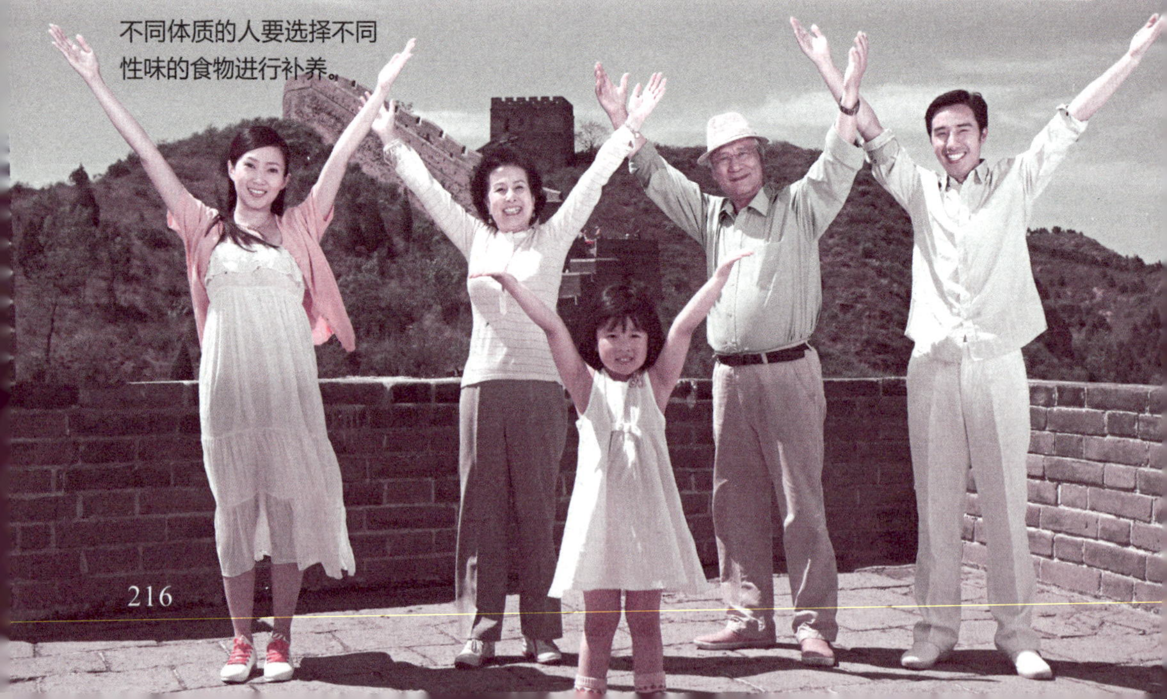

不同体质的人要选择不同性味的食物进行补养。

附录2

五味食物速查

食物的五味	主要食物
酸味食物	西红柿、木瓜、醋、马齿苋、蜂乳、柑橘、橄榄、柠檬、杏、枇杷、橙子、山楂、桃、石榴、椰子瓤、荔枝、乌梅、柚、芒果、李子、葡萄、香橼、佛手、鳟鱼。
苦味食物	苦菜、苦瓜、香椿、蒲公英、槐花、淡豆豉、慈姑、酒、醋、荷叶、茶叶、香橼、佛手、杏仁、百合、白果、桃仁、李仁、海藻、猪肝。
辛味食物	葱、生姜、香菜、芥菜、白萝卜、洋葱、白芥子、香花菜、油菜子、油菜、萝卜子、青蒿、大蒜、大头菜、芹菜、芋头、韭菜子、肉桂、花椒、辣椒、茴香、韭菜、香橼、薤白、陈皮、佛手、酒。
甘味食物	莲藕、茄子、蕹菜、茭白、白萝卜、丝瓜、洋葱、竹笋、香花菜、土豆、藕节、菠菜、芥菜、黄花菜、青蒿、南瓜、圆白菜、扁豆、芋头、豌豆、胡萝卜、白菜、芹菜、冬瓜、冬瓜皮、瓠瓜、黄瓜、豌豆、豆腐、肉桂、黑大豆、绿豆、黄豆、蚕豆、刀豆、薏米、荞麦、粳米、糯米、高粱、玉米、小米、小麦、大麦、黑木耳、蘑菇、白薯、蜂蜜、蜂乳、羊乳、牛奶、银耳、甘蔗、柿子、橄榄、苹果、柑、杏子、荸荠、梨、百合、花生、白果、陈皮、白糖、甜瓜、西瓜、西瓜皮、桃仁、山楂、菱角、李仁、桃、香蕉、椰子瓤、罗汉果、桑葚、樱桃、荔枝、橘、柚、榛子、黑芝麻、栗子、芒果、红枣、酸枣仁、无花果、莲子、葡萄、核桃、桂圆、百合、泥鳅、黄鱼、鲳鱼、青鱼、鲢鱼、鳙鱼、鲤鱼、鳗鲡鱼、鳖肉、龟肉、塘风鱼、鲤鱼、鲫鱼、鳝鱼、田螺、虾、海马、蛇、酒、猪肉、猪肠、猪肺、猪心、猪皮、猪蹄、猪肝、猪肚、猪髓、羊肉、鸡肉、鹅肉、牛肉、白鸭肉、蛙肉、紫河车、雀、鸽蛋、鹌鹑、鹌鹑蛋、火腿、燕窝、鸭蛋、枸杞子、南瓜子、松子、香菇、芡实。
咸味食物	盐、大酱、苋菜、大麦、小米、紫菜、海带、海藻、海蜇、海参、蟹、田螺、猪肉、猪心、猪血、猪蹄、猪肾、猪髓、火腿、鳆鱼、蛏肉、白鸭肉、鸽蛋。

不同味道的食物有着不同的养生功效。

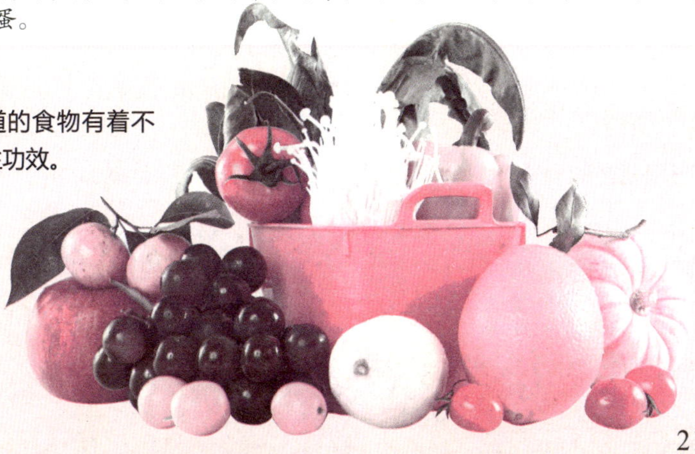

附录3

食物归经速查

食物的归经	主要食物
归心经的食物	藕、芥菜、绿豆、红小豆、辣椒、西葫芦、小麦、慈姑、酒、柿子、荷叶、百合、西瓜、甜瓜、桃仁、酸枣仁、桂圆、莲子、海参、猪皮。
归肝经的食物	醋、酒、山楂、桃仁、枇杷、乌梅、杏仁、樱桃、桑葚、黑芝麻、荔枝、无花果、芒果、酸枣仁、李子、西红柿、马齿苋、丝瓜、油菜、香椿、芥菜、青蒿、韭菜、木瓜、青鱼、鳝鱼、鳗鲡鱼、海蜇、虾、淡菜、鳖肉、蟹、蚌肉、蒲公英、槐花、佛手、香橼、慈姑、枸杞子、荷叶。
归肺经的食物	香菜、芥菜、葱、生姜、淡豆豉、茭白、白萝卜、冬瓜子、洋葱、油菜、油菜子、香花菜、芥菜子、大蒜、藕节、胡萝卜、青蒿、芹菜、冬瓜、花椒、慈姑、蘑菇、海藻、紫菜、茶叶、酒、薏米、糯米、蜂蜜、甘蔗、柿子、花生、杏仁、荸荠、百合、枇杷、梨、香蕉、白果、罗汉果、椰子瓤、乌梅、葡萄、橘子、柚子、核桃仁、猪皮、猪肺、鸭蛋、鹅肉、燕窝、白鸭肉、羊乳、香橼、陈皮、棍子、鲢鱼、薤白。
归肾经的食物	海蜇、海藻、海参、鳗鲡鱼、鳝鱼、鲤鱼、虾、黄鱼、火腿、猪肾、猪心、猪肝、猪肉、猪髓、猪血、猪耳、鹌鹑蛋、燕窝、羊肉、羊乳、白鸭肉、紫河车、鸽蛋、蚌肉、小米、小麦、大蒜、荠菜、双豆、香椿、韭子、花椒、韭菜、盐、小茴香、大酱、蚕豆、黑大豆、白薯、樱桃、芡实、桑葚、石榴、黑芝麻、薏米、栗子、李子、葡萄、枸杞子、核桃、莲子、肉桂。
归胃经的食物	姜、葱、淡豆豉、苦菜、苦瓜、藕、茄子、西红柿、白萝卜、丝瓜、竹笋、芹菜、白菜、黄瓜、小茴香、胡椒、蘑菇、韭菜、萝卜子、南瓜子、甜瓜、土豆、高粱、香菇、菠菜、糯米、扁豆、豌豆、小米、绿豆、盐、酱、豆腐、酒、醋、荞麦、大麦、黑木耳、蒲公英、甘蔗、苹果、柠檬、荸荠、佛手、梨、西瓜、西瓜皮、桃、樱桃、山楂、榛子、栗子、柚子、橘子、红枣、牛奶、鸡肉、猪肉、猪肝、猪血、猪蹄、猪心、猪肚、火腿、牛肉、狗肉、燕窝、青鱼、鲫鱼、鳙鱼、黄鱼、田螺、蕹菜。
归膀胱经的食物	玉米、冬瓜、小茴香、刀豆、西瓜、肉桂、田螺。
归大肠经的食物	菠菜、白菜、苋菜、荠菜、土豆、冬瓜、苦瓜、苦菜、马齿苋、茄子、刀豆、豆腐、蕨菜、薤白、冬瓜子、竹笋、胡椒、菱角、蘑菇、南瓜子、荞麦、槐花、黑木耳、盐、玉米、黄豆、乌梅、柿子、无花果、桃仁、杏仁、香蕉、石榴、桃子、蜂蜜、鲫鱼、田螺。
归小肠经的食物	红小豆、苋菜、盐、冬瓜、黄瓜、西葫芦、羊乳。

附录4

11大维生素的食物来源

名称	功效解析	缺乏症状	食物来源	建议摄入量
维生素A	参与上皮细胞与黏膜细胞中糖蛋白的生物合成；促进蛋白质的生物合成和骨细胞的分化，促进机体的生长和骨骼的发育。	皮肤干燥、视力减退、口舌红肿发炎、口腔黏膜破损、眼睛干涩、指甲无光泽、发质粗糙分岔、脚底干裂、表皮组织干燥等。	菠菜、苜蓿、豌豆苗、甘薯、胡萝卜、青椒、南瓜、葡萄等。	一般成年人每日需摄入800微克。而我国成年人每天平均摄入量约为476微克。
维生素B_1	是体内糖类代谢所必需的元素；维持心脏、神经及消化系统正常功能；帮助消化；保护记忆。	可引起多种神经炎症，并伴有四肢麻木、下肢水肿等症状，俗称脚气病。	粮谷类、豆类、干果、酵母、硬壳果类食物、动物内脏、蛋类及绿叶菜等。	我国人均每天摄入量为1.2毫克，成年人每日需摄入1.34毫克。
维生素B_2	可提高机体对蛋白质的利用率，促进生长发育；参与细胞的生长代谢；强化肝功能、调节肾上腺素的分泌。	可导致口角炎、唇炎、舌炎和阴囊炎，还能引起贫血、胃肠道发育异常、增加发生心血管病的风险。	动物肝脏、乳蛋类食物、豆类食物、绿叶蔬菜、水果类等。	我国人均每天摄入量为0.8毫克，成年人每天需摄入量为1.3毫克。
维生素C	能够促进骨胶原的生物合成，利于伤口更快愈合；促进氨基酸中酪氨酸和色氨酸的代谢，延长人的寿命；提高铁、钙和叶酸的利用率；预防心血管病；促进牙齿和骨骼的生长，防止牙床出血；增强肌体对外界环境的抗应激能力和免疫力；抑制色素斑的生成；抵御自由基对细胞的伤害，防止细胞变异，阻断致癌物质的形成。	缺乏维生素C会导致坏血病，表现为创伤难以愈合、牙齿形成障碍、毛细血管破损、牙龈萎缩、出血、发生动脉粥样硬化、贫血、便秘、长疮、尿道炎、嘴巴黏膜破皮、人体的免疫力下降等症状。	菜花、青菜、韭菜、菠菜、青椒、橘子、红果、柚子、猕猴桃、酸枣等。	每日摄入100毫克左右即可。

维生素D	可以有效调节体内钙、磷代谢，维持血钙和血磷的水平，从而维持牙齿和骨骼的正常生长发育。	缺乏维生素D会导致佝偻病、严重的蛀牙、牙龈出血、软骨病、老年性骨质疏松等。	蘑菇、草菇、动物性食物。	成年人一般每日摄入100毫克的维生素D。不可过量补充。
维生素E	具有良好的抗氧化性，能够保持红细胞的完整性，促进细胞合成，抗污染，避免不孕。如果和维生素A一起作用，就可以很好的抵御大气污染，保护肺脏。另外，维生素E也是延缓老化、保持青春的不可缺少的养分。	缺乏维生素E会导致动脉粥样硬化、溶血性贫血、癌症、白内障、形成疤痕、牙齿发黄、近视、残障、弱智儿、男性性功能低下、前列腺肥大等症状。	猕猴桃、橄榄，瘦肉、乳类，莴笋、圆白菜等绿叶蔬菜；松子、核桃等坚果类食物；葵花子油、香油、玉米油、花生油等植物油等。	成年人每日维生素E的摄入量为30毫克。
维生素K	是参与血液凝固的一种重要物质，有“凝血维生素”之称。当机体发生损伤出血时，它便出动，使血液凝固。对于生理期大量出血，防止内出血及痔疮等有很好的功效。	缺维生素K就会延迟血液凝固、引起新生儿出血、女性生理期大出血、引发慢性结肠炎、腹泻、长雀斑等。	海带、菠菜、紫甘蓝、莴笋、菜花、豌豆、青椒、藕等。	每日摄入维生素K的量，儿童为1～11微克，青少年为11～60微克，而成人为70～140微克。
维生素B_5	参与肾上腺激素的合成，并协助其他维生素的吸收利用，帮助脂肪、蛋白质及糖类的能量转化，促进视紫质的合成，制造抗体，增强免疫力，可制造抗体抵抗传染病，有助于伤口痊愈。维生素B_5还能预防贫血、维护消化道的正常功能，可以消除紧张、焦虑，改善抑郁症。	缺乏维生素B_5可导致皮肤粗糙、疲劳、倦怠、头痛、恶心、舌炎、腹泻、口疮、记忆力衰退、失眠、血糖过低等。另外，若长期缺乏维生素B_5会导致皮炎。	动物肾脏、肝脏、鱼、牛肉、瘦肉、牛奶、豆类、酵母、蛋、蘑菇、坚果、蜂王浆、全麦等。	每日需5～10毫克。

维生素B_6	是人体内某些辅酶的组成成分，参与多种代谢反应，尤其是与氨基酸代谢有密切关系；作用于人体的血液、肌肉、神经、皮肤等，可以促进抗体的合成、消化系统中胃酸的制造、脂肪与蛋白质利用、维持神经系统的平衡。另外，维生素B_6还有缓解慢性病的作用。	缺维生素B_6会导致皮肤、中枢神经系统和造血机能的损害，主要表现有贫血、失眠、头痛、掉发、易发炎、偏头痛、虚弱、精神恍惚、皮肤破皮、舌头苍白、肌肉抽痛、肾脏及膀胱结石等，严重危及人体的健康。	酵母粉、米糠、白米、肉类、家禽、鱼、土豆、甘薯、新鲜绿色蔬菜等。	男性摄入量是每天1.6～2.0毫克；孕妇每天需要补充2.2毫克；哺乳期间则需要2.1毫克。
叶酸	叶酸又称为维生素B_9，可以帮助蛋白质的代谢并与维生素B_{12}共同促进红细胞的生成和成熟，是制造红细胞不可缺少的物质，能改善贫血状况，保护心脏血管。叶酸对孕妇来说尤其重要，经常补充叶酸，可防止新生儿以及婴儿腭裂等先天性畸形。	缺乏叶酸会导致贫血、小肠疾病、虚弱、腹泻、失眠、生长迟缓、精神恍惚、躁动不安等症状。	动物肝脏、小扁豆、稻米的胚芽、酵母、大豆粉、豌豆、菜豆、豇豆、花生、菜花、圆白菜。	成年人每日的摄入量在180～200微克之间。
维生素B_{12}	维生素B_{12}以辅酶的形式存在，可增加叶酸的利用率，促进碳水化合物、脂肪和蛋白质的代谢；具有活化氨基酸的作用和促进核酸的生物合成，可促进蛋白质的合成，它对婴幼儿的生长发育有重要作用。另外，维生素B_{12}还能消除烦躁不安，集中注意力，增强记忆力及平衡感。	缺乏维生素B_{12}会导致食欲缺乏、消化不良、舌头发炎、失去味觉、贫血、牙龈出血、唇舌发白、皮肤异常、头痛、记忆力减退、痴呆、忧郁、舌与口腔发炎、反应迟钝等症状。	动物肝脏、牛肉、猪肉、鸡肉、鱼类、蛤类、蛋、牛奶、奶酪、乳制品等。	成年人每日摄入量约为50～200毫克。

附录5

24大防癌抗癌的食物

食物名称	防癌、抗癌功效
豆类和豆制品	豆类包括黄豆、毛豆、四季豆、豌豆、红小豆和黑豆以及大豆制品如豆腐、味噌等，都含有丰富的营养成分以及多种可以抑制肿瘤的化合物，能够减缓癌细胞的生长和分裂速度。
蜂蜜	研究发现，蜂巢中含有一种抗癌物质叫二萜，经临床试用，其有明显抗癌效果，可防止肝癌和宫颈癌。另一项研究还发现，蜂蜜中的蜂乳酸对癌细胞有一定的抑制作用。
大蒜	大蒜已被证明是一种能帮助人体对抗细菌和病菌的自然抗生素剂。研究还发现，大蒜具有强大的抗氧化剂，可以对抗使人衰老的自由基。其含有的大蒜素是一种具有抗菌和抗真菌特性二烯丙基硫化物，能帮助血液循环，降低胆固醇和增强免疫系统的物质。
菜花	根据研究显示，每周吃两份以上菜花的男性，比起那些一周吃少于一份的人，患膀胱癌的几率要低44%。但是菜花中的抗癌物质并不是单纯存在的，而是由几种物质混合在一起产生的。因此，吃菜花时一定要多嚼几下，才能发挥它最大的保健作用。
绿茶	绿茶可防肝、肺、皮肤和消化道癌，其抗癌成分主要是特殊的酚类——多酚、五羟黄酮、绿原酸、儿茶素等。
猕猴桃	猕猴桃含有抗突变成分——谷胱甘肽，有利于抑制诱发癌症基因的突变，对肝癌、肺癌、皮肤癌、前列腺癌等多种癌细胞病变有一定的抑制作用。
黑木耳	黑木耳能减少血液凝块，预防血栓等病的发生，有预防动脉粥样硬化和冠心病的作用。经常食用，还可以防癌抗癌。
香菇和冬菇	科学家经实验证实香菇和冬菇均有抗癌作用。相关研究人员通过实验证明，从香菇中提取的鑫糖类物质，抑癌率达42%。
海产品	海参中的海参素有明显的抗癌功效。海藻、海带可防治甲状腺癌。此外，墨鱼的墨液中含有抗癌物质，是糖、蛋白质和脂质结合成的复合糖质，它预防癌症的有效率高达60%。
动物肝脏	动物肝脏中具有解毒和防癌功效的特殊物质——细胞色素，这种提取物具有惊人的抗癌能力。
洋葱	洋葱内含有丰富的具有抗癌效能的微量元素硒。硒是一种极强的抗氧化剂，能加速体内过氧化物的分解，使恶性肿瘤得不到氧分子的供应，从而起到抑制作用。同时，硒还可促使人体产生一种叫谷胱甘肽的物质，谷胱甘肽能用自身的科学“手铐”铐住致癌物质，使癌失去毒性，然后再通过消化道把它排出体外。此外，洋葱中还含有一种名为栎皮黄素的化学物质，是目前已知的最佳天然抗癌物质之一。

核桃	核桃中富含维生素E，此维生素有助于防治乳腺癌、前列腺癌和肺癌。并且核桃中含有胡桃醌，其对某些移植性肿瘤有抑制作用。
杏仁	苦杏仁苷具有良好的抗肿瘤作用，被用作治疗癌症的辅助药物。将苦杏仁苷制剂用于晚期癌症患者的治疗，可使症状改善，存活期延长。将苦杏仁苷用于癌性胸水的治疗，发现苦杏仁苷对癌性胸水有一定程度的控制和缓解作用。
乌梅	乌梅在古代已应用于抗癌，如《全国中草药汇编》载，用卤水将乌梅煮沸制成口服液，可用于辅助治疗阴茎癌、宫颈癌。乌梅之所以具有一定的抗肿瘤作用，是因为它能增强白细胞的吞噬能力，提高机体的免疫力。
苹果	苹果中含有的类黄酮是一种高效抗氧化剂（抗氧化剂可抗衰老），它不但是最好的血管清理剂，而且有抗癌效果。常吃苹果的人患肺癌的概率比不吃的人减少46%，得其他癌症的概率也比一般人少20%。
红葡萄酒	红葡萄酒中含有一种抗氧化剂，且可清除掉保护癌细胞的一种蛋白质。另外，其含25种以上营养成分，可降低心血管病及癌症的发生率，对身体虚弱、睡眠障碍的老年人更有好处。
西红柿	西红柿中含有大量的番茄红素，番茄红素与脂肪同时存在时最易被人体吸收、代谢和利用。经常食用可以降低男性前列腺癌的发生率。有关研究还表明，人体内番茄红素含量过低与子宫癌、肺癌、乳腺癌及动脉硬化等慢性病的发生有关。
胡萝卜	胡萝卜有防癌抗癌的作用，胡萝卜中含有大量的胡萝卜素，而胡萝卜素是维生素A的一种形式，维生素A是一种有效的防癌物质，它对食道癌、肺癌和子宫癌均有预防作用。另外，胡萝卜中的木质素有提高人体免疫能力和间接地消灭癌细胞的能力，因此，经常吃胡萝卜有防癌的作用。
芹菜	芹菜素对前列腺癌、乳腺癌、甲状腺癌等癌细胞有抑制生长、诱导细胞凋亡、抑制肿瘤血管形成等作用。需要注意的是，多吃芹菜会抑制睾丸酮的生成，因此，青年男性尤其是近期准备做爸爸的朋友应与芹菜暂时保持距离。
芦笋	芦笋所含多种维生素和微量元素的质量优于普通蔬菜，因而被营养学家列为全面的抗癌食品。另外，芦笋对膀胱癌、肺癌、皮肤癌具有特殊的食疗功效。
玉米	甜玉米具有抗癌作用，熟吃更有益，因为其在烹煮过程中可释放一种抗氧化剂活性物质。玉米还含卵磷脂、维生素E及B族维生素，能降低血清胆固醇，预防高血压，冠心病或脑卒中的发病率就低，还能抑制乳腺癌细胞增殖。
圆白菜	圆白菜中提取到强有力的抗癌物质——硫黄成分，它能刺激细胞内的临界酶，可形成对抗肿瘤的膜。
韭菜	韭菜中所含的维生素C、维生素E及微量元素硒为世界公认的防癌抗癌物质。此外，韭菜中的辛香气味成分为硫化丙烯等硫化物，为抗癌成分，对胃癌、贲门癌、食管癌、大肠癌、肺癌均具有一定的抑制作用。
薏米	现代医学研究证明，薏米具有防癌的作用，能有效抑制癌细胞的增殖，对胃癌、子宫颈癌的治疗具有很好的辅助作用。健康人食用薏米，可提高身体免疫力、降低肿瘤的发病概率。

图书在版编目(CIP)数据

食物养生一本全/《生活彩书堂》编委会编著.—北京：中国纺织出版社，2010.10（2025.4重印）

（生活彩书堂）

ISBN 978-7-5064-6869-5

Ⅰ.①食… Ⅱ.①生… Ⅲ.①食物养生 Ⅳ.①R247.1

中国版本图书馆CIP数据核字(2010)第184915号

责任编辑：舒文慧　　责任校对：高　涵　　责任印制：王艳丽

中国纺织出版社出版发行

地址：北京市朝阳区百子湾东里A407号楼　邮政编码：100124

邮购电话：010-67004461　传真：010-87155801

http://www.c-textilep.com

E-mail:faxing@c-textilep.com

德富泰（唐山）印务有限公司印刷　各地新华书店经销

2010年10月第1版　2025年4月第4次印刷

开本：787×1092　1/16　印张：14

字数：200千字　定价：39.80元